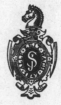

U. F. Gruber

Blutersatz

Mit 20 Abbildungen

Springer-Verlag Berlin · Heidelberg · New York 1968

Dr. med. Ulrich F. Gruber
Chirurgische Universitätsklinik
(Vorsteher: Prof. Dr. M. Allgöwer)
Bürgerspital Basel

ISBN-13: 978-3-540-04125-2   e-ISBN-13: 978-3-642-49167-2
DOI: 10.1007/978-3-642-49167-2

Meiner Frau gewidmet

Es wurde fertig in Deiner Hut.
Bleib Du bei mir auf dieser Erden,
so soll alles fertig werden.
THOMAS MANN

Geleitwort

Die mannigfachen Schockprobleme bleiben aktuell, weil Diagnose und Therapie des „Schwerkranken" fast monatlich Bereicherungen erfahren. Allein in den 5 Zeitschriften, die in den letzten Tagen auf meinen Schreibtisch gelangt sind, finden sich nicht weniger als 10 interessante Arbeiten über Fragen der Schockforschung (siehe Literatur *41 b, 53 a, 60 a, 192 a, 242 a, 350 b, 810 a, 941 a, 1069 a, 1082 a*). Wichtigstes Anliegen bleibt es, den objektiven Katalog der verschiedenen Schockmanifestationen in Klinik und Experiment möglichst vollständig zu machen — Interpretationen dieser Phänomene aber in ihrer relativen und zeitgebundenen „Wahrheit" zu sehen.

Probleme der Schockforschung sind nicht nur von wissenschaftlichem Interesse, sondern auch von großer klinischer Bedeutung. Insbesondere werden fast alle praktisch tätigen Ärzte immer wieder mit Fragen des Blutersatzes konfrontiert. Ein wichtiges theoretisches und therapeutisches Problem der Schockforschung bleibt das effektive oder zirkulierende Blutvolumen. U. F. GRUBER hat seit Jahren diese Frage klinisch und experimentell verfolgt. Das vorliegende Werk setzt sich in außerordentlich gründlicher Weise mit der Weltliteratur auseinander. Eine längere Reihe eigener Arbeiten bei F. D. MOORE in Boston, an der chirurgischen Abteilung in Chur, bei L. E. GELIN und S. E. BERGENTZ in Göteborg sowie im Laboratorium für experimentelle Chirurgie in Davos nimmt dieser Sicht den Charakter einer Kompilation, weil auf Grund eigener Untersuchungen ein Urteil gewagt und Wesentliches vom Unwesentlichen unterschieden wird.

Es ist sehr zu begrüßen, daß das vorliegende Buch die aktuellen Fragen dieses komplizierten, viel diskutierten, zum Teil umstrittenen Gebietes gründlich abhandelt, stehen uns doch heute neben verschiedenen Blutformen und mehreren Plasmapräparaten auf dem Weltmarkt mehr als 40 verschiedene Plasmaersatzstoffe mit unterschiedlichen physikalisch-chemischen, biologischen und pharmakologischen Eigenschaften zur Verfügung. Ältere Präparate wurden aufgegeben, andere modifiziert, daneben tauchen neue auf.

Eine vergleichende objektive Beurteilung der chemischen Charakteristika, des Indikationsbereiches und der therapeutischen Wirksamkeit all dieser Lösungen drängt sich z. Z. besonders deshalb auf, weil in den USA in den letzten Jahren die Anwendung großer Mengen balancierter Elektrolytlösungen die altbewährten Prinzipien des Blutersatzes umzustoßen schien.

Es wird heute nicht mehr bestritten, daß dieses Vorgehen u. U. zu erstaunlich guten Resultaten führen kann. Wie mehrere Vorträge am Kongreß des American College of Surgeons vom Oktober dieses Jahres zeigen [vgl. Surg. Forum 18 (1967)], beruhen die bisher vorgebrachten Erklärungsversuche für diese Behandlungsmethode aber z. T. auf fehlerhafter Interpretation von Isotopenuntersuchungen. Es konnte in verschiedenen, unabhängig voneinander arbeitenden Laboratorien gezeigt werden, daß es im schweren hämorrhagischen Schock nicht zu einer unproportionalen Verminderung des interstitiellen Raumes kommt. Hauptfehlerquelle war die Nichtbeachtung der verlängerten Äquilibrationszeit für die betreffenden radioaktiven Substanzen (z. B. $^{35}SO_4$) zur Messung des Extracellulärraumes.

Trotz dieser methodisch bedingten und in der Interpretation überwerteten Fehldeutung der Resultate bleibt die „Blutvolumentherapie vom Interstitialraum her" insofern sinnvoll, als Blutvolumen und Interstitium sich weitgehend proportional verkleinern oder vergrößern. Eine kombinierte Behandlung mit Wasser, Elektrolyten *und* Kolloiden scheint aber nach wie vor der physiologischere und klinisch einfachere Weg, vorausgesetzt, daß entsprechend atoxische Kolloide zur Verfügung stehen.

U. F. GRUBER hat es verstanden, in mühsamer Arbeit einen erstaunlich leicht verständlichen Überblick zu vermitteln, für den ihm der Leser Dank wissen wird.

Basel, im November 1967   M. ALLGÖWER

Inhalt

Einleitung 1

ERSTER TEIL: Pathophysiologie des Blutverlustes 4

A. Pathophysiologie des hämorrhagischen Schocks 4

B. Spontane Regulationsvorgänge des Organismus nach Blutverlust . . 6

   I. Verluste von 500 bis 1000 ml Blut 7

   II. Größere Blutverluste 7

C. Probleme des Sauerstofftransportes 8

   I. Ruhebedingungen 9

   II. Bedrohung einer ausreichenden Sauerstoffversorgung 9

   III. Notwendigkeit des Ersatzes von Erythrocyten 10

   IV. Beurteilung der Sauerstoffversorgung des Körpers 11

   V. Strömungseigenschaften des Blutes 13

   VI. Wie weit darf das Blutvolumen durch erythrocytenfreie Lösungen
   aufgefüllt werden? 15

D. Zusammenfassung und Schlußfolgerungen: Pathophysiologie des Blutverlustes 18

ZWEITER TEIL: Die verschiedenen Möglichkeiten des Volumenersatzes . . 20

A. Volumenersatz durch Blut 20

   I. Nachteile und Gefahren der Bluttransfusion 21

      1. Mortalität 21

      2. Die Übertragung von Krankheiten 21

        a) Häufigkeit der Transfusionshepatitis 23

        b) Letalität der Transfusionshepatitis 24

        c) Maßnahmen zur Verhütung der Transfusionshepatitis . . 25

      3. Reaktionen durch bakterielle Verunreinigungen 26

      4. Inkompatibilität 27

      5. Hämolytische Reaktionen 28

      6. Allergische Reaktionen 28

      7. Citrattoxicität 28

      8. Acidität von Konservenblut 29

      9. Temperaturabfall nach Zufuhr größerer Mengen von kaltem
      Blut 30

10. Blutgerinnungsstörungen nach massiven Bluttransfusionen . . . 31
11. Kaliumintoxikation 31
12. Ammoniakvergiftung 31
13. Posttransfusionelle Hyperbilirubinämie 31
14. Verschiedene andere Faktoren 32
15. Verminderung der bakteriellen Resistenz 32
16. Beeinträchtigung der Strömungseigenschaften des Blutes . . . 32
17. Überlebensdauer transfundierter Erythrocyten 33

II. Der Volumeneffekt von Bluttransfusionen: Therapeutische Resultate   33

III. Zusammenfassung und Schlußfolgerungen: Volumenersatz durch
     Blut 39

B. Volumenersatz durch Plasma 41

   I. Die verschiedenen Plasmapräparate 41
      1. Frischplasma 41
      2. Bei 32° C gelagertes Poolplasma (gealtertes Plasma) 42
      3. Humantrockenplasma = HTP 43
      4. Pasteurisierte Plasmaproteinlösung = PPL II 44
      5. Albumin 45

   II. Der Volumeneffekt von Plasma 45
      1. Frischplasma 45
      2. Gelagertes Poolplasma 45
      3. Trockenplasma 46
      4. Pasteurisierte Plasmaproteinlösung 46
      5. Albumin 47

   III. Therapeutische Resultate 47

   IV. Zusammenfassung und Schlußfolgerungen: Volumenersatz durch
       Plasma 48

C. Volumenersatz durch künstliche kolloidhaltige Infusionslösungen . . 50

   I. Einleitung 50

   II. Terminologie 50

   III. Anforderungen an künstliche kolloidhaltige Infusionslösungen . . 51

   IV. Physikalisch-chemische Charakterisierung künstlicher Kolloide . . 54
      1. Molekulargewicht 55
      2. Viscosität 56

   V. Die verschiedenen künstlichen Kolloide 57
      1. Dextran 57
         a) Definition 57
         b) Allgemeine Vorbemerkungen zur Beurteilung der Dextran-
            literatur 59
         c) Die verschiedenen Dextranpräparate 60

d) Kompatibilität von Macrodex und Rheomacrodex mit Medikamenten 66
e) Kolloidosmotischer Druck und Effekt, Wasserbindungskapazität 67
f) Stoffwechsel 70
g) Plasmakonzentration, Ausscheidung im Urin, Nierenfunktion 71
h) Histologische Untersuchungen 77
i) Immunologische Untersuchungen 78
k) Allergische Reaktionen 78
l) Beeinflussung der Senkungsgeschwindigkeit, aggregierende und disaggregierende Eigenschaften 79
m) Beeinflussung der Viscosität 81
n) Beeinflussung der Blutgruppenbestimmung 82
o) Beeinflussung der Infektabwehr und unspezifischen Resistenz 82
p) Cancerogenität 83
q) Beeinflussung der Blutgerinnung 84
r) Pharmakologische Eigenschaften 87
s) Beeinflussung von Laboruntersuchungen 91
t) Stabilität während der Lagerung 93
u) Der Volumeneffekt von Dextran 93
v) Hämodynamik 97
w) Therapeutische Resultate 98
x) Zusammenfassung und Schlußfolgerungen: Volumenersatz durch Dextran 103

2. Gelatine 105
a) Definition 105
b) Allgemeine Vorbemerkungen zur Beurteilung der Gelatineliteratur 106
c) Die verschiedenen Gelatinepräparate 106
d) Kompatibilität von Gelatinepräparaten mit Medikamenten 108
e) Kolloidosmotischer Druck und Effekt, Wasserbindungskapazität 109
f) Stoffwechsel 111
g) Plasmakonzentration, Ausscheidung im Urin, Nierenfunktion 112
h) Histologische Untersuchungen 114
i) Immunologische Untersuchungen 115
k) Allergische Reaktionen 116
l) Beeinflussung der Senkungsgeschwindigkeit, aggregierende und disaggregierende Eigenschaften 116
m) Beeinflussung der Viscosität 117
n) Beeinflussung der Blutgruppenbestimmung 118
o) Beeinflussung der Infektabwehr und unspezifischen Resistenz 118
p) Cancerogenität 118
q) Beeinflussung der Blutgerinnung 118
r) Pharmakologische Eigenschaften 119
s) Stabilität während der Lagerung 119
t) Der Volumeneffekt von Gelatine 119
u) Hämodynamik 123
v) Therapeutische Resultate 125
w) Zusammenfassung und Schlußfolgerungen: Volumenersatz durch Gelatine 132

3. Polyvinylpyrrolidon (PVP) 135
   a) Definition 135
   b) Die verschiedenen Präparate 136
   c) Stoffwechsel 136
   d) Volumeneffekt 140
   e) Zusammenfassung: Polyvinylpyrrolidon 140
4. Stärke (Hydroxyäthylstärke) 140
   a) Definition 140
   b) Herstellung 141
   c) Stoffwechsel 142
   d) Plasmakonzentration 142
   e) Nierenfunktion 142
   f) Histologische Untersuchungen 143
   g) Beeinflussung der Blutgerinnung 143
   h) Immunologische Untersuchungen 144
   i) Beeinflussung der Senkungsgeschwindigkeit 144
   k) Pharmakologische Eigenschaften 144
   l) Volumeneffekt 144
   m) Therapeutische Resultate 145
   n) Zusammenfassung: HO-Äthyl-Stärke 146
5. Alginon 146
6. Levan 147

D. Volumenersatz durch kolloidfreie Lösungen 147

   I. Elektrolytlösungen 147
      1. Allgemeine Vorbemerkungen 147
      2. Volumeneffekt 149
      3. Therapeutische Resultate 150
         a) Isotone Lösungen 150
         b) Hypertone Lösungen 154
   II. Nicht-Elektrolytlösungen 155
   III. Zusammenfassung und Schlußfolgerungen: Volumenersatz durch
        kolloidfreie Lösungen 156

DRITTER TEIL: Diskussion 158

A. Perorale Therapie 158

B. Intraarterielle Infusion 158

C. Hämoglobin, Sauerstofftransport 160
   I. Die Atemphase 160
   II. Die Blutphase 160
   III. Die Gewebephase 161

D. Schockmodelle 164

E. Probleme der Blutvolumenbestimmung 166

F. Kolloidosmotischer Druck, Filtration, interstitieller Druck 167

G. Vergleich der verschiedenen Möglichkeiten, die uns zum Ersatz eines
Blutverlustes zur Verfügung stehen 169

H. Dextran oder Gelatine? 171

I. Praktische Schlußfolgerungen 178

J. Schlußbemerkungen 179

K. Ausblick 179

VIERTER TEIL: ZUSAMMENFASSUNG 180

Literatur 183

Anhang zur Literatur 260

Verzeichnis der Bücher über Schock 260

Verzeichnis der Übersichtsartikel über Schock 261

Verzeichnis der Bücher, Monographien und Übersichtsartikel über Bluttransfusionen und Blutersatzstoffe 262

Verzeichnis der Bücher und Monographien über Blutvolumenbestimmung 264

Verzeichnis von Artikeln über Bedeutung und methodische Probleme
der Blutvolumenbestimmung 264

Sachverzeichnis 266

Verzeichnis der Abkürzungen

ACD-Lösung   „Acid-Citric-Dextrose"-Lösung, Citratlösung in den Blutkon-
                   serven
BV   Blutvolumen
Dextran 40   Dextran mit einem mittleren Molekulargewicht $\overline{M}_w$ von ca.
                   40 000
Dextran 70   Dextran mit einem mittleren Molekulargewicht $\overline{M}_w$ von ca.
                   70 000
EV   Erythrocytenvolumen
Hb   Hämoglobin
Hkt   Hämatokrit
HMV   Herzminutenvolumen
HO-Äthyl-Stärke   Hydroxyäthyl-Stärke
HTP   Humantrockenplasma
KG   Körpergewicht
m   molar
MFG   modifizierte flüssige Gelatine
MG   Molekulargewicht: Bestimmungsmethode nicht spezifiziert
$\overline{M}_n$ mittleres Molekulargewicht: Zahlenmittelwert
$\overline{M}_w$ mittleres Molekulargewicht: Gewichtsmittelwert
n Anzahl Versuche
η Viscosität; verschiedene Symbole s. S. 56
OPG   Oxypolygelatine
PPL   pasteurisierte Plasmaproteinlösung
PV   Plasmavolumen
PVP   Polyvinylpyrrolidon
RES   reticuloendotheliales System
R[131]IHSA   radioaktiv markiertes [131]Iod Human-Serumalbumin
SRK   Schweiz. Rotes Kreuz
T-1824   Evansblue, blauer Farbstoff zur Plasmavolumenbestimmung

Einleitung

Blutersatz wirft in den meisten Disziplinen der Medizin Probleme auf. Während der menschliche Organismus für kleinere Blutverluste durch spontane Wiederauffüllung des Gefäßsystems kompensieren kann, müssen größere Blutverluste durch Infusionen von Blut, Plasma, künstlichen Kolloiden oder Elektrolytlösungen ersetzt werden. Hat der Volumenverlust ein bestimmtes Ausmaß erreicht und läßt er sich nicht sofort beheben, so entsteht ein klinischer Symptomkomplex, der als Schock bezeichnet wird.

Wenige Begriffe der medizinischen *Terminologie* sind so heftig umstritten und so oft kritisiert worden wie das Wort *Schock* [*182, 1042, 1278, 1311*]. Nicht zuletzt sind es die Schockspezialisten selbst, die ihr Teil zu dieser Sprachverwirrung beigetragen haben, sind doch in der Literatur mehr als 100 verschiedene Schockformen beschrieben worden [*642*]. Mehrere Schocksymposien [*182, 371, 400, 1021, 1311*] wurden im Bestreben veranstaltet, Klarheit in die Terminologie zu bringen und eine allgemeinverständliche und verbindliche Schockdefinition zu schaffen, ja das Wort überhaupt zu begraben. Bis heute war jedoch keinem dieser Versuche der erwartete Erfolg beschieden.

Das Wort ist in der Klinik stark verwurzelt, und die am Krankenbett tätigen Ärzte verstehen sich im allgemeinen recht gut, wenn von einem „Patienten im Schock" die Rede ist. Das damit gemeinte Bild der kalten, hypotonen Tachykardie ist ungeachtet aller späteren Wandlungen der Schocktheorie unverändert geblieben. Insbesondere der *hämorrhagische,* d. h. durch Verlust von Vollblut verursachte *Schock* bietet keine Schwierigkeiten der *Definition.* Man versteht heute darunter den Symptomkomplex einer akuten hämodynamischen Störung, verursacht durch eine Verminderung des effektiv zirkulierenden Blutvolumens infolge Blutverlust in solchem Ausmaß, daß die Stoffwechselvorgänge in lebenswichtigen Geweben beeinträchtigt werden und daraus funktionelle, später auch morphologische Störungen resultieren.

Bei der Behandlung aller hypovolämischen Schockformen wird heute die Wichtigkeit des *frühzeitigen, quantitativ ausreichenden Ersatzes* der verlorenen Flüssigkeit allgemein anerkannt. Die Durchführung dieses einleuchtenden Prinzips stößt aber *in praxi* aus zwei Gründen relativ häufig auf *Schwierigkeiten:*

1. Der frühzeitige Ersatz ist nicht möglich, z. B. bei Rettungsaktionen in abgelegenen Gebieten mit langen Transportzeiten, Fehlen von Sachverständigen oder entsprechendem Material am Unfallplatz.

2. Die Beurteilung, ob vollständiger Ersatz wirklich erreicht wurde, ist nicht so leicht, wie vielfach angenommen wird. Allerdings stehen uns heute über die herkömmlichen Methoden (Blutdruck, Puls, Hautfarbe, Messung der stündlichen Urinmenge) hinaus relativ einfache diagnostische Möglichkeiten zur Verfügung; wir denken dabei vor allem an die zentrale Venendruckmessung und die Blutvolumenbestimmung mit elektronischen, halbautomatisch arbeitenden Geräten. Der Gebrauch dieser Hilfsmittel zur Diagnose und Kontrolle der Therapie hat sich jedoch noch nicht allgemein durchgesetzt, weil der Wert und die Interpretation der dabei erhältlichen Resultate z. T. umstritten sind [1]. Langdauernde Zustände von Unter- und, weniger häufig, Übertransfusion kommen deshalb auch heute noch vor [349].

Eine wesentliche Rolle in der Schockpathogenese fällt sicher dem Zeitfaktor zu. Je länger nämlich eine massive Hypovolämie andauert, desto schlechter ist die Prognose, da sich sekundäre Veränderungen einstellen, die durch alleinigen Volumenersatz nur schwer oder überhaupt nicht mehr behoben werden können.

Das Schockproblem stellt somit den Kliniker noch allzu oft vor erhebliche Aufgaben [1125]. Gerade die Auffassung, daß die ausschließliche Verabreichung von Blut in allen Stadien des hämorrhagischen Schocks und unter allen Umständen immer die beste Therapie darstelle, ist in letzter Zeit mehr und mehr bezweifelt worden. Dieses Problem wird uns im folgenden noch eingehend beschäftigen.

Abgesehen von der Indikationsfrage gibt es viele Situationen, in denen kein oder zu wenig Blut zur Verfügung steht. Dabei denken wir nicht nur an Kriegsverhältnisse [663, 725], sondern auch an die zunehmende Zahl von Verkehrs-, Arbeits- und Sportunfällen, Massenkatastrophen unter zivilen Umständen und die Gegebenheiten in kleineren Spitälern ohne größere eigene Blutbank, sowie an die großen Herz-, Gefäß- und Krebszentren, deren operatives Programm auch an bestorganisierte Blutbanken große Anforderungen stellt.

Es besteht also ein echtes Bedürfnis für sogenannte Blutersatzstoffe. Die Forschung ließ auf diesem Gebiet in den letzten Jahren wesentliche Erkenntnisse gewinnen. Einerseits wurden die *menschlichen Plasmapräparate* verbessert, anderseits können *künstliche kolloidhaltige Substanzen* neben ihren physikalisch-chemischen Eigenschaften als Volumenersatzstoffe auch therapeutisch interessante *pharmakologische Effekte* aufweisen, die ihnen unter Umständen gewisse Vorzüge gegenüber Blut und Blutderivaten verleihen. Da der ideale Plasmaersatzstoff bis heute noch nicht gefunden ist, werden neue

---

[1] Wichtige Argumente betreffend den Wert der Bestimmung des Blutvolumens oder des zentralvenösen Druckes im Schock finden sich in den folgenden Arbeiten: *134, 190, 241, 289 b, 367, 369, 437, 439, 443, 474, 602, 625, 724, 746, 812, 939, 940, 989, 990, 1040, 1101, 1202, 1358, 1409, 1500, 1534.*

Präparate entwickelt und alte nach dem neuesten Stand der Kenntnisse modifiziert. Daneben gibt es schon seit längerer Zeit Anhänger der Theorie, Blut sei weitgehend durch einfache *Elektrolytlösungen* zu ersetzen; sie melden sich neuestens wieder vermehrt zum Worte, weil angenommen wird, daß es bei der Schockbehandlung nicht so sehr auf die Wiederauffüllung des Blutvolumens, als jene des Interstitiums ankomme.

Was, wieviel und wann? lautet demnach die Frage nach der Therapie von Blutverlusten und der verschiedenen Stadien des hämorrhagischen Schocks in der Klinik. Welche objektiven Beweise liegen für die Überlegenheit gewisser Therapieformen in bestimmten Situationen vor? Welches sind die entscheidenden Wirkungsmechanismen? Auf diese Fragen versucht die vorliegende Arbeit auf Grund der Literatur und eigener Untersuchungen Antwort zu geben.

Im ersten Teil werden die nach kleineren Blutverlusten und im hämorrhagischen Schock auftretenden Veränderungen der Hämodynamik und des Stoffwechsels kurz zusammengefaßt und die bei der Therapie zu berücksichtigenden Kriterien diskutiert.

Im zweiten Teil sind die heute zur Verfügung stehenden Blut- und Plasmapräparate sowie die kolloidalen und kristalloiden Volumenersatzlösungen besprochen. Wo nicht speziell erwähnt, wurden bei der Charakterisierung der verschiedenen Präparate die Angaben des Herstellers (Pakkungsprospekte und Informationsbroschüren) verwendet. Über den Volumeneffekt aller angeführten Substanzen werden detaillierte Angaben gemacht. Es folgt eine Zusammenstellung der tierexperimentell und in der Klinik erzielten Resultate bei der Schockbehandlung.

Im dritten Teil kommen die eigenen Untersuchungen und die Resultate anderer Autoren zur Diskussion; anschließend wird der Versuch unternommen, die sich daraus ergebenden Schlußfolgerungen zu ziehen sowie einen Ausblick über Richtung und Ziele der modernen Schockforschung zu geben.

Der vierte Teil bringt die kurze Zusammenfassung des behandelten Stoffes, und der *Anhang* enthält neben dem Verzeichnis von Abkürzungen, Tabellen und Abbildungen die genaue Dokumentation der verarbeiteten Literatur.

ERSTER TEIL

Pathophysiologie des Blutverlustes

A. Pathophysiologie des hämorrhagischen Schockes

Schon J. C. Aub [89] und später A. Blalock [164] haben die entscheidende Bedeutung des Volumenverlustes hervorgehoben (s. a. [297]), nachdem zuvor *nervöse Faktoren und Toxine* für die Entstehung des Schocks verantwortlich gemacht worden waren (Übersicht bei Allgöwer [40] und Wiggers [1513]). Große Blutverluste von mehr als 20% des Blutvolumens führen zu *regionaler Vasokonstriktion [305], Abnahme des zentralvenösen Druckes [296] und des venösen Rückflusses [541] sowie zur Verminderung des Herzminutenvolumens [626]*. Die Herzfrequenz steigt, die Temperatur der Akren sinkt, die Haut ist blaß und feucht. Es bestehen die deutlichen Anzeichen eines erhöhten Sympathicustonus, wobei es allerdings wegen des Volumendefizits nicht zu einer Hypertonie kommt [1257].

Beim Menschen richtet sich die *Vasokonstriktion* verglichen mit anderen Strombetten vermutlich unproportional stark auf Haut, Nieren und Splanchnicusgebiet [1144], wodurch eine Neuverteilung des Herzminutenvolumens zugunsten von Herz [946] und Gehirn zustande kommt. Hält die Vasokonstriktion genügend lange an, so entsteht in den Geweben eine zunehmende Sauerstoffschuld; der Stoffwechsel verläuft nunmehr anaerob. Es kommt zur Anhäufung saurer Metabolite wie Brenztraubensäure und Milchsäure und damit zur *metabolischen Acidose;* diese wiederum verstärkt den Sympathicustonus [948]. Die kontrahierten Arteriolen reagieren schwächer auf endogene und praktisch nicht mehr auf zugeführte *Catecholamine* [247]; schließlich öffnen sich die Sphincter, wobei der Tonus zuerst auf der präcapillären Seite nachläßt [884, 1000]. Dadurch dilatieren die Capillaren, und es kommt zur *Prästase*. Wenn der *Filtrationsdruck* in den Capillaren steigt, kann intravasale Flüssigkeit verloren gehen [1241]. Umgekehrt ist der periphere Widerstand demnach auch von der Capillarpermeabilität abhängig [1205, 1412]. Dieser Vorgang verläuft nicht überall und in jeder Phase mit derselben Intensität; sogar ein einzelnes Organ ist manchmal unregelmäßig durchblutet [1459].

Viele dieser Befunde sind erst tierexperimentell gesichert, und Speciesdifferenzen können ins Gewicht fallen [vgl. 144]. Während beim Hund zuerst eine Nekrose der *Intestinalschleimhaut* entsteht, läßt sich bis heute nicht mit Sicherheit sagen, inwieweit beim Menschen *Darm und Leber* die entscheidende Rolle spielen.

Der Zustand der sog. *Irreversibilität* ist eingetreten, wenn ausreichende Transfusion allein ein Tier nicht mehr retten kann [*438, 1513*]. Diese Definition entstammt der experimentellen Schockforschung — in der Humanmedizin läßt sich der Ausdruck höchstens retrospektiv anwenden [*340*]. Die *Ursachen*, die zu diesem Zustand führen, sind noch nicht klar [*539 a*]; wahrscheinlich dürfte letzten Endes der *Sauerstoffmangel* eine wesentliche Rolle spielen. Auch *kardiale Faktoren* [*1264, 1492*] und *nervale Stimuli* [*211*] sind von Bedeutung, und wiederum ist die ausreichende Versorgung von Myokard und Zentralnervensystem mit Sauerstoff entscheidend. Ungeklärt ist ferner der plötzliche Anstieg des *Blutzuckers* [*415*], und auch für den Abfall von *Serumeisen, Serumtransferrin und Eisenbindungskapazität* nach schweren Blutverlusten fehlt bis heute eine einheitliche Begründung [*1323*].

Während der ersten Stunden nach Blutverlust läßt sich eine erhöhte Bereitschaft zur *Blutgerinnung* mit gleichzeitiger *Aktivierung der Fibrinolyse* feststellen [*126, 193*], worauf die Rückkehr zur Norm oder sogar verminderte Gerinnungsfähigkeit bei eingeschränkter Fibrinolyse eintritt. Die Thrombocytenzahl nimmt ab. Die erste Phase deutet auf die Entstehung von Mikrothromben hin [*643, 644, 645, 646, 647, 648, 649, 717, 1179*], deren Bedeutung für die Beeinträchtigung der *Lungenfunktion* ebenfalls noch der Klärung bedarf [*649 a*].

Die Prästase in den Capillaren und die Hypercoagulabilität begünstigen bei niedriger Strömungsgeschwindigkeit auch die reversible Aggregation von geformten Blutelementen [*248, 498, 504, 507, 641, 832, 1005, 1404, 1405*], wobei vor allem alte Zellen sequestriert werden [*140*]; in der Folge steigt die *Viscosität* des Blutes [*515, 516, 1507*].

Die *Niere* produziert weniger oder gar keinen Urin mehr; die *Natriumausscheidung* geht wegen gesteigerter Na-Rückresorption in den proximalen Tubuli zurück [*492*], diejenige von *Kalium* dagegen steigt etwas an [*495, 1389*]. Die Elektrolytveränderungen sind durch eine vermehrte *Aldosteronausschüttung* bedingt, welcher wahrscheinlich zwei Mechanismen zugrundeliegen: Die bis heute nicht eindeutig identifizierten, wohl auf nervalem Wege wirkenden *Volumenreceptoren* [*295, 496*] und das *Renin-Angiotensin-System* [*1540*]. Weiter sind Vasopressin (ADH), ACTH, Adrenalin und Noradrenalin und wahrscheinlich auch Erythropoëtin an der Volumenregulation beteiligt [*330, 905, 1043, 1044*]. Die Kombination von Natrium- und Wasserretention nach *schwerem* Trauma bei gleichzeitigem Abfall des Serum-Natriums läßt an ein Abwandern von Wasser und vor allem Natrium in die Grundsubstanz und eventuell auch in den Intra-

cellulärraum denken [431]. Letzteres Phänomen ist aber bei reinem Blutverlust bisher nicht nachgewiesen worden [219, 352].

Auch über die Rolle von *bakteriellen Faktoren* im Schockgeschehen sind
sich die verschiedenen Forschergruppen nicht einig. Lange Zeit glaubte man
auf Grund der Untersuchungen von FINE [438, 442], daß dem Endotoxin
nicht nur beim septischen, sondern auch beim hämorrhagischen Schock eine
entscheidende Bedeutung für das Auftreten der Irreversibilität zukomme.
Heute jedoch können gegenüber dieser Theorie berechtigte Zweifel geltend
gemacht werden, da nämlich die irreversible Phase bei keimfreien Tieren
ebenso früh oder noch eher auftritt als bei gewöhnlichen Tieren. Es wird
sogar angenommen, daß gewisse Bakterien unter Umständen eine protektive Wirkung entfalten (Übersicht in [618]). FINES große Verdienste um
die Schockforschung bestehen darin, daß er die Bedeutung von Darm und
reticuloendothelialem System erkannt und frühzeitig auf die Wichtigkeit
anderer als hämodynamischer Faktoren hingewiesen hat.

Dieser kurze Überblick zeigt, daß im schweren hämorrhagischen Schock
praktisch alle Organsysteme und Mechanismen zur Aufrechterhaltung der
Homöostase in Mitleidenschaft gezogen werden. Weitere Angaben zu den
einzelnen Aspekten finden sich in den Büchern und Übersichtsartikeln, die
am Schluß des Literaturverzeichnisses zusammengestellt sind.

Es ist angesichts des weiten und unübersichtlichen Gebietes, das durch
die Schockforscher in aller Welt noch auszumessen und zu erobern ist, für
den Einzelnen sicher sinnvoll, nur einen begrenzten Kreis abzustecken und
diesen möglichst gründlich und sorgfältig zu bearbeiten. Wir konzentrieren
uns in vorliegender Arbeit daher in erster Linie auf die Probleme der Therapie, und auch hier wieder nur auf die Homöostase des Kreislaufs — in
der Meinung, daß diese den wichtigsten Aspekt für die erfolgreiche Behandlung des hämorrhagischen Schocks darstellt. Zusätzliche Maßnahmen werden am Rande gestreift, sofern sie mit dem Volumenersatz im Zusammenhang stehen. Ausgewählte Probleme der Schockpathogenese kommen jeweils
dann zur Sprache, wenn sie durch die von uns besprochenen Volumen-
substitutionspräparate spezifisch beeinflußt werden.

B. Spontane Regulationsvorgänge des Organismus nach Blutverlust

Das richtige Verständnis für die therapeutischen Grundsätze des Volumenersatzes im hämorrhagischen Schock setzt voraus, daß die *spontanen
Regulationsmechanismen des Organismus nach Blutverlusten verschiedener
Größenordnung bekannt* sind. Die wesentlichsten dieser Daten sind im folgenden zusammengefaßt.

Normalerweise besteht in den Capillaren zwischen Flüssigkeitsein- und
-austritt ein Gleichgewicht. Die Lymphzirkulation ist am Rücktransport von

interstitieller Flüssigkeit in den Intravasalraum maßgeblich beteiligt. Für die Permeabilität von Kolloiden bestehen starke regionale Unterschiede [983]; sie ist hoch im Darm, in der Leber, den Lungen und vielleicht auch im Herzen [1111, 1179]. Der arteriovenöse Druckgradient im Capillargebiet beträgt ungefähr 4 mm Hg; der hydrostatische Druck in den Capillaren ist nach STARLING [1379] größer als der kolloidosmotische; aus kürzlich publizierten Resultaten über indirekte Messungen in Mesenterialgefäßen von Frosch und Ratte [768] geht hervor, daß im Normalzustand ungefähr 70—80% der Capillaren Flüssigkeit verlieren.

I. Verluste von 500—1000 ml Blut

Bei einem gesunden, jungen Menschen bewirkt ein Volumenverlust von 500—1000 ml i. a. keine wesentlichen hämodynamischen Veränderungen. Bei Blutspendern kann es zu einer leichten, rasch vorübergehenden Pulssteigerung kommen [1427]. Als Reaktion auf diesen Blutverlust setzt sofort ein Rückstrom von proteinhaltiger Flüssigkeit in der Größenordnung von initial 100 ml/Std (= 0,5—2,0 ml/min) ein. Diese Menge nimmt dann exponentiell ab; das Blutvolumen ist innerhalb von 18—48 Std spontan zur Norm aufgefüllt [376, 1043, 1044]. Diese Wiederauffüllung, die sowohl transcapillär als auch über das Lymphsystem [298] erfolgt, ist vom Hydratationszustand des Individuums abhängig [333, 767, 1508]. Die Erythrocyten werden in der Größenordnung von 15—50 ml (d. h. ca. 5—16 g Hb) pro Tag regeneriert, vorausgesetzt, daß genügend Eisen zur Verfügung steht. Liegt ein zusätzliches Gewebetrauma vor, so verläuft der Prozeß der Normalisierung des Blutvolumens wesentlich langsamer und dauert bis zu 6 Tagen [957]. Andere Autoren [359] nehmen an, daß die intravasale spontane Wiederauffüllung biphasisch verlaufe: Die erste Phase wäre demnach am Schluß der Entblutungsperiode bereits abgeschlossen und würde auf dem Einströmen von eiweißfreier interstitieller Flüssigkeit beruhen, die aber durch die Nieren rasch wieder verloren ginge. Zwischen 2 und 24 Std nach Auftreten der Hypovolämie begänne das Einströmen von eiweißreicher Flüssigkeit.

Interessant ist, daß die transcapilläre Wiederauffüllung ohne wesentliche Hypoalbuminämie verläuft [886] und daß sowohl Noradrenalin [904] als auch Angiotensin [329, 330] den normalen Einströmungsprozeß von interstitieller Flüssigkeit beeinträchtigen [291, 1268]. Eine Arbeitsgruppe [520] ist der Ansicht, daß Catecholaminverabreichung die Wiederauffüllung nicht beeinflusse; es liegen aber keine Angaben über Blutvolumenbestimmungen vor.

II. Größere Blutverluste

Über die spontanen Regulationsmechanismen nach größeren Blutverlusten liegen beim Menschen aus verständlichen Gründen nur wenige Zahlen vor; wir sind hier weitgehend auf die im Tierexperiment gewonnenen Daten angewiesen.

Nach einem Blutverlust von *30%/o des BV* hat beim *Hund* nach 48 Std noch keine Restitution des Erythrocytenvolumens stattgefunden, das Plasmavolumen hingegen ist nach 24 Std, das Gesamt-BV nach 48 Std normalisiert. Der intravasculäre Albuminpool ist nach 24 Std zu 88%/o, nach 48 Std zu 92%/o wiederaufgefüllt. Wie die schöne Arbeit von BIRKE et al. [*160*] zeigt, wird er nicht durch eine gesteigerte Synthese, sondern durch die Einschwemmung von Albumin aus dem Interstitium restituiert [vgl. a. *1195 a*].

Bei *Ratten, Katzen* und *Kaninchen* erfolgt die spontane Volumenauffüllung viel schneller [*314, 1200, 1318*]. Bei der Ratte wurde unabhängig vom Ausmaß der Blutung und vom Hydratationszustand eine Auffüllung des Plasmavolumens innerhalb von 4 Std beobachtet [*1113*].

Am *Hund* wurde gezeigt [*993, 994*], daß Maßnahmen wie einmalige Blutung in der Größenordnung von *50%/o des BV*, wiederholter Blutentzug von kleineren Mengen bis zum Auftreten eines schweren Schocks, Blutverlust bei Frakturen sowie Infusion von unphysiologisch hohen Dosen von Nebennierenrinden-Steroiden *keine Mobilisierung von intracellulärem Wasser* bewirken. Auch in diesen Situationen beziehen sich alle Flüssigkeitsverschiebungen auf den Extracellulärraum. Beim adrenalektomierten Tier ohne Steroidsubstitution bewirkt die spontane Auffüllung ein übernormales Plasmavolumen, weil der Blutdruck tief bleibt. Nach Applikation von Hydrocortison *und* Aldosteron vergrößert sich nach 6 Std der Extracellulärraum durch Mobilisierung von Zellwasser. Bloße Hydrocortisonzufuhr vergrößert das Plamavolumen, während dieser Effekt nach Aldosteron allein nicht gesehen wird. Die Wirkung von Hydrocortison ist vermutlich durch seine Aktivität auf die peripheren Gefäße bedingt [*995*] (vgl. auch [*275, 276*]). Die Anwesenheit von Angiotensin ist für die spontane Wiederauffüllung des Gefäßsystems Voraussetzung [*905*].

Bei Blutungen von durchschnittlich *66%/o* (62—74%/o) des BV beträgt die Überlebensrate von Hunden 50%/o, wobei die kompensatorische Blutverdünnung nurmehr 10%/o ausmacht [*31*] (vgl. auch [*91, 277, 849, 1163, 1401, 1473, 1474*]).

Die Mortalität von Ratten, denen 3,9—4,0%/o des Körpergewichtes an Blut entzogen wird, variiert zwischen 20—70%/o [*1393*].

Für den *Menschen* bedeutet i. a. ein akuter Verlust von ca. 50%/o des intravasalen BV und mehr höchste Gefahr.

C. Probleme des Sauerstofftransportes

Hämorrhagischer Schock bedeutet Verlust von sauerstofftransportierenden Erythrocyten *und* Plasma. Die Therapie muß jede dieser beiden Komponenten berücksichtigen, wobei die Hauptaufgabe darin besteht, eine ausreichende Versorgung der Gewebe mit Sauerstoff zu schaffen. Diese ist nicht nur von der Menge zirkulierender Erythrocyten, sondern von mehreren weiteren Faktoren abhängig; ihre Bedeutung soll im folgenden diskutiert werden.

I. Ruhebedingungen

Unter Ruhebedingungen gelten beim normalen Erwachsenen folgende Werte [*821*]:

O_2 :　　Verbrauch 250 ml/min
CO_2 :　　Produktion und Ausscheidung je 200 ml/min
Wärme: Produktion und Verlust je 40 Cal/m² */Std

Der gesamte im menschlichen Körper zur Verfügung stehende Sauerstoff beträgt ca. 1,5 Liter. Da sich der normale Gewebebedarf auf ca. 250 ml O_2/min beläuft, ist der *Sicherheitsfaktor* für die Sauerstoffversorgung im Vergleich zu allen anderen lebenswichtigen Stoffen *außerordentlich klein*, nämlich nur ungefähr 3 (es kann nicht der gesamte Sauerstoff verwertet werden). Wenn Atmung, Sauerstoffgehalt des Blutes und Stromzeitvolumen zur Deckung des O_2-Bedarfs ausreichen, wird der Organismus i. a. auch mit genügenden Mengen aller anderen wichtigen Substanzen versorgt, solange keine irreversiblen Störungen vorliegen.

II. Bedrohung einer ausreichenden Sauerstoffversorgung

Im hämorrhagischen Schock ist die ausreichende Sauerstoffversorgung des Organismus aus verschiedenen Gründen bedroht:

1. Infolge Verminderung der gesamten zirkulierenden Hämoglobinmenge sinkt der *arterielle Sauerstoffgehalt*. Jedes Gramm Hämoglobin bindet 1,34 ml O_2. Normalerweise enthalten demnach 100 ml arterielles Blut ungefähr 20 ml O_2. Bei einem Blutverlust von 20—30% des Volumens (d. h. bei einem Hämatokrit von ca. 30 oder einem Hb von ca. 11 g-% nach Auffüllung des BV mit erythrocytenfreien Flüssigkeiten) ist der Sauerstoffgehalt des Blutes von 20 auf 14 ml O_2/100 ml Blut reduziert. Eine solche Verminderung kann lokal durch eine Umverteilung des Stromzeitvolumens zugunsten von Herz und Gehirn auf Kosten anderer Gewebe wie Haut und Muskulatur, durch Erhöhung des Herzzeitvolumens und durch verbesserte Sauerstoffabgabe an das Gewebe [*816 a*] (Linksverschiebung der O_2-Dissoziationskurve bei pH-Abfall) kompensiert werden [*677*].

2. Das *Herzzeitvolumen* beträgt beim Menschen normalerweise ungefähr 5 Liter/min, der normale Herzindex 3,2 l/m²/min. Das Herzzeitvolumen ist im schweren hämorrhagischen Schock vermindert, während es bei leichten Blutverlusten zuerst ansteigt.

---

* Körperoberfläche eines Erwachsenen von 160 cm und 70 kg = 1,73 m².

3. Bei komplizierten Verletzungen kann es zu einer Verminderung der *alveolären Ventilation* kommen. Meist handelt es sich um eine Vergrößerung des Totraumes bei normaler oder gar erhöhter Gesamtventilation, weniger häufig um eine Abnahme der Gesamtventilation [*821*].

4. Die *Abnahme des arteriellen pO_2* kann dabei wegen ungenügender Ventilation von durchbluteten Alveolen (Kurzschlußdurchblutung oder shunt flow) zustande kommen.

In diesem Zusammenhang verdienen die Arbeiten von LAVER und BENDIXEN [*870*] besondere Beachtung. Diese Autoren haben gezeigt, daß mehr oder weniger ausgedehnte Atelektasen praktisch bei allen chirurgischen Patienten vorkommen und oft Ursache einer postoperativen Hypoxie sind. Das Fehlen des normalerweise vorhandenen „Tiefatmungsreflexes" unter der Narkose, am Respirator und postoperativ dürfte dabei eine wichtige Rolle spielen. Das regelmäßige Tiefatmen (einige Mal pro Minute) des Gesunden wirkt der immer bestehenden Atelektasetendenz der Lunge entgegen.

5. Nach Auftransfusion mit Blut kann trotz normalem Druck und Stromzeitvolumen der *lokale Sauerstofftransport* in bestimmten Organen *erniedrigt* sein, wenn die Mikrozirkulation bereits schwer geschädigt ist (intravasculäre Gerinnungsphänomene — Aggregation von Zellen — Anoxie — Zelltod), oder es bleibt eine Umverteilung des „flow" bestehen.

III. Notwendigkeit des Ersatzes von Erythrocyten

Auch hier spielen wiederum mehrere Faktoren eine Rolle:

1. Ausmaß des Erythrocytenverlustes: *Gesamthämoglobinmenge*.
2. *Geschwindigkeit*, mit der die Erythrocyten verloren gehen.
3. *Sauerstoffbedarf* des Organismus (Muskelaktivität).
4. Kompensationsfähigkeit der *Atmung*, welche ihrerseits abhängig ist von:
   O_2-Konzentration in der Einatmungsluft,
   O_2-Gehalt der Alveolen,
   Durchblutung belüfteter Alveolen.
   (Eine geringgradige Hypoxie steigert die Atemtätigkeit.)
5. Kompensationsfähigkeit des Kreislaufs: *Herzminutenvolumen*.
   (Eine leichte Hypoxie steigert, eine schwere senkt das HMV.)
6. Strömungsbedingungen in der *Mikrozirkulation*.

Außer Größe 6 können heute alle Werte quantitativ mehr oder weniger genau gemessen werden.

Eine wesentliche Rolle spielt die *Geschwindigkeit*, mit der Erythrocyten verloren gehen. Patienten mit schweren Anämien langsamer Entstehung (z. B. Leukämien, Perniciosa) weisen keine Zeichen einer verminderten Gewebeoxygenierung auf. Das Gesamtblutvolumen in diesen Fällen ist aber normal, u. U. erhöht.

Bettlägerige Patienten haben einen verminderten Sauerstoffbedarf. Ein Hämoglobingehalt von 8—10 g-% ist für sie unter Ruhebedingungen ausreichend [318, 435, 1544].

Durch Tracheotomie und Respiratorbehandlung mit reinem Sauerstoff kann dafür gesorgt werden, daß die Kompensationsfähigkeit der Atmung bei Verminderung der Sauerstoffträger möglichst groß ist.

IV. Beurteilung der Sauerstoffversorgung des Körpers

Die *normale arterio-venöse (a-v) Sauerstoffdifferenz* für den Gesamtorganismus beträgt etwa *5 vol.-%*, d. h. der durchschnittliche Sauerstoffgehalt des gemischt-venösen Blutes im rechten Atrium — oder besser in der A. pulmonalis — beträgt ca. *15 vol.-%*. Eine Beeinträchtigung der Mikrozirkulation führt zu einer erniedrigten a-v O_2-Differenz. *Die a-v Differenz des gesamten Organismus ergibt aber keine Anhaltspunkte für die Sauerstoffreserven in den einzelnen lebenswichtigen Organen.*

Nach der Definition von BENDIXEN et al. [*119*] ist die *Sauerstoffreserve* die Differenz zwischen dem normalen Sauerstoffgehalt des venösen Blutes, welches ein bestimmtes Gewebe verläßt, und dem Sauerstoffgehalt, welcher bei jenem kritischen O_2-Partialdruck vorhanden ist, unter dem das Gewebe keinen Sauerstoff mehr aufnehmen kann.

Die Empfindlichkeit eines Gewebes auf Hypoxämie hängt u. a. davon ab, wieviel O_2 es aus dem Blut zu extrahieren vermag. Unter Ruhebedingungen weist das Herz von allen Geweben die größten a-v Differenzen auf. Die selektive Erhöhung der Coronardurchblutung im Schock verhindert, daß das Herz als erstes Organ durch das Auftreten einer Hypoxämie Schaden nimmt.

Die *klinischen Symptome eines Sauerstoffmangels* sind

Tachykardie,
Extrasystolie,
Hyperpnoe,
Müdigkeit, evtl. Störung des Bewußtseins,
evtl. Cyanose.

Sie sind aber alle unspezifisch, geben also keine zuverlässigen Anhaltspunkte für die Diagnose Hypoxie. Es wird oft angenommen, daß das Vorhandensein einer Cyanose ein verläßlicher Hinweis für das Bestehen einer Hypoxie sei; das Auftreten von blauen Lippen, Nagelbetten und Schleimhäuten ist aber abhängig von der absoluten Menge an reduziertem Hämoglobin. *Bevor eine Cyanose klinisch feststellbar ist, müssen mindestens 5 g-% reduzierten Hämoglobins vorhanden sein.* Ein *Polycythämiker* kann also mehr als 5 g-% reduziertes Hämoglobin besitzen und durch sein blaues

Aussehen auffallen, ohne daß die O_2-Versorgung seiner Gewebe gefährdet ist. Andererseits hat ein *schwer schockierter Patient* gar nicht mehr genug zirkulierendes Hämoglobin, um cyanotisch zu werden. *Das Vorhandensein oder Fehlen einer Cyanose läßt folglich keine Rückschlüsse über die Versorgung lebenswichtiger Gewebe mit Sauerstoff zu.*

Zur Beurteilung der Sauerstoffversorgung des Organismus stehen uns heute folgende Meßgrößen zur Verfügung:

1. *CO_2-Austausch in den Alveolen: Messung von* pCO_2 im arteriellen Blut,

Normalwerte: 36—*40*—44 mm Hg.

Bei schlechter alveolärer Ventilation sind die Werte hoch, und umgekehrt.

2. *Sauerstoffaufnahme in den Lungencapillaren: Messung von* pO_2 im arteriellen Blut,

Normalwerte:

Alter	pO_2 in mm Hg
unter 30 J.	90—100
30—40 J.	85— 95
40—60 J.	75— 90
über 60 J.	65— 80
(O_2-Sättigung 95%)	

Bei Atmung von reinem O_2 beträgt das pO_2 610—670 mm Hg.

3. *Arterieller Sauerstoffgehalt: Direkte Messung* [119] *oder rechnerisch:* 1,34 ml O_2 pro Gramm Hämoglobin, multipliziert mit der Hb-Konzentration mal *O_2-Sättigung von Hämoglobin.*

Normalwerte: 18—21 ml/100 ml.

(Bei 100% O_2: 19,5—22,5 ml). Beispiel: $1,34 \times 15$ g-%$\times 95\% = 19$ ml O_2/100 ml.

4. *Stromzeitvolumen: Messung* des Herzzeitvolumens mit der Farbstoffverdünnungsmethode (Indocyaningrün, Cardiac green).

Bei unklaren Situationen (Werte an der unteren Grenze der Norm) liefern die *Bestimmungen* von

Blutlactatkonzentration,

pH und Gesamtbicarbonat sowie

Sauerstoffgehalt im venösen Mischblut (Normalwerte: 14—15 vol.-%)

weiteren Aufschluß. Sind diese Werte normal, d. h. liegt keine metabolische Acidose vor, so ist das Stromzeitvolumen mit größter Wahrscheinlichkeit adäquat.

5. *Gesamt-Sauerstoffangebot: Berechnung:* HMV × arterieller Sauerstoffgehalt.

Normalwerte: 500—600 ml O_2/m² */min.

6. *Perfusionsdruck zur Oxygenierung einzelner Capillargebiete.* Zur
Überprüfung des Funktionszustandes einzelner Organe stehen uns klinisch
nur beschränkte indirekte Möglichkeiten zur Verfügung:

EKG: Rückschlüsse auf ischämische Veränderungen des *Myokards.*

EEG: Gewisse Rückschlüsse auf ischämische Veränderungen des *Gehirns*
können aus den Veränderungen der Bewußtseinslage und aus dem EEG
gewonnen werden.

Niere: Normale Urinmengen sind ein guter Hinweis dafür, daß der
Druck in der Aorta und das Stromzeitvolumen für eine anhaltende glomeruläre Filtration ausreichen. Leider stimmt aber die umgekehrte Situation
nicht, d. h. auf Grund einer verminderten Urinproduktion kann nicht unbedingt auf das Stromzeitvolumen und den Druck in der Aorta geschlossen
werden.

Bei der Beurteilung von experimentellen und klinischen Resultaten mit
erythrocytenfreien Blutersatzstoffen gilt es vor allem zu wissen, inwieweit
sich HMV und Strömungsbedingungen in der Mikrozirkulation (auch in der
Lunge!) beeinflussen lassen. Man geht dabei von der Annahme aus, daß die
respiratorischen Faktoren im Experiment weitgehend standardisiert und in
der Klinik unter Kontrolle gehalten werden können. Letzteres gilt sicher
für alle kleineren Blutverluste und in jenen Fällen, die nicht von Lungen-
erkrankungen oder -verletzungen begleitet sind.

V. Strömungseigenschaften des Blutes

Wie wir bereits weiter oben dargelegt haben, kommt bei der Therapie des
hämorrhagischen Schockes neben der Verbesserung des HMV auch der Wiederherstellung normaler Verhältnisse in der terminalen Strombahn entscheidende Bedeutung zu, da hier die wesentlichen Stoffwechselvorgänge ab-
laufen. Die Faktoren, welche das Stromzeitvolumen (SZV) in einem bestimmten Gefäßbereich beeinflussen, sind der Druckgradient dP ($P_{arteriell}$
— $P_{venös}$) und der periphere Widerstand W. Letzterer ist u. a. abhängig von
der Gefäßwand, der Viscosität (η) [511], dem Radius (r) und der Länge
(L) des Gefäßes.

Es gilt die Gleichung (POISEUILLE):

$$SZV = \frac{dP}{W} = \frac{dP \cdot r^4 \cdot \pi}{L} \times \frac{1}{\eta} \times \text{Konst.} \left(= \frac{1}{8} \right)$$

Da Blut eine pseudoplastische Flüssigkeit darstellt (Übersicht bei
[1180 a], ist die Beziehung zwischen SZV und η keine lineare [504, 1505].

Sinkt die Strömungsgeschwindigkeit unter einen bestimmten Wert, so steigt die innere Reibung des Blutes stark an. Blut ist rheologisch gesprochen ein tixotrophes System, d. h. die Viscosität steigt bei abnehmenden Schergraden und umgekehrt [353].

So beträgt z. B. die Viscosität von normalem Blut bei einer shear rate (vgl. S. 57) von 0,01 sec⁻¹ 800 centipoise, bei einer shear rate von 1 sec⁻¹ aber ist $\eta = 20$ centipoise [1180 a].

Die Viscosität von Blut wird für gegebene Schergrade ihrerseits auch wieder durch mehrere Faktoren beeinflußt:

1. Durch den Hämatokrit, der seinerseits von Punkt 3 beeinflußt wird [610, 1150, 1180],

2. durch die Plasmaviscosität, welche durch die Anwesenheit hochmolekularer (v. a. Fibrinogen), evtl. pathologischer Proteine und Nucleinsäuren maßgeblich bestimmt wird. GELIN [515] spricht vom sog. Viscositätsplusfaktor,

3. durch die innere Viscosität der Erythrocyten, die scherkraftabhängig ist (vgl. [202]),

4. durch die reversible Aggregation von Erythrocyten, die quantitativ einen wichtigen Faktor für die viscösen und tixotrophen Eigenschaften des Blutes bedeutet [512].

Im Schock kann die Zirkulation der Erythrocyten in den Capillaren verlangsamt sein [95, 133, 1325, 1334, 1335, 1399]. Dabei nimmt die Aggregation der Erythrocyten zu [498, 499], die bei ausgedehnten Gewebetraumen besonders ausgeprägt in Erscheinung tritt [513]. Eventuell bereits vorgängig aggregieren auch die Plättchen [139]; der pH-Abfall, verursacht durch die verschlechterte Durchblutung, führt seinerseits zu einem weiteren Viscositätsanstieg [354]. Unmittelbar nach Normalisierung der Capillarzirkulation, die durch Injektion von sehr hochmolekularem Dextran geschädigt ist, wird eine Zunahme der Acidose festgestellt [913], d. h. lokal kann der pH-Abfall wahrscheinlich beträchtliche Ausmaße annehmen. Alle diese Phänomene sind eng verbunden mit den gleichzeitig auftretenden Veränderungen des *Gerinnungsmechanismus*. Diese wiederum werden verstärkt durch thromboplastisches Material, das aus zerstörten Zellen freigesetzt wird, sowie durch die *Hämolyse* der stagnierenden Erythrocyten [583, 584].

Die methodischen Schwierigkeiten auf diesem Gebiet sind außerordentlich groß, und quantitative Aussagen sind nur in sehr beschränktem Maße möglich. Zur Bestimmung der Plättchenaggregation kann die veränderte Thrombocytenadhärenz auf einer Glasoberfläche nach HELLEM [698] oder photometrisch nach ADP-Zusatz nach BORN [s. 409] erfaßt werden, daneben steht die Messung des Siebungsdruckes nach SWANK [1406] zur Verfügung. Viscositätsmessungen des Blutes erlauben weiteren Einblick in diese Vorgänge.

Es ist bis heute nicht bekannt, in welchem Ausmaß die einzelnen Komponenten, wie z. B. Hypovolämie, Plättchen- oder Erythrocytenaggregation, die äußerst komplexen Strömungsverhältnisse bestimmen. Fest steht, daß nach Trauma und Blutverlust mit Aggregation von geformten Blutelementen eine erhöhte Thrombusbildungstendenz besteht, die durch die hypoxische Acidose verstärkt wird [914] und eine Verlangsamung der Wundheilung auftritt [1567].

Die oben aufgezählten Phänomene haben ihre besondere Bedeutung in den postcapillären Venulen, wo das Blut sehr langsam fließt [127]. Besonders Gefäßabschnitte mit niedrigen Druckgradienten, wie z. B. Organsysteme mit doppeltem Capillargebiet wie Niere, Leber und Hypophyse sollten von diesen Beziehungen am meisten betroffen werden [507]. Tatsächlich spielen Niere, Darm und Leber (Übersicht bei [38, 618]) im Schockgeschehen eine wichtige Rolle. Es ist anzunehmen, daß wir in Zukunft vermehrt diagnostische Möglichkeiten anwenden müssen, um einen besseren Einblick in die Verhältnisse der Mikrozirkulation zu gewinnen [159], und es scheint sinnvoll, mit unserer Therapie gegen Störungen anzugehen, wie sie durch Erythrocyten- und Plättchenaggregation, gesteigerte Gerinnung, Acidose, Hämolyse und Viscositätssteigerung hervorgerufen werden [875].

VI. Wie weit darf das Blutvolumen durch erythrocytenfreie Lösungen aufgefüllt werden?

Es ist eine alte Erkenntnis, daß der Organismus eine gewisse Menge Erythrocyten unbeschadet entbehren kann, solange das Gesamtblutvolumen normal bleibt. So schreibt OTT [1107] z. B. schon 1883: „Die Gefahr von Blutverlusten bis zu $^2/_3$ der Gesamtblutmenge liegt in dem dadurch bedingten Mißverhältnis zwischen der Gefäßweite und dem Gefäßinhalt, und dieser Gefahr begegnet das eingeführte Flüssigkeitsvolumen, gleichgültig, ob die Flüssigkeit blutkörperchenhaltig ist oder nicht, wenn sie nur nicht direkt schädlich, sondern indifferent ist."

Diese Theorie wurde später experimentell bestätigt. AMBERSON [46] hat in seinen Plasmaphoreseversuchen Hunden und Katzen immer wieder kleine Blutmengen entnommen, die Erythrocyten gewaschen und einen Teil davon in Salz- oder künstlichen Kolloidlösungen aufgeschwemmt reinfundiert. Die Tiere überlebten, wenn das Erythrocytenvolumen nicht weniger als 30% der Norm betrug.

Es konnte gezeigt werden, daß Hunde eine akute Hämodilution mit Dextran 75 * bis zu einem Hb von 3 g-% (Sauerstoffgehalt 4 vol.-%) er-

---

* Dextran mit einem mittleren Molekulargewicht $\overline{M}_W$ von ca. 75 000.

tragen, solange sie ausreichend mit Luft beatmet werden. Eine noch größere
Hämodilution bis zu 2 g-% und weniger (Hkt 2—4%) ist möglich, wenn die
Beatmung mit reinem Sauerstoff erfolgt [656, 788 a, 1236]. In weiteren
Versuchen wurden die Beobachtungen über längere Zeit fortgesetzt. 7 von
10 Hunden überlebten symptomfrei. Der Herzindex stieg auf 170% [459,
460], die Verhältnisse im Säure-Basen-Haushalt waren nach 24 Std völlig normalisiert. Nach einer Woche war der Hkt auf ca. 50% des Ausgangswertes zurückgekehrt [494, 1414, 1415, 1416, 1417].

WISE u. Mitarb. [1545] fanden, daß Dextran und Plasma bei starker
Hämodilution für den Transport des gelösten Sauerstoffes gleichermaßen
geeignet sind (identische Mortalität bei Austauschtransfusionen). Sie sahen
genügende Kompensationsmechanismen, bis das Hb auf die Hälfte des
Ausgangswertes abgesunken war (vgl. [1577]).

MURRAY et al. [1068] nehmen aber an, daß die hämodynamischen
Adaptationsmechanismen bei normovolämischer Anämie beim Hund nicht
ausreichen, um eine normale Sauerstoffversorgung der Gewebe zu gewährleisten. Andererseits haben sie gezeigt, daß eine Polycythämie bei Normovolämie keine Verbesserung, sondern eine Verschlechterung der Sauerstoffversorgung bewirkt, da der periphere Widerstand wegen Viscositätssteigerung zu- und die Coronardurchblutung abnimmt [1169].

CROWELL [320] brachte 67 Hunde mit initialen Hkt-Werten von 12 bis
56 in einen schweren hämorrhagischen Schock und bestimmte die Zeit bis
zum Auftreten der Irreversibilität. Dabei ergab sich folgendes: Bei Hkt-
Werten bis zu 35 steigt die Widerstandsfähigkeit der Tiere um das 5fache
verglichen mit einem Hkt von 12%. *Ein höherer Hkt senkt jedoch die
Resistenz gegen das Auftreten der Irreversibilität.* Tiere mit Hkt-Werten
zwischen 20 und 25% zeigen überraschenderweise eine bessere Schock-
resistenz als solche mit einem Hkt zwischen 45 und 50%. In einer späteren
Arbeit [321] wurden unter ähnlichen Umständen der O_2-Verbrauch und
-Transport gemessen. Beide steigen bis zu einem Hkt von 42. Höhere Werte
senken jedoch den O_2-Verbrauch, was mit der auftretenden Viscositätssteigerung erklärt wird. Die Experimente sind aber deshalb nicht stichhaltig,
weil die Hkt-Variationen durch Zufuhr von in Kochsalzlösung gewasche-
nen Erythrocyten und Verabreichung von Phenylhydrazinhydrochlorid erzeugt wurden. Daten über Blutvolumen fehlen, und es muß angenommen
werden, daß die anämischen Tiere hypovolämisch waren [s. 363]. Grund-
legend ist die Erkenntnis, daß ein Sauerstoffdefizit von 120 ml/kg KG beim
Hund eine LD_{50} darstellt, während ein Sauerstoffdefizit von 140 ml/kg KG
und mehr immer zum Tod führt [322].

Wichtige Beobachtungen am *Menschen* stammen aus dem Koreakrieg
[78]. Verwundete Soldaten, die 50% ihres Erythrocytenvolumens verloren
hatten, wurden oft nur mit Dextran behandelt, ohne daß sich Zeichen eines
Sauerstoffmangels eingestellt hätten (Hkt zwischen 20 und 30%).

150 Patienten wurden in dieser Hinsicht genau untersucht und auf Grund dieser Beobachtungen folgende Richtlinien für den besten Volumenersatz aufgestellt:

Benötigte Menge zum Volumenersatz in ml	Verhältnis
1000—1500	Dextran allein
1500—4000	Dextran 1 : Blut 1
4000—7000	Dextran 1 : Blut 2
über 7000	maximal 2500 ml Dextran Rest Blut

Bis zu 1500 ml Dextran konnten in 15 min verabreicht werden.

Obschon genaue Stoffwechseldaten beim Menschen selten sind und bisher keine sicheren Beweise dafür vorliegen, wie weit der Hkt beim Menschen im hämorrhagischen Schock gefahrlos gesenkt werden kann, bestätigt eine reiche klinische Erfahrung, daß Verluste des Erythrocytenvolumens bis zu ca. 25—30% der Norm ohne Schwierigkeiten ertragen werden, solange das Plasmavolumen frühzeitig und vollständig aufgefüllt wird und die Atmung sichergestellt ist. Die Ansicht, daß Verluste von 20—30% des BV (diese Menge entspricht bei einem normalen Mann mit einem BV von 5 Liter ca. 1—1½ Liter) ohne Gefahr durch erythrocytenfreie Ersatzflüssigkeiten ersetzt werden können, wird deshalb von vielen Autoren geteilt: [78, 199 a, 318, 363, 479, 550, 658, 681, 824, 935, 943, 1013, 1094, 1100, 1141, 1236, 1247, 1270, 1272, 1274, 1275, 1277, 1278, 1299, 1304, 1319, 1396, 1502, 1532, 1553, 1556, 1557, 1559].

Sie stützt sich auch auf die zahlreichen Daten aus der *Herzchirurgie,* wo die Patienten heute meist nach der sog. Hämodilutionsmethode perfundiert werden [917, 1081, 1207, 1208, 1339, 1410 a].

GOLLUB [535] hat bei 5 Zeugen Jehovas ohne jegliche Bluttransfusion Offenherzoperationen durchgeführt. Unmittelbar postoperativ lag der Hkt zwischen 16,5 und 32,5%; die Patienten machten eine verlängerte Rekonvaleszenz durch, erholten sich aber alle.

Über die *Nierenfunktion von Hunden* bei massiver Hämodilution durch Stärke, Dextran und Kochsalzlösungen berichtet MURPHY [1066] (s. Abschnitt Stärke, S. 143).

Alle diese Daten ergeben, daß Hkt-Werte von ca. 30% i. a. ohne Gefahr einer verminderten Sauerstoffversorgung toleriert werden, solange das zirkulierende Blutvolumen aufgefüllt bleibt.

Für die Theorie, daß eine Anämie zu schlechter *Wundheilung* führe, ließen sich keine Beweise erbringen. Die von SANDBLOM (zit. in [1567]) festgestellte Verminderung der Wundheilung bei Anämiezuständen läßt sich nach ZEDERFELDT [1567] durch Hypovolämie erklären. Er hat im Experiment gezeigt, daß eine völlig normale Wundheilung eintritt, wenn das zirkulierende Blutvolumen mit Dextran 70 normal gehalten wird — dies auch, wenn der Hb-Gehalt nur 30% beträgt (s. a. [535, 777]).

In diesem Zusammenhang ist es auch wichtig zu wissen, daß die *Erythrocytenregeneration* nach akuten Blutverlusten gesteigert ist (Reticulocytenanstieg), und daß gut ernährte Individuen mit genügender Eiweiß- und Eisenzufuhr in ungefähr Monatsfrist Erythrocyten für weit mehr als 1 Liter Blut erzeugen (vgl. [1510].)

Wegen des mit Bluttransfusionen verbundenen Risikos (s. u.) gilt allgemein der Grundsatz, daß Blut nicht ohne zwingenden Grund verabreicht werden sollte. Blut ist in folgenden Situationen nicht erforderlich [550, 943, 1051]:

1. Bei Blutverlusten bis zu ca. 10% des BV (= ca. 500 ml bei einer Normalperson),

2. bei Anämien, die medikamentös behandelt werden können (Eisen, Vit. B_{12}),

3. bei unheilbaren Krankheiten zur symptomatischen Behandlung.

Durch dieses Vorgehen kann wertvolles Blut für jene Patienten gespart werden, die es wirklich brauchen [318, 319, 1476].

Es wurde auch gezeigt, daß eine rasche Korrektur von chronischen Anämien präoperativ die Lungenfunktion verschlechtert [10, 1374]. Ist man zu einer solchen Maßnahme gezwungen, sollten Erythrocytenkonzentrate verwendet werden.

D. Zusammenfassung und Schlußfolgerungen: Pathophysiologie des Blutverlustes

1. Irreversibilität tritt im hämorrhagischen Schock dann auf, wenn das Sauerstoffdefizit eine bestimmte Größe erreicht hat (beim Hund 140 ml/kg KG).

2. Ob gewisse Organsysteme des Menschen im Schock mehr leiden als andere, ist noch nicht sicher geklärt. Es ist auch nicht bekannt, inwieweit sekundäre Faktoren, die als Folge der Minderdurchblutung entstehen, durch Verstärkung des Sauerstoffdefizites zur Irreversibilität beitragen, oder ob gewisse Organe bei O_2-Mangel ihre normalerweise vorhandene Schutzfunktion verlieren.

3. Blutverluste in der Größenordnung von 500—1000 ml (10—20% des BV) führen beim Menschen zu einem raschen Einströmen von Wasser, Salz und Albumin in die Blutbahn. Der Prozeß dauert 18—48 Std, je nach Hydratationszustand. Die Auffüllung erfolgt am Anfang sehr rasch und nimmt mit der Zeit stark ab. Das ersetzte Plasmavolumen entspricht der

Summe von verlorenem Plasma plus Erythrocyten. Entsprechende Daten bei größeren Blutverlusten sind bisher nur aus Tierexperimenten erhältlich.

4. Die Hauptaufgabe der Therapie des hämorrhagischen Schocks besteht darin, die Gewebe mit genügenden Mengen von Sauerstoff zu versorgen.

5. Bei der Beurteilung von Resultaten mit erythrocytenfreien Ersatzlösungen kommt es hauptsächlich darauf an zu wissen, inwieweit diese in der Lage sind, das Herzminutenvolumen zu steigern, die Durchströmung und damit die Sauerstoffabgabe im Capillargebiet zu verbessern.

6. Wie weit das BV beim Menschen im hämorrhagischen Schock ohne Gefahr durch erythrocytenfreie Lösungen aufgefüllt werden darf, ist durch Stoffwechseldaten noch nicht mit Sicherheit belegt. Eine große klinische Erfahrung zeigt aber, daß Blutverluste bis zu 1000 oder 1500 ml (Absinken des Hkt nach Auffüllung des BV auf etwa 30) bei vorher Gesunden ohne besonderes Risiko einer bedrohten Sauerstoffversorgung mit erythrocytenfreien Lösungen ersetzt werden können.

ZWEITER TEIL

Die verschiedenen Möglichkeiten des Volumenersatzes

A. Volumenersatz durch Blut

Durch die Entdeckung der Blutgruppen und -untergruppen sowie die Einführung zuverlässiger Konservierungsverfahren wurden Bluttransfusionen zur Routinebehandlung in allen Krankenhäusern. Nach dem Grundsatz, daß eine verlorene Flüssigkeit durch die gleiche zu ersetzen sei, wird Blut vielerorts auch bei kleinen Blutverlusten verabreicht. Der Ersatz großer Blutverluste durch Citratblutkonserven ist eine sehr wirksame Behandlungsmethode [747] und stellt zweifelsohne den größten und wichtigsten Fortschritt in der Therapie des hämorrhagischen Schocks in diesem Jahrhundert dar [1342].

In den letzten Jahren sind aber immer mehr Stimmen laut geworden, die vor unnötigen Bluttransfusionen warnen [694, 981, 1525]. Insbesondere soll bei kleinen Blutverlusten kein Blut transfundiert werden [552, 1396]. Die in zunehmendem Maß erkannten Nachteile und Gefahren haben vielerorts zu einer sehr strikten Indikationsstellung für Bluttransfusionen geführt [163]. Auf Grund retrospektiver Untersuchungen wird angenommen, daß die Zahl der unnötigen Bluttransfusionen 35—50% beträgt [522, 743] und daß nur ca. 1% aller Bluttransfusionen aus vitaler Indikation gegeben werden [335].

Es sollen deshalb in diesem Kapitel zuerst diese Nachteile und Gefahren einzeln besprochen werden. Obschon gelegentlich heparinisiertes, entcalcifiziertes (mit Ionenaustauschern gewonnenes), neuerdings auch tiefgefrorenes Blut [748] transfundiert wird, soll hier nur das durch Beimischung von Citrat gerinnungsunfähig gemachte Blut behandelt werden, da die überragende Mehrzahl aller Bluttransfusionen in der Klinik in Form von sog. Citratblut erfolgt. Verschiedene neue Stabilisatorlösungen stehen im Versuchsstadium [215] und haben bereits vielversprechende Resultate erbracht, sind jedoch nicht in routinemäßigem Gebrauch.

I. Nachteile und Gefahren der Bluttransfusion

1. Mortalität

Die Mortalität infolge Bluttransfusion beträgt ungefähr 0,1—1⁰/₀₀ [335, 358, 550, 672, 1282]. Der Chefjurist der amerikanischen Ärzteorganisationen gibt an, daß diese Zahlen mit der Mortalität infolge Appendicitis oder Narkose allein [716] vergleichbar seien. Er nahm schon 1960 an, daß in den USA jährlich etwa 3000 Personen an den Folgen der etwa 3,5 Mill. Bluttransfusionen sterben.

Dabei ist zu bedenken, daß wahrscheinlich viele Fälle unerkannt oder ungemeldet bleiben und daß anderseits Todesfälle als direkte Folgen der Zufuhr von heute gebräuchlichen Plasmaersatzstoffen äußerst selten sein dürften [53]. Wir haben in der Literatur jedenfalls keine diesbezüglichen Hinweise gefunden. Diese beiden Situationen sind allerdings nicht streng vergleichbar, da Blut oft bei vitaler Indikation gegeben werden *muß*.

Es sollte aber nie vergessen werden, daß Bluttransfusionen mit einer Mortalitätsrate belastet sind.

2. Die Übertragung von Krankheiten

Die Übertragung von Krankheitskeimen stellt heutzutage das größte Risiko von Bluttransfusionen dar (vgl. [669; 155 Ref.]).

Als wichtigste der übertragbaren Krankheiten gelten allgemein

Virushepatitis,
Syphilis,
Malaria,
Schlafkrankheit.

Die Übertragung von Brucellosen spielt heute bei uns eine untergeordnete Rolle [630]. Es ist sehr wohl möglich, daß noch weitere speziell durch Viren erregte Krankheiten übertragen werden, ohne daß wir davon wissen, weil der Nachweis der Erreger nicht gelingt und der kausale Zusammenhang nicht klar ist.

Außer der Hepatitis können die meisten Krankheiten im Laboratorium nachgewiesen und chemotherapeutisch behandelt werden. Um die Übertragung aber wirklich mit Erfolg zu bekämpfen, müßten die entsprechenden Tests in *allen* Fällen durchgeführt werden, was leider noch lange nicht überall der Fall ist. Die erschreckende Zunahme der Geschlechtskrankheiten in den letzten Jahren (vgl. [606]) sowie die Intensivierung des transkontinentalen Reiseverkehrs machen die Kontamination von Blutkonserven mit Spirochäten und Erregern von Tropenkrankheiten auch in unseren Breitengraden wahrscheinlicher als je und stellen eine Gefahr bei der Verwendung von *Frischblut* (weniger als 72 Std gelagert) dar [887].

Die Übertragung der Virushepatitis galt schon früh als *eines der größ-ten Probleme im Transfusionswesen;* die Gefahr fand aber während vieler Jahre keine genügende Beachtung. Das Risiko der Hepatitisübertragung ist die Hauptsorge der vielen Autoren, die ihre warnende Stimme erheben und zur strengsten Indikationsstellung für Bluttransfusionen mahnen [294].

Um dieses Problem beurteilen zu können, sind genaue Angaben über die Häufigkeit der Transfusionshepatitis notwendig. Bis vor kurzem wurde die Bedeutung der *anikterischen* Hepatitis nicht richtig erkannt; es sollen des-halb vorerst die Daten über die Häufigkeit der *ikterischen* Form diskutiert werden, da darüber viele Berichte vorliegen. Nachstehend eine Liste der von uns konsultierten Arbeiten:

Autor	Jahr	Referenz
J. G. Allen et al.	1959	[26]
J. G. Allen u. W. A. Sayman	1962	[27]
J. G. Allen	1966, 1966	[28, 29]
W. Behrends u. N. Steinhardt	1961	[117]
S. N. Cohen u. W. J. Dougherty	1963	[286]
S. Cronberg et al.	1963	[315]
E. A. Friedman u. G. E. Thomson	1966	[475]
G. F. Grady et al.	1964	[548]
A. Hässig et al.	1953, 1955, 1963, 1966	[662, 664, 669, 675]
H. Heistö	1958	[696]
G. C. Hill	1965	[709]
P. I. Hoxworth et al.	1959	[743]
R. Katz et al.	1957	[811]
J. J. Krebs u. P. Scharenberg	1959	[839]
C. M. Kunin	1959	[843]
S. Madsen	1954	[942]
G. Maurer	1965	[970]
G. S. Mirick et al.	1965	[1024]
L. Norgren	1966	[1093]
M. Odin	1954	[1098]
J. Prochazka	1957	[1145]
O. Ramgren u. J. E. Tengberg	1960	[1157]
H. Reissigl	1956	[1174]
K. W. Schneider	1965	[1278]
A. W. Schwenzer	1954	[1302]
J. R. Senior	1965	[1315]
N. Shimada et al.	1965	[1327]

a) Die Häufigkeit der Transfusionshepatitis

Ikterische Form. Die Angaben in verschiedenen Arbeiten und Statistiken variieren stark, sie liegen zwischen *0 und 25%*.

Diese erstaunlich großen Unterschiede beruhen auf mehreren Ursachen:

1. Die bei den Nachkontrollen angewendeten Kriterien gehen von schriftlicher Befragung bis zu mehrmaliger persönlicher Untersuchung jedes einzelnen Falles, einschließlich Leberfunktionsprüfungen. Dieser entscheidende Punkt dürfte auch solche Ergebnisse erklären, die überhaupt keine Fälle von Transfusionshepatitis verzeichnen [*1174*].

2. Viele Nachuntersuchungen sind zugegebenermaßen lückenhaft [*548*]. Wegen der z. T. langen Inkubationszeit (bis zu 6 Monaten) sind die Patienten nicht mehr eruierbar. Sie haben in der Zwischenzeit den Wohnort gewechselt oder sehen beim Auftreten der Hepatitis keinen Zusammenhang mit der Transfusion und konsultieren einen anderen Arzt. Eine Großzahl von Transfusionen wird von operativ tätigen Ärzten verordnet. Wegen der Hepatitissymptome suchen die Patienten aber meist einen Allgemeinpraktiker oder Internisten auf, der den Zusammenhang mit einer Bluttransfusion nicht immer zu erkennen vermag, weil die Patienten selber gar nicht wissen, daß sie Blut erhalten haben. Die Differentialdiagnose zwischen infektiöser und Serumhepatitis ist noch heute nicht möglich.

3. Die Berechnungsarten der Hepatitishäufigkeit werden unterschiedlich gehandhabt, die Untersuchungsserien sind oft zu klein, und nur wenige Statistiken schließen eine Kontrollgruppe ein.

4. Transfusionszentren, die ihre Blutspender bezahlen, weisen eine höhere Hepatitisfrequenz auf, da unzuverlässige Individuen des relativ leicht zu verdienenden Geldes wegen eine durchgemachte Hepatitis verschweigen [*26, 29, 843*].

5. Der allgemeine Standard des Transfusionsdienstes und die Kriterien für die Spenderauswahl variieren in verschiedenen Ländern stark. Die Zahlen von 25% Hepatitishäufigkeit stammen aus Japan, wo bezahlte Spender überwiegen [*1445*].

6. Trotzdem in Schweden die Blutspender bezahlt werden, weist dieses Land eine relativ niedrige Frequenz von Posttransfusionshepatitiden auf [*1093*]. Es bestehen offenbar auch große Unterschiede in der geographischen Verbreitung des Hepatitisvirus im allgemeinen.

7. Auch das Verhältnis von ikterischer zu anikterischer Form ist von regionalen und jahreszeitlichen Schwankungen abhängig.

8. Die Inkubationszeit der Transfusionshepatitis unterscheidet sich nicht immer von jener der infektiösen Hepatitis. Eine Transfusionshepatitis kann schon nach 14 Tagen auftreten [*7, 678, 720, 1093, 1315, 1484*].

9. Ihre Häufigkeit variiert nach Alter, Geschlecht, Rasse und Grundkrankheit.

10. Das absolute Hepatitisrisiko steigt mit zunehmender Anzahl Transfusionen [*29, 312, 1024*].

In Berücksichtigung dieser Punkte muß man annehmen, daß Transfusionshepatitiden häufiger vorkommen, als viele der angeführten Statistiken nachzuweisen versuchen. Die neueren Arbeiten weisen denn i. a. auch höhere Zahlen auf.

Gesamthepatitisrate. Neue, äußerst sorgfältige und vollständige Nachkontrollen mit wiederholten Transaminasebestimmungen und Leberbiopsien geben für die Häufigkeit der Posttransfusionshepatitis (anikterische plus ikterische Fälle) folgende Zahlen:

CREUTZFELDT et al.	[*312*]	14,0%
HOLLAND et al.	[*720*]	14,9%
REDECKER	[*1164*]	17,5%
RUBINSON et al.	[*1226*]	12,0%.

In der Untersuchung von CREUTZFELDT betrug die Hepatitishäufigkeit bei einmaliger Transfusion 10,6%, bei Empfängern von mehr als 10 Transfusionen sogar 28,6%.

Die sichere *Diagnose einer anikterischen Hepatitis* ist nicht leicht zu stellen; sie gelingt nur durch wiederholte Transaminasebestimmungen und Leberbiopsien. Es ist deshalb verständlich, daß diese Krankheit bisher nicht häufiger beobachtet wurde. Sie tritt zudem meist in der Erholungsphase nach schwerer Krankheit oder großer Operation auf und ist wegen ihrer unspezifischen Symptome oft nur schwer vom Grundleiden abgrenzbar. Gerade in der Rekonvaleszenz aber ist das Auftreten zusätzlicher Komplikationen besonders unerwünscht. Solche Patienten sollten keinen zusätzlichen, v. a. keinen iatrogenen und vermeidbaren Belastungen ausgesetzt werden.

Nach den bisher vorliegenden Unterlagen bestehen keine Anhaltspunkte dafür, daß die anikterische Hepatitis weniger gefährlich sei als die ikterische Form. CREUTZFELDT konnte im Gegenteil bioptisch den Übergang einer anikterischen Transfusionshepatitis in eine voll ausgebildete Lebercirrhose nachweisen. Anikterische Hepatitiden sind also keineswegs harmloser Natur; sie verlaufen zudem meist sehr protrahiert [*294*].

b) Letalität der Transfusionshepatitis

Bei der *ikterischen Transfusionshepatitis* beträgt die Letalität nach verschiedenen Angaben etwa 12% (Literatur bei [*312, 1378 a*]).

Tabelle 1 gibt eine Übersicht über einige in letzter Zeit mitgeteilte Resultate; auch hier sind natürlich die weiter vorn angeführten Punkte betreffend die Ursachen der unterschiedlichen Beobachtungen zu berücksichtigen.

Tabelle 1. *Die Letalität nach Transfusionshepatitis*

Autor	Mortalität der Patienten mit Transfusionshepatitis	Publikationsjahr
P. I. Hoxworth et al. [743]	9%	1959
J. G. Allen u. W. A. Sayman [27]	25%	1962
G. F. Grady et al. [548]	12%	1964
T. C. Chalmers et al. [271]	6—28%	1965
J. R. Senior [1315]	10—12%	1965
W. Creutzfeldt et al. [312]	12%	1966

c) Maßnahmen zur Verhütung der Transfusionshepatitis

Die Verhütung der posttransfusionellen Hepatitis ist ein noch völlig ungeklärtes Problem [669]. Trotz genauer Befragung und Untersuchung aller Blutspender lassen sich zur Zeit nie sämtliche Virusträger ausschließen. Viele Hepatitiden, v. a. anikterische Fälle, verlaufen undiagnostiziert, sind also weder dem behandelnden Arzt noch dem Patienten bekannt. Es steht fest, daß bei der üblichen Befragung nach durchgemachter Gelbsucht nicht einmal alle Virusträger der ikterischen Hepatitis ermittelt werden können, und Spender, welche die viermal häufiger vorkommende anikterische Hepatitisform durchgemacht haben, sind damit nicht zu erfassen. Eine größere Zahl von Virusträgern könnte evtl. durch Kontrolle der Leberfunktion aller Spender vor jeder Blutabgabe ausgeschlossen werden. Es gibt aber keine spezifischen Untersuchungsmethoden, die eine frühere Hepatitis mit Sicherheit erkennen lassen. Die bisherigen Ergebnisse über den Wert der Transaminasebestimmungen gestatten keine bindenden Schlußfolgerungen [675]. Zudem sind die damit verbundenen organisatorischen Probleme beim heutigen Stand des Blutspendewesens an den meisten Orten praktisch nicht lösbar.

Es ist deshalb verständlich, daß fortwährend nach neuen Verfahren zur Senkung der erschreckend hohen Hepatitisfrequenz und ihrer Folgen geforscht wird. Wieweit sich prophylaktische *Gammaglobulinverabreichung* als nützlich erweist, ist noch unklar. Creutzfeldt [313] glaubt, daß mit intravenöser Verabreichung eine protektive Wirkung erzielt werden kann. Das Untersuchungsgut ist aber laut eigener Aussage für gültige Schlußfolgerungen noch zu klein. Holland [720] hingegen spricht dem Gammaglobulin in dieser Beziehung jeden Nutzen ab; MIRICK [1024] wiederum nimmt an, daß die prophylaktische Gammaglobulinzufuhr, abhängig von Dosierung und Zeitpunkt der Verabreichung, lediglich ikterische Fälle in anikterische überführe.

Sollten größere Untersuchungsserien zeigen, daß die prophylaktische i. v. Gammaglobulinverabreichung in gewissen Fällen (wahrscheinlich nur bei kleinen Transfusionsmengen) tatsächlich einen signifikanten Schutz auszuüben vermag, so ergäben sich dadurch neue Probleme. Wie sollten die Weltvorräte an Gammaglobulin ausreichen, um diesen riesigen Bedarf zu decken? Auch Gammaglobulin wird ja aus Blutkonserven gewonnen; die Produktion ist also von Spendern abhängig. Abgesehen davon sind diese Präparate außerordentlich teuer. Man kann sich deshalb schwer vorstellen, daß auf diesem Wege bedeutende Fortschritte erzielt werden könnten.

Die ausgezeichneten Untersuchungen von HUGGINS [748] über *tiefgefrorenes Blut* (—85° C) zeigen eine andere Möglichkeit. Bisher trat nach Transfusion solch tiefgefrorenen Blutes in 2229 Fällen keine ikterische Hepatitis auf; die Zahlen sind jedoch noch nicht schlüssig. Sollte sich herausstellen, daß das Waschen der Erythrocyten, wie es beim Auftauen durchgeführt werden muß, einen gewissen Schutz bietet, wären auch hier große technische Probleme zu lösen, denn die teuren Spezialapparaturen zum Tiefgefrieren des Blutes werden noch über viele Jahre hin nur einzelnen Zentren vorbehalten bleiben.

Praktisch besteht also heute nur die Möglichkeit, das Hepatitisrisiko mit allen Mitteln zu senken. Hierfür werden allgemein folgende Maßnahmen gefordert:

1. Strengste Auswahl der Blutspender (so schließen NORGREN et al. [1093] alle Blutspender aus, deren Blut bei einem Patienten verwendet wurde, der später eine Hepatitis entwickelte). Dies bedeutet, daß die Beschaffung von Blutkonserven in nächster Zeit immer schwieriger wird, wenn keine wirksamen Maßnahmen zur Vernichtung des Hepatitisvirus gefunden werden können [1140].

2. Absolute Beschränkung auf *dringend* indizierte Bluttransfusionen [1140].

Ausgezeichnete Übersichtsarbeiten über Fragen der Transfusionshepatitis stammen von MOSLEY u. BULL [1052] sowie von HAUSSMANN [677 a].

3. Reaktionen durch bakterielle Verunreinigungen

Schwere, z. T. tödliche Reaktionen durch bakterielle Verunreinigungen von Blutkonserven wurden mehrfach beschrieben [187, 204, 205, 206, 380, 381, 385, 987, 1030, 1097, 1388]. Es wird angenommen, daß i. a. ca. 2⁰/₀ der *Blutkonserven* auch bei strikter Kontrolle *bakteriell kontaminiert* sind [156, 204, 721, 778, 1031, 1134] und daß die Zahl der schweren Reaktionen infolge Infusion von bakteriell verunreinigtem Blut größer ist als die durch Inkompatibilität verursachten Zwischenfälle [335, 987].

LITWIN et al. [912] haben auf die synergistische toxische Wirkung von gramnegativen Bakterien und freiem Hämoglobin hingewiesen. Sie fordern die Verwendung von *frischem*, kompatiblem Blut für die Behandlung schockierter Patienten, besonders solcher, die an einer schweren Infektion durch gramnegative Bakterien leiden. Bei geringstem Verdacht auf Hämolyse sollte eine Konserve in solchen Fällen nicht verwendet werden.

4. Inkompatibilität

Eine kompatible Bluttransfusion ist eine geglückte *Homotransplantation*, wobei die Überlebenszeit transfundierter kompatibler Erythrocyten derjenigen der Empfängererythrocyten entspricht.

Unter Inkompatibilität wird heute jede durch Isoantikörper bedingte Überlebenszeitverkürzung von roten Blutkörperchen, d. h. sowohl von Spender- als auch von Empfängererythrocyten, verstanden [676]. Die Halbwertszeit für transfundierte Erythrocyten wird normalerweise mit 34 Tagen angenommen [245, 621]. In ca. 30% aller Bluttransfusionen, besonders bei Patienten, die mehrfach transfundiert werden, überleben die Erythrocyten nur 14—16 Tage und verschwinden dann rasch aus der Zirkulation [145]. Dies bedeutet, daß in ungefähr einem Drittel aller Fälle die zur Zeit gebräuchlichen Blutgruppenverträglichkeitsprüfungen unzureichend sind und die Patienten mehrfach sensibilisiert werden, was bei späteren Transfusionen schwerwiegende Folgen haben kann.

Inkompatibilität ist nicht identisch mit dem Auftreten hämolytischer Transfusionszwischenfälle. Letztere kommen bedeutend seltener vor. Mit serologischen Verträglichkeitsprüfungen schützt man den Patienten vor der Infusion inkompatiblen Blutes. Durch gleichzeitige Narkose werden die Symptome einer Inkompatibilität oft unterdrückt [1458].

Die Häufigkeit von Inkompatibilitätsreaktionen wird mit 0,2%—0,7% angegeben [634, 676]. HUESTIS [758] sah bei 3900 Bluttransfusionen in 3,5% der Fälle immunohämatologische Probleme und fordert neue Kreuztests vor *jeder* Bluttransfusion.

Die *Häufigkeit wärmeaktiver irregulärer Antikörper* beträgt bei Individuen *ohne* frühere Transfusionen und Schwangerschaften etwa $1/2$—1%. Bei Personen *mit* früheren Transfusionen und nach Schwangerschaften ist die Frequenz etwa 10mal größer [672], wobei die Zahl derart isoimmunisierter Individuen ständig zunimmt. Das Risiko der Isoimmunisierung ist additiv und beträgt ca. 1% pro Bluttransfusion. $2/3$ dieser neuen Erythro-Antikörper sind blutgruppenspezifisch [921].

In zunehmendem Maße scheinen Immunisierungsvorgänge gegen Thrombocyten- und Leukocytenagglutinine eine Rolle zu spielen [819, 1122].

5. Hämolytische Reaktionen

Hämolysezwischenfälle werden durch *ABO-Inkompatibilität* verursacht und sind meist auf organisatorisches Versagen zurückzuführen (Verwechslungen!) [787, 1031, 1567].

Unter idealen Bedingungen kommen sie in 0,2—0,3⁰/₀₀ der Fälle oder seltener vor [467, 481, 676, 1387]. Meist sind sie aber häufiger, so z. B. gemäß einer neuen Statistik in 1‰ aller Transfusionen, festgestellt worden [1282].

DOBERNECK [358] berichtet über 17 eigene Fälle von akutem Nierenversagen nach hämolytischem Zwischenfall; 2 Patienten verstarben! Nach SPIELMANN [1372] stirbt an dieser Ursache 1 Patient auf 10 000—30 000 Transfusionen.

Betreffend die synergistische Wirkung von freiem Hämoglobin und gramnegativen Bakterien s. S. 27, „Reaktionen durch bakterielle Verunreinigungen" [912].

6. Allergische Reaktionen

In dieser Hinsicht lassen sich die verschiedenen Arbeiten schwer auswerten, da sehr unterschiedliche Kriterien angewendet werden.

Die am häufigsten, meist in einigen Prozent der Fälle zu beobachtenden urticariellen, pruriginösen und asthmatischen Reaktionen sind selten von klinischer Bedeutung [552]. Größere Larynxödeme und schwerere asthmatische Reaktionen sollen in 0,1—0,2⁰/₀ vorkommen [1157, 1458]. HORATZ u. LANGER [725] geben nach Bluttransfusionen eine Gesamtnebenwirkungsquote von 6,92⁰/₀ an. Nach einer neueren Zusammenstellung [1282] kommen auf 28 273 Vollbluttransfusionen insgesamt 430, d. h. 1,52⁰/₀, Transfusionsreaktionen (inkl. Hämolysezwischenfälle).

7. Citrattoxicität

Eine Blutkonserve enthält *100—120 ml ACD-Lösung* (solutio anticoagulans Ph.H. V. SRK). Diese setzt sich folgendermaßen zusammen:

    6,7 mval Citronensäure,
    13,4 mval Natriumcitrat,
    13,9 mMol Glucose.

Die Zufuhr größerer Mengen von Natriumcitrat verursacht zuerst eine metabolische Acidose, besonders wenn das Citrat in der Leber nicht sofort abgebaut werden kann, wie z. B. im schweren Schock, bei schweren Lebererkrankungen sowie beim Säugling. Mit sinkendem pH geht ein Anstieg der Plasmakaliumkonzentration einher. Größere Mengen von rasch zugeführtem Citratblut können in den oben erwähnten Situationen zu tetaniformen Krämpfen und Herzrhythmusstörungen führen [236].

Bei intakter Leberfunktion wird das Natriumcitrat in der Leber zu Natriumbicarbonat umgesetzt, was zu der klinisch meist bedeutungslosen sog. „Posttransfusionsalkalose" führt [911]. Diese Alkalose kann je nach Zustand der Leberfunktion sowie Menge und Geschwindigkeit der Blutzufuhr bereits nach einigen Stunden, normalerweise aber erst in 1—3 Tagen auftreten. Bicarbonat wird weiter zu CO_2 und Wasser abgebaut — zurück bleibt ein unter Umständen recht beträchtlicher Natriumüberschuß, der zu einem Na-Anstieg in der extracellulären Flüssigkeit führen kann. An diese eventuell recht großen Natriummengen muß auf alle Fälle bei der Bestimmung des täglichen Elektrolytbedarfs nach großen Transfusionen gedacht werden.

Man nimmt heute allgemein an, daß einem Erwachsenen ohne Gefahr für das Auftreten einer Citratintoxikation *2 Liter Citratblut in ca. 20 min* infundiert werden können [1031]. Muß noch schneller eine noch größere Menge transfundiert werden oder ist mit einem verminderten Citratabbau zu rechnen (schwere Leberschäden, Hypothermie, Schock, Neugeborene), wird pro Liter Citratblut meistens 1 g Calciumgluconat gegeben [1550].

HOWLAND [735, 736, 737, 738, 740] ist allerdings gegen eine routinemäßige Ca-Verabreichung. In einer größeren Untersuchungsserie waren die Todesfälle infolge Kammerflimmern nach Calciumzufuhr häufiger als bei der Patientengruppe ohne jegliche Ca-Therapie, sogar wenn 5 und mehr Liter transfundiert wurden. Obschon diese Untersuchungen nicht jeder Kritik standhalten — die Serien wurden nicht simultan durchgeführt — haben HOWLAND und seine Mitarbeiter bewiesen, daß große Citratmengen ohne Calciumzusatz in kurzer Zeit infundiert werden können, ohne daß Citratintoxikationen oder Störungen des Calciumstoffwechsels zu erwarten sind. Mehrere Daten aus diesen Arbeiten sprechen auf alle Fälle dafür, daß Calciumzufuhr nicht nötig, u. U. sogar gefährlich sein kann. Es wird darauf hingewiesen, daß die Calciumreserven des Körpers außerordentlich groß sind und das Serumcalcium nur ungefähr 1% davon ausmacht.

Die Wirkung von Citrat auf die bakterielle Resistenz ist im betreffenden Abschnitt besprochen (s. S. 32).

8. Acidität des Konservenblutes

BAUE u. Mitarb. [108] sowie BOYAN [197] sehen in diesem Punkt eine weitere Gefahr, besonders wenn das Konservenblut vor Verwendung nicht erwärmt wird.

ACD-Blut weist nach 3tägiger Lagerung bereits ein pH von weniger als 6,8 auf; nach 3 Wochen liegt das pH bei 6,7 und sinkt weiter [215, 1571]. HOWLAND u. SCHWEIZER [739] nehmen an, daß eine Blutkonserve durchschnittlich etwa 5 mval Säure enthält, sie fanden Maximalwerte von 8 mval. Bei Verwendung von erwärmtem Blut trat auch nach massiven

Transfusionen nie eine metabolische Acidose auf [1301]. Die Mortalität konnte weiter dadurch gesenkt werden, daß Patienten, die 20 oder mehr Transfusionen benötigten, zusätzlich zum erwärmten Konservenblut routinemäßig Bicarbonat erhielten [741].

In der Praxis hat sich folgendes Vorgehen bewährt: Sind rasch hintereinander mehr als 3 Flaschen Blut zu transfundieren, so wird das Blut von der 4. Flasche an aufgewärmt. Pro 5 Einheiten Blut werden 44,6 mval Natriumbicarbonat i. v. gegeben, d. h. etwa 3,75 g (1 g Natriumbicarbonat. = 11,9 mval Natrium) [742].

9. Temperaturabfall nach Zufuhr größerer Mengen von kaltem Blut

Die spezifische Wärme von Blut beträgt 0,87 cal [1002]. Die Erwärmung von 0,5 Liter bei 4° C aufbewahrten Blutes auf Körpertemperatur erfordert deshalb $0,5 \times 33 \times 0,87 = 14,4$ kcal.

Werden bei anaesthesierten Patienten mit reduzierter Temperaturregulationsfähigkeit größere Mengen von kaltem Blut rasch infundiert, so sinken Herz- und Körpertemperatur [195, 735, 881, 938, 1228, 1229]; gleichzeitig steigt der O_2-Verbrauch stark an [1209], was intra- und postoperativ absolut unerwünscht ist. Besonders *Kinder* können die erforderliche Wärmemenge in kurzer Zeit nicht produzieren; als Komplikationen werden Kammerflimmern und Herzstillstand beobachtet. BOYAN [195] stellte eine Senkung der Körpertemperatur nach rascher Infusion von mehr als 3—4 Flaschen Blut fest.

In Berücksichtigung dieser Tatsachen verwenden BOYAN u. HOWLAND [196, 197, 198] neuerdings für massive Transfusionen ausschließlich erwärmtes Blut und können auf diese Weise das Auftreten von Herzrhythmusstörungen und Herzstillstand stark vermindern. Bei Transfusionen von 20 und mehr Einheiten Blut beträgt die Mortalität mit kaltem Blut 50%, mit erwärmtem Blut 20%.

Auch der Allgemeinzustand von Patienten, die erwärmtes Blut erhalten, ist viel besser; sie haben warme, trockene, normalfarbige Haut; bei Patienten dagegen, die kaltes Blut bekamen, ist es oft schwierig, Puls und Blutdruck zu messen, sie sind kalt, cyanotisch und weisen eine schlechte periphere Durchblutung auf.

Zu den gleichen Schlußfolgerungen kommen auch weitere Autoren [152, 374, 470, 831, 1108], die einfache Geräte zur Erwärmung des Blutes während der Transfusion entwickelt haben.

Von mehr theoretischem Interesse ist die Tatsache, daß eine massive Senkung der Körpertemperatur auch aus rheologischen Gründen unerwünscht ist, steigt doch die Viscosität bei gleichbleibendem Hämatokrit bei einem Temperaturabfall von 38° C auf 8° C auf das Dreifache [397].

10. Blutgerinnungsstörungen nach massiven Bluttransfusionen

Die häufigsten Störungen im Gerinnungsmechanismus von Patienten, die unter einer Operation massiv transfundiert werden müssen, sind starkes *Absinken der Thrombocytenzahl sowie Abfall von Faktor V und VIII*. Als schwere Komplikation kann eine Fibrinolyse auftreten [742].

R. F. WILSON [1539] beobachtete Störungen im Blutgerinnungssystem bei 34 von 209 Patienten, die alle mindestens 5 Liter Blut innerhalb von 24 Std erhielten (vgl. auch [1561]).

11. Kaliumintoxikationen

Kaliumvergiftungen können nach Transfusion sehr großer Mengen während mehreren Tagen gelagerten Blutes bei Patienten mit herabgesetzter Nierenfunktion, z. B. bei Schockpatienten, vorkommen (s. a. Punkt 7, S. 28).

Diese Feststellung wurde auch experimentell bestätigt [882]. Während 10tägiger Lagerung des Blutes steigt die Plasmakaliumkonzentration von 4—5 mval auf etwa 15 mval/l. Nach 21 Tagen können Werte von 25 mval/l erreicht sein [283, 374, 436].

12. Ammoniakvergiftung

Die *Ammoniakkonzentration* einer Frischblutkonserve beträgt normalerweise ungefähr 100—150 μg-%. Nach 21tägiger Lagerung steigt dieser Gehalt auf 700—800 μg-% an [1369]. Cerebrospinalflüssigkeit dagegen enthält praktisch keinen Ammoniak [986]; schon bei einer Liquorkonzentration von 150 μg-% kann ein Koma auftreten. Da zwischen Plasma und Cerebrospinalflüssigkeit ein Diffusionskoëffizient von 0,85 besteht, genügt eventuell bei Patienten mit hohen Ammoniakkonzentrationen im Plasma, wie sie bei Lebererkrankungen, gastrointestinalen Blutungen und Nephritis vorkommen, die Infusion einiger Einheiten gelagerten Blutes oder sogenannten ausdatierten Plasmas zur Erzeugung eines Komas. Solche Patienten sollten deshalb nur frisches Blut und Plasma bekommen. Diese Ansicht ist allerdings nicht unbestritten [1096 a].

13. Posttransfusionelle Hyperbilirubinämie

Zur Vermeidung der an sich nicht sehr gefährlichen [1390] aber unerwünschten posttransfusionellen Hyperbilirubinämie fordert BERGMANN [142] eine grundsätzliche Limitierung der Verwendungsdauer von Blutkonserven auf 10 Tage (vgl. auch [1131]).

14. Verschiedene andere Faktoren

Der Anstieg an anorganischen Phosphaten ist ohne praktische Bedeutung. Auch das freie Hämoglobin ist bei erhaltener Nierenfunktion und ohne septische Komplikationen nicht gefährlich, solange keine großen Mengen alten Blutes rasch infundiert werden. Je länger die Erythrocyten konserviert werden, desto ausgeprägter ist die Linksverschiebung der Sauerstoffdissoziationskurve von Hämoglobin [869].

15. Verminderung der bakteriellen Resistenz

ALLGÖWER [32, 33, 34] hat nachgewiesen, daß Transfusion von Citratblut die Phagocytosefähigkeit der neutrophilen Leukocyten für Bakterien in vitro deutlich herabsetzt.

OLLODART [1102] nimmt auf Grund seiner Untersuchungen an, daß die Behandlung von Blutverlusten mit gelagertem homologem Citratblut die durch den Schock herabgesetzte RES-Funktion nicht verbessert, sondern weiter beeinträchtigt. Diese Befunde erklären vielleicht z. T. die vielen schweren Infektionen, die nach Behebung schwerer Blutverluste gesehen werden.

16. Beeinträchtigung der Strömungseigenschaften des Blutes

Im hämorrhagischen Schock treten in den Stasebezirken der Mikrozirkulation frühzeitig Plättchen-, später auch Erythrocytenaggregate auf (s. S. 5 u. 13).

Angesichts der Tatsache, daß solche Plättchenaggregate oft auch im Konservenblut vorkommen, bezweifelt M. SCHNEIDER [1281], daß Vollblut immer das beste Mittel zur Volumensubstitution darstellt. Die erwähnten Phänomene spielen aber nur dann eine Rolle, wenn der Volumenersatz zu spät erfolgt. Bei rechtzeitig eingeleiteter Therapie reicht offenbar die Wiederherstellung eines normalen Stromzeitvolumens aus, um diese Störung zu beheben.

Kürzlich wurde nach Vollbluttransfusion eine Verschlechterung des EEG-Befundes nachgewiesen [243], die mit einer Beeinträchtigung der Mikrozirkulation im Zusammenhang stehen könnte.

Da der Hämatokrit einer Blutkonserve wegen des ACD-Zusatzes etwa 36 beträgt, kommt der *Viscosität* i. a. keine große Bedeutung zu, solange nicht durch massive Übertransfusion eine Hkt-Steigerung erzeugt wird, oder wenn es nicht darum geht, eine massiv gesteigerte Viscosität nach Trauma [127, 130, 132] zu senken. Für solche Fälle ist Vollblut sicher nicht geeignet.

ALBERT [18] betrachtet die Schwellung der Erythrocyten, wie sie bei längerer Lagerung von Blutkonserven beobachtet werden kann, vom rheologischen Standpunkt aus als besonders nachteilig (s. a. [202]).

17. Überlebensdauer transfundierter Erythrocyten

DERN et al. [346] bestimmten die Überlebensdauer von Erythrocyten, die 21 Tage in Plastikbeuteln aufbewahrt wurden und als Anticoagulans die übliche ACD-Lösung enthielten. Sie betrug bei 105 gesunden Männern 24 Std nach Autotransfusion 78,3±9,2%, weist also eine auffallende Streuung auf.

Im allgemeinen wird für transfundierte Erythrocyten eine *Halbwertszeit von ca. 34 Tagen* angenommen [245, 621]. (S. a. Punkt 4, S. 27.)

Tabelle 2. *Veränderungen von Citratblut während der Lagerung bei 4±1° C (nach* STRUMIA [1396])

Tage	0	7	14	21	28
Hämoglobin mg-%	0—10	25	50	100	150
pH	7,00	6,85	6,77	6,68	6,65
Glucose mg-%	350	300	245	210	190
Milchsäure mg-%	20	70	120	140	150
Anorg. Phosphate mg-%	1,8	4,5	6,6	9,0	9,5
Natrium mval/l	150	148	145	142	140
Kalium mval/l	3—4	12	24	32	40
Ammoniak µg-%	50	260	470	680	—

Eine ähnliche Tabelle findet sich bei ALBERT [18].

II. Der Volumeneffekt von Bluttransfusionen — therapeutische Resultate

Die ersten Blutvolumenmessungen bei schockierten Patienten wurden 1915 von KEITH [813] durchgeführt. Seither haben vor allem die klassischen Untersuchungen des englischen (GRANT u. REEVE [553]) und des amerikanischen Schockteams des II. Weltkriegs (BEECHER et al. [114, 115]; EMERSON [411]) sowie des Koreakriegs (ARTZ et al. [78]; HOWARD [730]) gezeigt, daß in der Verminderung des zirkulierenden BV die Hauptursache des hämorrhagischen und traumatischen Schocks [1090] zu suchen ist [423], und daß Wiederherstellung des BV durch ausreichende Bluttransfusion den Schock beheben kann, wenn die hypovolämische Phase nicht zu lange unbehandelt blieb (Übersicht bei REEVE [1167]).

Weltweite, jahrelange Erfahrungen in Chirurgie und allgemeiner Medizin bestätigen diese Tatsache im großen ganzen. In unzähligen experimentellen Modellen (s. zweiter Teil, S. 47, 98, 125, 145, 150) wurde, von wenigen Ausnahmen abgesehen, die Überlegenheit oder Gleichwertigkeit der alleinigen Bluttransfusion gegenüber vielen anderen getesteten Infusionslösungen im schweren hämorrhagischen Schock belegt. Den meisten dieser Versuche haftet allerdings der Nachteil an, daß die experimentelle Situation den klinischen Verhältnissen nicht entspricht. Im Experiment wird nämlich dem Versuchstier meistens das eigene, heparinisierte Blut zurücktransfundiert — eine Idealsituation also, die in der Klinik leider in allen Notfallsituationen nicht vorkommt, in Zukunft aber eventuell bei elektiven Eingriffen zur Anwendung gelangen wird. Entsprechende Studien sind im Gang (persönl. Mitt. M. LAVER, Boston, 1967).

Erstaunlich wenige Autoren haben den *Volumeneffekt von Blut beim Menschen* gemessen. COURNAND u. Mitarb. [*306*] haben bei 10 Schockpatienten ausführliche Kreislaufuntersuchungen nach Bluttransfusion durchgeführt. Sie weisen darauf hin, daß die Erythrocyten bei allen Patienten retiniert wurden, während bei 2 Pat. das Plasmavolumen nicht der zugeführten Menge entsprechend zunahm.

Seit 1952 teilten WOLLHEIM u. SCHNEIDER mehrmals [*1552, 1554, 1556*] mit, daß das BV nach Bluttransfusion nur in etwa der Hälfte der Fälle zunimmt. Ihre Daten zeigen aber, daß methodische Fehler mit im Spiele waren, denn der Anstieg des Erythrocytenvolumens war oft überhaupt nicht meßbar, anderseits wiederum zeigten sich Zunahmen, die weit über der infundierten Menge liegen. Diese Autoren nehmen an, daß der Volumeneffekt von Blut weitgehend vom Ausgangsvolumen abhängig sei.

Neuere Resultate auch von anderen Autoren zeigen, daß Infusion von Erythrocytenkonzentraten auch bei normovolämischen Individuen regelmäßig zu einem Anstieg des Erythrocytenvolumens führt [*54, 369, 1274*].

AHNEFELD u. Mitarb. [*14*] haben die Volumenwirkung von 400 ml autologen Citratblutes nach Entnahme der gleichen Menge bei gesunden Versuchspersonen nachgewiesen.

In den Arbeiten einer ganzen Reihe von Autoren [*578, 761, 927, 1106, 1143, 1178, 1487*] findet man Unterlagen dafür, daß in einem bestimmten Prozentsatz der Fälle die Verabreichung von Frischblut oder Frischplasma nicht zum erwarteten Volumeneffekt führt; andere haben in sorgfältig kontrollierten Experimenten sowie in der Klinik festgestellt, daß zur Aufrechterhaltung eines normalen Plasmavolumens oft mehr Blut oder Plasma transfundiert werden muß, als verloren ging [*448*]. (S. a. S. 39.)

Zur gleichen Zeit wie COURNAND hat WILLENEGGER [*1519, 1520*] in einer ausgedehnten Studie seine Beobachtungen über die Verweildauer von frischem Citratplasma dargelegt. Er schreibt, daß „merkwürdigerweise in 6 von 27 Fällen der Verdünnungseffekt nach Plasmatransfusion ausblieb". Bei dem verwendeten Citratplasma handelte es sich um Vollblut nach Entfernung der Erythrocyten.

Offensichtlich liegt hier eine der ersten genauen Beschreibungen des sog. *„homologen Blutsyndroms"* vor, das seit Einführung des extracorporalen Kreislaufs intensiv studiert wurde. Die Bezeichnung ist auf Dow [*361*] zurückzuführen. Nach Perfusion mit großen Mengen von homologem Blut können massive Plasmaverluste und entsprechende hämodynamische Veränderungen in gewissen Fällen vorkommen [*61, 484, 485, 486, 487, 488, 489, 529, 908, 909, 910*].

Nachdem BLISS [*165, 166, 167, 168*], FREEDMAN [*465*] und HUTCHISON et al. [*759, 760*] gezeigt haben, daß tiefgefrorenes homologes Plasma nach Infusion in normovolämische Hunde und Menschen unter Auftreten urticarieller Phänomene in ungefähr der Hälfte aller Fälle den Kreislauf innerhalb 1 Std wieder verläßt, haben wir 1964 beschlossen, dieses Problem beim hypovolämischen Menschen zu untersuchen [*609, 612, 615*]. Wir benützten für unsere Experimente 1—2 Wochen altes Citratplasma, wie es in Schweden für Plasmatransfusionen gebräuchlich ist und wie es dem Plasmaanteil in Blutkonserven genau entspricht. Es schien uns für die klinische Schockbehandlung wichtig zu wissen, ob der Plasmaanteil einer Blutkonserve bei einem Teil der Fälle die Blutbahn tatsächlich innerhalb kurzer Zeit verläßt.

Abb. 1 zeigt die Versuchsanordnung, die Resultate unserer Messungen gehen aus den *Abb. 2, 3, 4 und 5* hervor. 3 von 9 Personen, die homologes Plasma erhielten, zeigten allergische Reaktionen: einen Schüttelfrost, zwei kurzdauernde urticarielle Erscheinungen, wobei die schwere Form bei einem der Freiwilligen auftrat, die gleichzeitig einen massiven Plasmaverlust aufwiesen. Signifikante Veränderungen an Puls, Blutdruck und Temperatur konnten nicht festgestellt werden (für detaillierte Resultate s. GRUBER [*615*]).

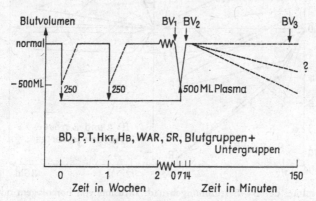

Abb. 1. Versuchsprotokoll betr. Messung des Volumeneffektes von homologem und autologem Citratplasma beim Menschen

Aus 2 Blutentnahmen von je 500 ml im Abstand von 1 Woche wurden entweder 500 ml autologes oder homologes Plasma hergestellt, die unmittelbar nach der 3. Blutentnahme infundiert wurden.

28 gesunde Männer im Alter von 20—55 Jahren nahmen freiwillig an der Untersuchung teil, keiner hatte je zuvor Blut- oder Plasmatransfusionen erhal-

ten. Das Blut wurde bei den beiden ersten Entnahmen in einer 120 ml Citratlösung enthaltenden Flasche gesammelt und im Kühlschrank bei 4° C aufbewahrt. Am Vorabend des Versuches wurde das Plasma abpipettiert und 2 Std vor Versuchs- beginn dem Kühlschrank entnommen. Bei jeder Blutentnahme bestimmten wir Hkt, Hb, die ABO- und Rhesus(inkl. Genotyp)-Blutgruppen sowie Kell-, Duffy- und Lewis-Faktor. Auch Senkungsgeschwindigkeit, Wassermann-, Meinicke- und Kline-Reaktion wurden kontrolliert. Die Versuchspersonen nahmen nach Mitter- nacht vor dem Versuchstag keine Nahrung oder Flüssigkeit mehr zu sich; während des ganzen Versuchs wurden sie im Bett behalten.

Unmittelbar vor der 3. Blutentnahme bestimmten wir das Blutvolumen mit der Volemetron-R[131]IHSA-Hämatokrit-Technik (BV_1). 5 min (BV_2) sowie 2½ Std (BV_3) nach Infusionsende erfolgten neue BV-Bestimmungen; eine zusätzliche Hkt-Messung nahmen wir 1 Std nach Infusionsabschluß vor.

Die Versuchspersonen wurden nach der Plasmainfusion wiederholt auf allfäl- lige allergische Reaktionen untersucht; auch Blutdruck, Puls und Temperatur wur- den alle ½ Std gemessen. Bei den Blutentnahmen für BV- und Hkt-Bestimmungen verwendeten wir keinen Stauschlauch; gemessen wurde der 10 min-Albuminvertei- lungsraum. Alle Mikrohämatokritbestimmungen führten wir in 3 separaten Pro- ben durch und entnahmen das dafür benötigte Blut immer dem „Postmix"-Röhr- chen der BV-Bestimmung.

Eine Kontrollgruppe erhielt an Stelle von Plasma 500 ml 6% Dextran in 0,9% Kochsalz infundiert.

(GRUBER [612, 615].)

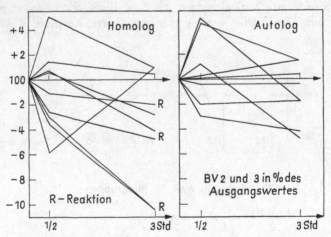

Abb. 2. Resultate der BV-Bestimmungen nach Infusion von homologem oder auto- logem Plasma

Das initiale Blutvolumen (BV_1) für jedes Individuum wurde mit 100% an- genommen und BV_2 und BV_3 in Prozent dieses Wertes eingetragen. 2 Personen, die homologes Plasma erhielten, zeigen eine Verminderung von BV_3 um mehr als 10% des Ausgangswertes. Bei einem initialen BV von 5,74 resp. 5,64 Liter bedeutet dies einen Verlust, der ungefähr den 500 ml infundierten Plasmas entspricht. Da das verwendete Plasmapräparat auch Citratlösung enthielt, ist eine durchschnittliche leichte Verminderung von BV_3 gegenüber BV_2 erklärt (—62 ml in der autologen Gruppe, —79 ml in der homologen Gruppe unter Ausschluß der 2 Personen mit massiver Senkung von BV_3).

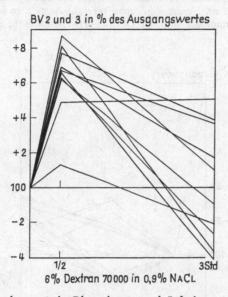

BV 2 und 3 in % des Ausgangswertes

6% Dextran 70000 in 0,9% NACL

Abb. 3. Veränderungen des Blutvolumens nach Infusion von Dextran 70

Die Dextranlösung enthält kein ACD, weshalb BV_3 in dieser Gruppe um 11 ml höher ist als BV_1. Der initiale Volumenanstieg ist infolge der von Plasma verschiedenen Molekulargewichtsverteilung wesentlich kräftiger.

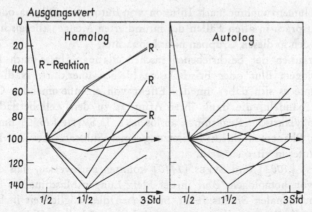

Abb. 4. Hämatokritveränderungen nach Infusion von homologem oder autologem Plasma

Der Abfall des Hkt vor der Blutung auf den Wert nach der Infusion wurde für jedes Individuum mit 100% angenommen und die nachfolgenden Veränderungen in Prozent aufgetragen. Diese Abbildung bestätigt, daß die BV-Verminderung bei 2 Individuen, die homologes Plasma erhielten, auf einem Plasmaverlust beruht, da bei diesen Fällen ein gleichzeitiger massiver Hkt-Anstieg zu beobachten ist. Die Hkt-Werte in der autologen und der Dextran-Gruppe (Abb. 5) fallen erwartungsgemäß aus.

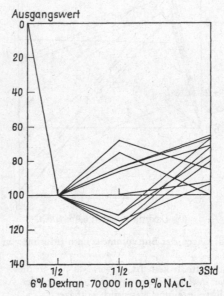

Abb. 5. Hämatokritveränderungen nach Infusion von Dextran 70 (in Prozent)

Die Volumenzunahme nach Infusion von autologem Plasma oder Dextran 70 entsprach in allen Fällen der infundierten Menge; allergische Reaktionen wurden in diesen Gruppen nicht beobachtet.

Die Ursachen der beschriebenen raschen Plasmaverluste nach Infusion von homologem Blut oder Frischplasma bleiben unerklärt. Nach HÄSSIG [670] könnte es sich dabei um den Effekt von eigenhemmenden Gammaglobulinen handeln, die dank ihrer Affinität zu den Zelloberflächen daselbst anaphylaktische Reaktionen auslösen. E. L. SMITH [1350] nimmt an, daß dieses Phänomen durch Freisetzung einer Substanz bei der Behandlung des Blutes in vitro entsteht.

MELROSE [1001] und SYKES [1410] konnten nachweisen, daß die Verwendung von homologem Blut in der Herz-Lungen-Maschine zur Bildung von intrapulmonalen Shunts führt. Sie ziehen die Möglichkeit in betracht, daß hierfür die Plasmazellen verantwortlich sind. Ähnliche Phänomene von Plasmaverlusten nach Zufuhr von homologem Blut wurden kürzlich wiederholt mitgeteilt [*343, 538, 686 a, 749, 985, 1126*], z. T. ohne daß die Autoren ihre Daten in diesem Sinn interpretieren [*188, 246, 1180, 1206*].

ELIAS et al. [*406*] fanden im schweren hämorrhagischen Schock des Hundes immer eine Volumenexpansion, die der infundierten Menge homologen Plasmas entspricht. Sie nehmen an, daß die starke Catecholaminfreisetzung im Schock die von anderen Autoren gesehenen funktionellen Auswirkungen der anaphylaktischen Reaktionen verhindert. Bei diesen Versuchen wurde aber das Blut zur Plasmagewinnung scharf zentrifugiert und dabei eventuell die immunologisch aktiven Leukocyten entfernt. In diesem Sinne könnten auch die Resultate von PAREIRA [*1114*] interpretiert werden, wonach frisches Plasma im Tourniquet-Schock der Ratte unwirksam ist, gelagertes oder lyophilisiertes Plasma hingegen stark protektiv wirkt (s. a. [*1320*]).

Daß SEAVERS [*1309*] bei normovolämischen Tieren nach Bluttransfusionen nur einen kurzdauernden Volumenanstieg beobachtete, läßt sich dadurch erklären, daß der Organismus das zirkulierende Blutvolumen im Bereich der Norm zu halten versucht und deshalb das Plasmavolumen reduziert. Dies wurde auch beim Menschen bestätigt [*711*]; s. a. [*1355*].

WILLIAMS [*1529*] hat durch seine sorgfältigen postoperativen BV-Messungen an mehreren Patienten bestätigt, daß nach Bluttransfusionen Plasmaverluste auftreten können, was sich auch im gleichzeitigen Hkt-Anstieg ausdrückt (s. a. [*744*]). Es wird angenommen, daß Plasma in das durch die Operation traumatisierte Gewebe abwandert, doch erklärt dies nicht, weshalb das Phänomen nicht regelmäßig auftritt. Möglicherweise spielen beide Mechanismen (immunologische und physikalisch-chemische) zusammen.

Interessant sind in diesem Zusammenhang die Anregungen von MILLES [*1018, 1019*] und LANGSTON [*861*], in der Chirurgie vermehrt *autologes* Blut zu verwenden. Zu diesem Zweck wird den Patienten 1—2 Wochen vor einem elektiven Eingriff 500—1000 ml Blut entnommen und während oder nach der Operation rücktransfundiert. Leider ist dieses Verfahren ausgerechnet bei Notfallpatienten, die am meisten Blut brauchen und deshalb den Risiken der Bluttransfusion am stärksten ausgesetzt sind, nicht anwendbar.

Auf Grund dieser zahlreichen Befunde ist es wahrscheinlich, daß Blut nicht in allen Fällen den erwarteten Volumeneffekt ergibt, weil die Plasmakomponente die Gefäßbahn in kurzer Zeit ganz oder teilweise verlassen kann. Dieses Phänomen ist nicht voraussehbar und hat mit den bisher bekannten Blutgruppen nichts zu tun.

III. Zusammenfassung und Schlußfolgerungen: Volumenersatz durch Blut

1. Die *Mortalität* infolge Bluttransfusion beträgt etwa 0,1—1‰.
2. Die größte Gefahr einer Bluttransfusion liegt im Risiko der Übertragung einer Virushepatitis.

3. Die Häufigkeit der Posttransfusionshepatitis *(anikterische plus ikterische Fälle)* beträgt nach neuen, sorgfältigen und vollständigen Nachkontrollen im Durchschnitt etwa *14,5%*. Bei Einzeltransfusionen liegt sie um 10%, *bei Empfängern von mehr als 10 Transfusionen* beträgt sie bis 30%.

4. Es bestehen bisher *keine Anhaltspunkte* dafür, daß die *anikterische Form harmloser Natur* wäre. Sie kommt etwa 4mal häufiger vor als die ikterische Hepatitis.

5. Die *Letalität nach Transfusionshepatitis* beträgt ca. 12%.

6. Als bisher einzig sichere Methoden zur Verminderung des Hepatitisrisikos stehen folgende Maßnahmen zur Verfügung:

a) Strengste Auswahl der Blutspender,

b) absolute Beschränkung von Bluttransfusionen auf dringend indizierte Fälle.

7. Etwa *2%* der Blutkonserven sind *bakteriell kontaminiert.* Schwere, z. T. tödliche Reaktionen kommen vor.

8. Die *Halbwertszeit für transfundierte Erythrocyten* beträgt ca. *34 Tage.*

9. Als Folge immunologischer Vorgänge, die mit Routinemethoden nicht festgestellt werden können, ist die Überlebenszeit *oft wesentlich kürzer.* Immunologische Probleme werden stets wichtiger, weil immer mehr Patienten schon einmal transfundiert waren.

10. *Hämolytische Reaktionen* kommen in weniger als 1‰ aller Fälle vor, sie beruhen meist auf Verwechslungen (im ABO- oder Rh-System).

11. Die *Citratbeimengung* spielt nur bei rascher Infusion großer Mengen bei Patienten im Schock, mit Leberschäden, unter Hypothermie und bei Säuglingen eine Rolle. In solchen Fällen können Herzrhythmusstörungen auftreten.

12. Der routinemäßige *Zusatz von Calcium* ist nicht unbedingt nötig, eventuell sogar gefährlich.

13. Bei raschen, massiven Transfusionen kann sich die *Acidität* von Konservenblut nachteilig auswirken. Pro 5 Einheiten Blut empfiehlt sich die Gabe von 3,75 g Natriumbicarbonat.

14. Müssen große Blutmengen rasch transfundiert werden, ist es ratsam, die Konserven von der 4. Flasche an *aufzuwärmen,* da eine Temperatursenkung unerwünscht ist. Kammerflimmern und Herzstillstand können sonst eintreten.

15. Nach großen Transfusionen können der Abfall der Thrombocyten und von Faktor V und VIII zu Gerinnungsstörungen führen. Als weitere Komplikation kann eine Fibrinolyse auftreten.

16. Die Gefahr einer Kaliumintoxikation besteht nur bei Infusion großer Mengen von altem Blut bei Patienten mit eingeschränkter Nierenfunktion.

17. Patienten mit Lebererkrankungen sollen wegen der Gefahr einer Ammoniakintoxikation nur frisches Blut erhalten.

18. Die posttransfusionelle Hyperbilirubinämie stellt i. a. kein klinisches Problem dar.

19. Septischen Patienten soll wegen der u. U. synergistischen schädlichen Wirkung von freiem Hämoglobin und Bakterienprodukten auf die Niere nur frisches Blut gegeben werden.

20. Es gibt Anhaltspunkte dafür, daß homologes Citratblut die Funktion des RES beeinträchtigt.

21. Eventuell erschweren die in Konserven gelegentlich vorkommenden Zellaggregate und denaturierten Proteine bei Low-flow-Zuständen durch Viscositätssteigerung die Strömungsbedingungen in der Mikrozirkulation.

22. Im schweren hämorrhagischen Schock ist die Bluttransfusion das wirksamste Mittel. Die damit verbundenen Risiken müssen berücksichtigt werden. Erythrocyten ergeben einen Volumeneffekt, welcher der transfundierten Menge entspricht.

23. Es gibt jedoch gute Gründe dafür, daß in gewissen Fällen (der Prozentsatz ist nicht genau bekannt — es dürfte sich um etwa 20% handeln) die Plasmakomponente die Blutbahn innerhalb etwa einer Stunde verläßt.

24. Dieses in der Herzchirurgie unter dem Namen „homologes Blutsyndrom" bekannte Phänomen beruht wahrscheinlich auf immunologischen Ursachen und hat mit den bisher bekannten Blutgruppen nichts zu tun.

B. Volumenersatz durch Plasma

Da Citratblut nur ca. 3 Wochen haltbar ist, wurde schon früh nach besseren Konservierungsmethoden für Blutfraktionen gesucht. Frischplasma, also Citratblut ohne Erythrocyten, wäre vom Citratüberschuß abgesehen theoretisch ein idealer Plasmaersatzstoff. Aber auch diese Plasmaform ist nicht wesentlich länger haltbar als Vollblut und weist praktisch die gleichen wichtigen Nachteile auf. Deshalb wurden in mehreren Ländern verschiedene Verfahren zur Herstellung *stabiler* Plasmapräparate mit geringerer Nebenwirkungsquote entwickelt.

Im folgenden Abschnitt sind die Ergebnisse dieser Entwicklung, die heute gebräuchlichen Plasmapräparate, kurz charakterisiert.

I. Die verschiedenen Plasmapräparate

1. Frischplasma

Frisches Citratplasma wird meist durch einfaches Abhebern gewonnen, nachdem sich die Erythrocyten beim Stehen der Blutkonserve im Kühlschrank gesetzt haben. Solches Plasma ist noch in vielen Ländern — in

Schweden sogar ausschließlich — in Gebrauch, weil ohne großen technischen Aufwand billige Herstellungsmethoden bestehen.

Weil das Hepatitisrisiko bei Frischplasma aber ungefähr gleich hoch ist wie bei Vollblut, sollte diese Plasmaform für die Schockbehandlung nicht verwendet werden.

In der amerikanischen Terminologie werden folgende Formen von Plasmapräparaten unterschieden:

Blutbankplasma: Innerhalb 3 Std nach der Blutgewinnung durch *Abhebern* von den cellulären Elementen getrenntes Plasma.

Frischplasma: Innerhalb 3 Std nach der Blutgewinnung durch *Zentrifugieren* bei Kälte von den cellulären Elementen getrenntes Plasma.

Frisches tiefgefrorenes Plasma: Bei —20 bis —30° C gefrorenes Frischplasma.

Gruppenspezifisches Plasma: Für Anti-A- und Anti-B-Antikörper titriertes Plasma.

Für alle diese Plasmaformen gilt das oben Gesagte betreffend Hepatitisrisiko.

Daß nach Frischplasmatransfusionen *allergische Reaktionen* auftreten können, finden wir experimentell und klinisch ausgedehnt dokumentiert [*165, 166, 167, 168, 465*].

HUTCHISON [*759*] sah nach Infusion von homologem tiefgefrorenem Citratplasma bei 6 von 15 normovolämischen Freiwilligen urticarielle Reaktionen. Wir selber haben bei 3 von 9 Personen, die homologes Citratplasma erhielten, sofort nach Infusionsende auftretende und ungefähr 30 min anhaltende analoge Erscheinungen beobachtet [*615*]. Wie bei HUTCHISON blieben diese nach Zufuhr von autologem Plasma oder Dextran 70 aus.

Die Ursache dieser Reaktionen, die auch bei Transfusion von gruppengleichem Plasma auftreten können, bleibt unerklärt. Wir haben neben ABO- und Rhesusfaktoren (inkl. Genotyp) auch Duffy-, Kell- und Lewis-Faktoren bestimmt und konnten keine sichere Erklärung für diese Phänomene finden (s. a. Diskussion über homologes Blut im Kapitel „Blut", S. 38). In einer anderen Untersuchung wurden nach Frischplasmatransfusionen Unverträglichkeitserscheinungen in 3,4% der Fälle beobachtet [*1270*].

2. Bei 32 °C gelagertes Poolplasma (gealtertes Plasma)

Diese wirtschaftlich günstige Plasmaform wird in USA seit etwa 6 Jahren recht häufig verwendet, weil man glaubte, sie sei im Gegensatz zu den bei Zimmertemperatur aufbewahrten Konserven relativ hepatitissicher [*25, 711, 1246*]. Das von beliebig vielen Spendern gewonnene Plasma wird in *flüssigem Zustand während mindestens 6 Monaten* bei 31—32° C gelagert. Dieses Verfahren kam in Europa praktisch nie zur Anwendung, da die Herstellungsmethode die Nachteile der langen Lagerungszeit, des für die

Konserven benötigten Spezialraums und des Risikos der bakteriellen Toxinbildung aufweist [*1476*].

Allergische Nebenwirkungen wurden in 1% der Fälle oder weniger gefunden [*711, 1017*].

Daß entgegen früheren Annahmen auch gealtertes Plasma *keineswegs hepatitissicher* ist, ergab sich aus einer umfassenden, sehr sorgfältig durchgeführten Doppelblindstudie (mit Albumin als Kontrolle) von REDEKER [*1164*]. Er fand eine *Gesamthepatitisfrequenz von 9,5%*, wobei es sich in einem Drittel aller Fälle um die ikterische Form handelte. Sämtliche Patienten wurden mittels Transaminasebestimmungen und Leberbiopsien nachkontrolliert. Vergleicht man diese Zahlen mit der Hepatitisfrequenz nach Bluttransfusion, so scheint die Annahme berechtigt, daß sich aus der Lagerung eine gewisse Schutzwirkung ergebe; *die Hepatitisfälle sind jedoch noch immer dermaßen zahlreich, daß sich die Verwendung auch dieser Plasmaform verbietet.*

3. Humantrockenplasma SRK* = HTP

Schon früh hatte sich gezeigt, daß lyophilisiertes Poolplasma zu einer nicht geringeren Zahl von Hepatitiserkrankungen führt (bis zu 25% ikterische Fälle!), weil eine einzige infizierte Konserve den ganzen Pool kontaminieren kann [*662, 876, 1067, 1248, 1327*].

Nachdem alle Maßnahmen wie Ultraviolett- [*664*] und Röntgenbestrahlung zur Zerstörung des Hepatitisvirus fehlschlugen [*1524*] und sich die Anwesenheit starker Antikörper im Poolplasma als weiterer Nachteil erwies (s. a. [*1240*]), ging das Schweiz. Rote Kreuz zur Herstellung von *lyophilisiertem Einzelspenderplasma* über [*697*].

Die *Hauptvorteile* dieses Plasmapräparates sind seine gute, praktisch temperaturunabhängige Lagerfähigkeit und der Ausschluß jeden bakteriellen Wachstums.

Humantrockenplasma SRK = HTP = lyophilisiertes (gefriergetrocknetes) Einzelspenderplasma in Flaschen à 125 und 250 ml.

Konz.	Na mval *	K	Ca	Cl
5,5%	181	4 ***	5 **	100

* Es wird im Prospekt nicht angegeben, ob es sich um mval pro Liter oder pro Flasche handelt.
** Komplexgebunden durch Citratüberschuß.
*** Persönliche Mitteilung des SRK, im Prospekt nicht angegeben.

---

* Schweizerisches Rotes Kreuz.

Dem gegenüber steht als *schwerwiegender Nachteil* die Tatsache, daß das *Hepatitisrisiko nicht geringer ist als bei Vollblut* [729]. Weiter kommt eine Quote von 1⁰/o febrilen und allergischen Reaktionen hinzu [69] (vgl. auch [1282]). Ein rein praktischer Nachteil besteht darin, daß das Trockenplasma vor Gebrauch aufgelöst werden muß. Der Na-Gehalt von 181 mval ist unphysiologisch hoch. Als Kontraindikationen nennt der Hersteller neben schwerer Herzinsuffizienz und Hypertonie auch Oesophagusvaricen, ohne diese Restriktion zu begründen.

4. Pasteurisierte Plasmaproteinlösung SRK = PPLII

Pasteurisierte Plasmaproteinlösung SRK = PPLII in Flaschen à 250 ml.

Konz.	Na	K	Cl
	mval/l		
4⁰/o	140	3,8	110

Zusätze: 1⁰/o 0,004 molar Natriumcaprylat als Stabilisator.

0,24 g/l Ascorbinsäure.

$\eta = 1,3$.

Durch 10stündige Pasteurisierung bei 60° C wird das Hepatitisvirus inaktiviert [665, 667, 1085, 1086].

Kontraindikationen: s. unter HTP.

Febrile Transfusionsreaktionen treten in 1—2‰ aller Fälle auf [670].

PPLII wird vom Hersteller als „vollwertiger Ersatz für menschliches Plasma" bezeichnet, obschon das Präparat keine Gammaglobuline und nur Spuren von α- und β-Globulinen enthält.

Das entsprechende Präparat in *USA* heißt *Plasmanate* (Cutter, Berkeley): 5⁰/oige Lösung, enthaltend 88⁰/o Albumin, 7⁰/o α-Globulin, 5⁰/o β-Globulin in 0,67⁰/o Kochsalzlösung (Na 112, K 0,8 mval/l).

Betreffend *Hepatitisrisiko* gibt der Hersteller folgendes an: „Since there is no known method of proving presence or absence of hepatitis-producing viral agents, no absolute statement can be made concerning their presence or absence from blood plasma preparations."

Ein weiteres ähnliches Präparat heißt *Plasma Protein Lösung human,* Immuno GmbH, Heidelberg/Wien (s. a. [1429]).

Eine Sensibilisierung auf diese Plasmaform ließ sich nicht nachweisen [151]. Die Häufigkeit von Transfusionsreaktionen wird mit 1—2⁰/o angegeben [151, 1282].

Infusion von 500—1000 ml Plasmanate bewirkt keine Änderung der Blutungs-, Gerinnungs- und Prothrombinzeit; auch Prothrombinverbrauch, Thrombocytenzahl und Fibrinogenkonzentration bleiben unverändert [151, 265].

5. Albumin SRK = Albuminlösung

Albumin SRK = Albuminlösung in Flaschen à 70 ml, in ihrer onkotischen Aktivität ungefähr 250 ml Plasma entsprechend.

Konz.	Na	Glucose
15%	132 mval/l	3%

Reinheit: über 95%.

Zusätze: Natriummandelat + Natriumcaprylat je 0,017 molar als Stabilisatoren.

Pasteurisierungsverfahren wie bei PPL [667, 1086], deshalb hepatitissicher [873].

Gleiche *Kontraindikationen* wie HTP und PPL II.

Die Lösung wird vom Hersteller als salzarm bezeichnet, doch entspricht der Na-Gehalt annähernd dem normalen Serum-Na-Gehalt.

Ähnliche Präparate:

1. *Albumin human* 5% und 20%, Immuno GmbH, Heidelberg/Wien,
2. *Humanalbumin* „Behringwerke" 5% und 20%,
3. *Humanalbumin* „Biotest" 5% und 20%.

LONG [919] hat gezeigt, daß die Verabreichung von 5 g Albumin/kg KG oder eines anderen Kolloids (Dextran 40) beim Hund die Blutungszeit stark verlängert. Es handelt sich um ein unspezifisches Überladungssyndrom.

II. Der Volumeneffekt von Plasma

1. Frischplasma

Da Frischplasma in allen seinen Eigenschaften dem Plasmaanteil einer gewöhnlichen Citratblutkonserve entspricht, können wir uns im wesentlichen auf die im Kapitel „Der Volumeneffekt von Bluttransfusionen" besprochenen Gesichtspunkte beziehen. Es sei hier zusammenfassend lediglich nochmals festgehalten, daß gute Gründe zur Annahme bestehen, daß Frischplasma nach Infusion in einem gewissen unvoraussehbaren Prozentsatz der Fälle die Blutbahn innerhalb von 1 Std verläßt. Die Ursachen dieses Phänomens sind nicht klar, sie stehen in keinem Zusammenhang mit den bis heute bekannten Blutgruppen. Der Plasmaverlust geht manchmal mit urticariellen Erscheinungen einher, kann aber auch ohne Symptome auftreten. Möglicherweise ist das Phänomen an die Anwesenheit von Zellen oder Zellbestandteilen gebunden.

2. Gelagertes Poolplasma

Ein der infundierten Menge in allen Fällen entsprechender Volumeneffekt wurde in einer sehr sorgfältigen Untersuchung [711] nachgewiesen.

3. Trockenplasma

Im Rahmen unserer Untersuchungen zur Beurteilung des Volumeneffektes verschiedener Plasmaersatzstoffe testeten wir im Jahr 1962 auch HTP [*37, 596, 999*]. Nach Entnahme von 400 ml Blut (plus 50 ml für BV-Bestimmungen) infundierten wir bei 8 gesunden Versuchspersonen 500 ml HTP.

Wie *Abb. 6* zeigt, beträgt die BV-Zunahme gegenüber dem Ausgangsvolumen, d. h. vor der Entblutung, unmittelbar nach der Infusion im Durchschnitt 1,3% und 2½ Std nach Infusionsende 7,8%. Die überschießende Volumenzunahme ist dem Umstand zuzuschreiben, daß die Probanden vor Versuchsbeginn voll hydriert waren.

4. Pasteurisierte Plasmaproteinlösung

Daß der Volumeneffekt der amerikanischen PPL-Lösung Plasmanate über viele Stunden der infundierten Menge entspricht, ist seit 1959 bekannt [*151*].

Das schweizerische PPL II haben wir in der gleichen Versuchsserie wie HTP auf seinen Volumeneffekt geprüft *(Abb. 6)*. Wir konnten einen zuverlässigen, der infundierten Menge entsprechenden Volumeneffekt in allen Fällen nachweisen.

Diese Daten wurden seither für weitere PPL-Lösungen bestätigt [*14, 1276*].

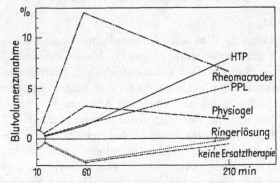

Abb. 6. Volumenzunahme nach Blutung (400 ml) und Infusion von 500 ml HTP, PPL II, Dextran 40, Physiogel oder Ringerlösung bei gesunden Freiwilligen. Kontrollgruppe ohne Therapie

Das Ausgangs-BV (vor der Blutentnahme von 400 ml) für jede Person wird mit 0% bezeichnet. Die durchschnittliche BV-Zu- resp. -Abnahme für jede Gruppe ($n = 7$ für HTP, 8 für PPL II, 8 für Dextran 40, 9 für Physiogel und 7 für Ringerlösung) nach Blutung und Infusion einer Testlösung ist in Prozent des Ausgangswertes angegeben. Da mehr Volumen infundiert als entnommen wurde, muß das BV nach Infusion um 2—3% höher sein, wenn der Blutersatzstoff intravasal verbleibt (GRUBER [601, 604]).

5. Albumin

Die ersten Versuche mit Humanalbumin gehen auf STEAD u. EBERT [1380] zurück; sie zeigten, daß Albumin das Blutvolumen wirksam zu erhöhen vermag. COURNAND u. Mitarb. [306] führten zusätzliche Messungen des Sauerstofftransportes aus.

HEYL et al. [705] haben in einer ausgezeichneten Arbeit den Volumeneffekt einer 25%igen Albuminlösung bei 11 Freiwilligen nach Blutentnahmen bis zu 1085 ml gemessen. Daraus ließ sich eine durchschnittliche Wasserbindungsfähigkeit von 17,4 ml pro g Albumin errechnen. Diese Zahl wurde kurz darauf von WARREN und seinen Mitarbeitern [1485] bestätigt. Unterschiede im Hydratationszustand (Dehydratation 15 Std vor bis 20 Std nach der Albuminzufuhr gegenüber zusätzlicher Wasser- und Salzzufuhr p. o. während des Experimentes) änderten an diesen Verhältnissen nichts. Interessant ist die Bemerkung der Autoren, daß keine Anhaltspunkte für irgendwelche nachteiligen Folgen einer Infusion von konzentrierter Albuminlösung bei leicht dehydrierten Individuen bestünden.

K. W. SCHNEIDER u. L. PIPPIG [1271] haben den Volumeneffekt von 5%igem Albumin bei 24 Pat. bestimmt. Sie nehmen auf Grund ihrer Resultate an, daß das Plasmavolumen durch Albumininfusion bei niedrigem kolloidosmotischem Druck gesteigert werden kann.

Da PPL II praktisch eine 4%ige Albuminlösung darstellt, gelten die dort erhobenen Befunde auch hier. Es besteht kein Zweifel darüber, daß eine ca. 5%ige, d. h. ungefähr blutisoonkotische Albuminlösung regelmäßig zu einem Volumenanstieg führt, welcher der infundierten Menge entspricht.

III. Therapeutische Resultate

Der Blutungsindex (Definition s. S. 127) ist bei 40% BV-Verlust nach Zufuhr von Blut signifikant besser als nach Plasma [703]. Es bestehen aber keine Beweise dafür, daß er in direkter Beziehung zur Wirksamkeit eines Präparates unter Schockbedingungen steht.

Die Resultate betreffend *Frischplasma* werden im Kapitel „Blut" diskutiert. Wegen der nicht in allen Situationen zuverlässigen Volumenwirkung sind auch etwaige therapeutische Versager mit Frischplasma verständlich.

Die gute therapeutische Wirkung bei der Behandlung hypovolämischer Schockzustände mit Poolplasma, Trockenplasma, PPL II und Albumin ist experimentell [42, 244, 405, 578, 703, 769, 1048, 1115, 1155, 1245, 1470,

1472; s. a. *1214*] und klinisch [*78, 114, 260, 306, 705, 710, 1509*] dokumentiert.

WARREN et al. [*1485*] haben die Wirksamkeit der Albumintherapie durch sorgfältige Kreislaufanalysen belegt. Blutdruck und Herzminutenvolumen steigen, die arteriovenöse Sauerstoffdifferenz sinkt.

IV. Zusammenfassung und Schlußfolgerungen: Volumenersatz durch Plasma

1. Da die Gesamthepatitisrate nach Transfusionen von Frischplasma, gelagertem Poolplasma und lyophilisiertem Trockenplasma derjenigen nach Bluttransfusionen beinahe gleichkommt, sollten diese Plasmapräparate zur Schockbehandlung nicht verwendet werden. Die Gesamthepatitisrate liegt für gelagertes Plasma bei 9,5%, d. h. im Vergleich zu Blut (14,5%) wird die Frequenz durch den Lagerungsprozeß etwas gesenkt. Sorgfältige Nachkontrollen unter Erfassung aller Hepatitisfälle liegen für Frischplasma und Trockenplasma nicht vor, es spricht aber vieles dafür, daß die Hepatitisfrequenz nach Infusion dieser Plasmapräparate derjenigen von Bluttransfusionen entspricht.

2. Es gibt keine Anhaltspunkte dafür, daß durch Infusionen von pasteurisierter Plasmaproteinlösung (PPL II) oder Albumin eine Hepatitis hervorgerufen wird.

3. Der Volumeneffekt nach Infusionen von 4—5%iger PPL II oder Albuminlösung entspricht bei hypovolämischen Individuen immer der infundierten Menge.

4. Die Wasserbindungskapazität für jedes Gramm Albumin in Zirkulation beträgt ca. 18 ml.

5. PPL II und Albumin haben sich bei der Behandlung hämorrhagischer Schockzustände bewährt. Ihre Wirksamkeit wird wie diejenige aller erythrocytenfreien Lösungen durch die Unmöglichkeit des Sauerstofftransportes begrenzt. Wie im ersten Teil dargelegt, ist aber nicht anzunehmen, daß eine verminderte Versorgung der Gewebe mit Sauerstoff auftritt, solange der Hkt nach Volumenauffüllung nicht wesentlich unter 30% fällt.

6. Die Nachteile von PPL II und Albumin sind folgende:
Sie sind nur in beschränktem Maß erhältlich, da ihre Herstellung von Blutspendern abhängt,
ihr Preis ist außerordentlich hoch,
sie stellen keinen vollwertigen Plasmaersatz dar, da sie keine Globuline (PPL nur Spuren), insbesondere keine γ-Globuline enthalten.

7. *Tabelle 3* vermittelt einen Vergleich der klinisch wichtigen Nebenwirkungen und Nachteile von Transfusionen mit Blut oder Plasmapräparaten.

Tabelle 3. Vergleich der klinisch wichtigsten Nebenwirkungen und Nachteile von Transfusionen mit Blut oder Plasmapräparaten

	Blut	Frischplasma	gelagertes Poolplasma	HTP	PPL	Albumin
Mortalität	+	(+)*	(+)*	(+)*	—	—
Hepatitisrisiko	++	+++	+++	++	—	—
Übertragung anderer Krankheiten	+	(+)*	—	—	—	—
Bakterielle Verunreinigungen	+	+	(+)	—	—	—
Allergische Reaktionen	+	+	(+)	(+)	(+)	(+)
Inkompatibilität	+	(+)	—	—	—	—
Hämolytische Reaktionen	+	(+)	—	—	—	—
Volumeneffekt	manchmal unzuverlässig	manchmal unzuverlässig	gut	gut	gut	gut

* eindeutige Angaben fehlen.

C. Volumenersatz durch künstliche kolloidhaltige Infusionslösungen

I. Einleitung

Da der Weltbedarf an hepatitissicheren Kolloiden schon in Friedenszeiten durch PPL und Albuminlösungen nicht gedeckt werden kann und sich diese Situation in absehbarer Zeit kaum wesentlich ändern dürfte, besteht nicht nur aus militärischen Überlegungen heraus ein echtes Bedürfnis nach künstlichen kolloidhaltigen Infusionslösungen.

Die Verwendung von künstlichen Kolloiden an Stelle von PPL oder Albumin rechtfertigt sich umso mehr von dem Moment an, als sie eindeutige Vorteile gegenüber den Plasmaderivaten aufzuweisen haben. HÄSSIG [674] stellt fest, daß sich Plasmaersatzstoffe von Blut und Plasma ganz allgemein dadurch unterscheiden, daß die künstlichen Kolloide vom Organismus abgebaut und ausgeschieden werden müssen. Aber auch Blut und Plasma werden vom Körper abgebaut. Ein wesentlicher Unterschied liegt vielmehr darin, daß Plasmaersatzstoffe in unbeschränkten Quantitäten zu einem wesentlich niedrigeren Preis hergestellt werden können.

II. Terminologie

Für künstlich hergestellte Lösungen, die Kristalloide und Kolloide enthalten, taucht in der Literatur eine Vielzahl von Namen auf:

Ersatzflüssigkeiten	Blutflüssigkeitsersatzmittel
Blutersatzstoffe	Plasmasubstitute
Blutsubstitute	Plasmavolumenexpander
Blutvolumenexpander	Plasmaexpander
Blutexpander	Plasmaersatzstoffe
Blutvolumenauffüller	Plasmastreckmittel
Blutvolumenwiederhersteller	Volumenersatzmittel

Die meisten Autoren verwenden die verschiedenen Begriffe abwechslungsweise als Synonyma, andere dagegen [14, 1038] reservieren den Ausdruck „Expander" für Substanzen, die zu einem Volumeneffekt führen, der die infundierte Menge übersteigt. Sie halten sich damit an die Bedeutung des Wortes „expanding" im engeren Sinne, doch da diese Expansion ein flüchtiges, zeitabhängiges Phänomen ist, lohnen sich Wortklaubereien auf diesem Gebiete wohl kaum. Daneben gibt es Autoren [200], die sich am Namen „Substitut" stoßen, da gewisse künstliche Kolloide, z. B. Dextrane, gegenüber Plasma unter Umständen Vorteile aufweisen.

Eindeutig steht fest, daß es bis heute keine *Blut*ersatzlösungen im eigentlichen Sinne gibt, denn nichts kann die Sauerstofftransportfunktion der

Erythrocyten ersetzen. Alle im folgenden zu besprechenden Substanzen sind also *Plasmaersatzstoffe* [928].

Selbstverständlich gibt es auch heute noch kein künstliches Plasma. Es ist allerdings denkbar, daß es der Chemie irgendwann gelingen wird, eine Formel für künstliche Proteine, eventuell sogar solche Substanzen zu finden, die reversibel Sauerstoff binden können [1483 a]. Bis dahin gilt die Feststellung, daß es den idealen Plasmaersatzstoff, der uns sämtliche Eigenschaften und Funktionen des menschlichen Plasma anbietet, noch nicht gibt.

Unter Plasmaersatzstoffen verstehen wir Lösungen, welche in der Lage sind, nach i. v. Infusion ein vermindertes Blutvolumen für einige Zeit zu normalisieren, ähnlich wie dies durch homologes Plasma geschieht.

Eine *Charakterisierung der Eigenschaften* an Stelle einer Funktionsbezeichnung geben die Ausdrücke *kolloidhaltige oder kolloidfreie Infusionslösungen,* die deshalb hier als Oberbegriffe verwendet werden.

III. Anforderungen an künstliche kolloidhaltige Infusionslösungen

Schon seit rund 50 Jahren wird die Suche nach Blutersatzflüssigkeiten betrieben, und dabei kristallisierte sich allmählich das Hauptproblem heraus, das darin besteht, Kolloide zu finden, die den physikalisch-chemischen Eigenschaften der Plasmaproteine weitgehend entsprechen und vom Organismus abgebaut werden können, ohne antigen zu sein.

GRÖNWALL [575] forderte 1957 von einer künstlichen kolloidalen Infusionslösung folgende Eigenschaften:

1. Die *Molekülgröße* des Kolloids soll so bemessen sein, daß sich ein adäquater kolloidosmotischer Effekt erzielen läßt.

2. Der *kolloidosmotische Druck* der Lösung soll in derselben Größenordnung liegen wie derjenige von Plasma.

3. Die Viscosität soll ungefähr derjenigen von Blut entsprechen.

4. Die Lösung darf im Organismus nicht dauernd gespeichert, sondern soll *vollständig ausgeschieden* und *abgebaut* werden.

5. Sie darf *keine toxischen Eigenschaften* aufweisen.

6. Sie muß bei einer Konzentration, die einen adäquaten therapeutischen Effekt garantiert, eine *genügend lange Verweildauer* haben.

7. Sie darf *keine allergischen oder pyrogenen Reaktionen* hervorrufen.

8. Sie darf *nicht antigen* sein und soll *keine Sensibilisierung* hervorrufen.

9. Sie soll im Autoklaven *sterilisiert* werden können.

10. Sie muß *serienmäßig* mit konstanten, genau bekannten Eigenschaften technisch einfach herzustellen sein.

11. Sie muß *lange haltbar* und auch bei Temperaturschwankungen *stabil* sein.

Solche und ähnliche Programme wurden seither auch von verschiedenen Gesundheitsbehörden aufgestellt und als Regulative für die Herstellung von Plasmaersatzstoffen in die Pharmakopöen dieser Staaten aufgenommen [461].

Heute stehen die Punkte 1, 2, 3 und 6 von Grönwalls Forderungen wieder im Vordergrund der Diskussion. Teilaufgabe dieser Arbeit ist es, herauszufinden, ob und wie weit an diesen Kriterien noch heute festzuhalten ist.

Der amerikanische „*National Research Council*" hat 1963 weit spezifischer noch folgendes festgelegt [1074] (wir geben diejenigen Punkte wieder, die Änderungen resp. Zusätze zu den Forderungen Grönwalls enthalten; Kursivschrift vom Autor):

1. A satisfactory plasma volume expander should be capable of being administered at such a concentration that its colloidal osmotic pressure is equivalent to that of normal blood plasma. *This does not exclude the use of higher or lower concentrations.*

2. *When employed to increase plasma volume after blood loss it should be retained to the extent of 50%/o of the infused volume for at least 6, and preferably for 12 hours.*

7. The *viscosity* of the expander solution should be sufficiently low to permit easy intravenous administration and to cause no added work to the heart in maintaining circulation.

8. It should not interfere with *hemostasis* or blood coagulation, *at the levels employed in transfusion.*

10. *It should have no tendency to cause agglutination or lysis* of erythrocytes or dammage to leucocytes. It should not interfere seriously with *blood grouping.*

11. It should be metabolised or ultimately eliminated from the body in such a way as to cause *no delayed interference with the function of any of the organs,* even after repeated administration.

12. It should not interfere with the mechanism involved in *resistance to infection.*

13. It should not interfere with *hemopoiesis* or with the formation of plasma proteins.

14. It should not interfere with *renal function* or *cardiac output, nor create metabolic acidosis.*

Höchste Anforderungen werden demnach an ein künstliches Kolloid gestellt, und es wird sicher schwierig sein, jemals die Substanz zu finden, die allen diesen Punkten in idealer Weise gerecht wird. Und sogar wenn dies möglich sein sollte, so bleibt immer noch zu berücksichtigen, daß auch das beste künstliche Präparat nur die kolloidosmotischen Eigenschaften des menschlichen Plasmas ersetzt, nicht aber die spezifischen Proteinfunktionen übernehmen kann. Anderseits ist es bis heute nicht erwiesen, daß andere als die kolloidosmotischen Funktionen der Proteine bei der initialen Schock-behandlung eine wesentliche Rolle spielen.

Für die Verwendung von künstlichen kolloidalen Lösungen sprechen folgende Gründe:

1. Sie können industriell in beliebigen Quantitäten hergestellt werden.

2. Die Kosten für derartige Produkte sind geringer als für Blut und Plasma.

3. Große Vorräte können ohne allzugroße Rücksicht auf Temperatur-schwankungen über lange Zeiträume eingelagert werden.

4. Die Blutserologie muß nicht berücksichtigt werden; Ersatzstoffe lassen sich unabhängig von Blutgruppenunterschieden verabreichen.

5. Die Lösungen sind jederzeit und überall einsatzbereit.

6. Das Risiko der Übertragung von Krankheiten wird eliminiert.

7. Die Häufigkeit pyrogener und anderer Nebenwirkungen läßt sich auf ein Minimum reduzieren.

8. Die Lösungen sind chemisch und biologisch genau kontrollierbar.

9. Sie helfen Blut sparen.

Folgende Substanzen wurden auf ihre Tauglichkeit als Plasmaersatz-stoffe geprüft [*1227, 1430, 1522*]:

Menschliche Produkte:

> Leichenblut
> Placentarblut (Aminokrovin USSR)
> Ascitesflüssigkeit
> Hämoglobinlösungen
> Plasma und Plasmafraktionen (s. Kapitel B)

Tierische Produkte:

> Tierseren
> > nicht modifiziert
> > despezifiziert (Hitzedenaturation, Formylierung)
> > von Pferd und Rind
> > Plasma hétérologue déspécifié (PHD)
> > Plasma bovin déspécifié (PBD)
> > Isoplasma (Spanien)
> > Heteroplasma (Portugal)
> > Hémoplasme (Frankreich)
> > Anaplasma (Italien)
> > Adaequan (Deutschland)
> > Plasmonal (Japan)
> > VK 8 (USSR)
> > L 103 (USSR)

Aminol (USSR)
fraktioniert:
Rinderalbumin [705]
Rinderglobulin
Fischleim [636, 1421]
Casein
Gelatine (siehe Kapitel C, S. 105 ff.)

Pflanzliche Produkte:

Gummi arabicum [111, 769]
Cellulose-Methyläther
Pektin [660, 769] (z. B. Graplasmoid, Fa. Life, Quito, Ecuador)
Glykoalgin [1418] (s. Kapitel C, S. 146 f.)
Stärke (s. Kapitel C, S. 140 ff.)
Levan (s. Kapitel C, S. 147)
Dextran (s. Kapitel C, S. 57 ff.)

Synthetische Produkte:

Polyvinylalkohol [636] (s. Kapitel C, S. 136)
Polyvinylpyrrolidon (s. Kapitel C, S. 135 ff.)

Kristalloide Lösungen:

Elektrolytlösungen (s. Kapitel D, S. 147 ff.)
z. B. mit Zusätzen wie Rutin
Zuckerlösungen

Die meisten der genannten Substanzen mußten bald wieder fallengelassen werden, da sie in einem oder meist mehreren Punkten (vor allem Abbau und Antigenicität) den gestellten Anforderungen nicht zu genügen vermochten.

Heute stehen in stark abnehmender Reihenfolge Dextran, Gelatine, PVP und Alginon in Gebrauch; Südamerika hat eine Pektinlösung (Graplasmoid) auf den Markt gebracht.

In USA wird an einem neuen Plasmaersatzstoff auf Stärkegrundlage gearbeitet (s. S. 140 ff.), der aber noch nicht im Handel erhältlich ist. Neben diesen kolloidhaltigen Lösungen wird in neuester Zeit v. a. in Amerika wieder die Anwendung großer Mengen von Elektrolytlösungen empfohlen (s. S. 147 ff.).

Die zur Diskussion stehenden Lösungstypen sollen im folgenden näher betrachtet werden.

IV. Physikalisch-chemische Charakterisierung künstlicher Kolloide

Vorausgeschickt seien einige Bemerkungen zur physikalisch-chemischen Charakterisierung, die für alle künstlichen Kolloidlösungen ihre Gültigkeit haben.

1. Molekulargewicht

Zahlenmittel- und Gewichtsmittelwerte des Molekulargewichtes sowie die Verteilung der Molekülgrößen des Polymers [699 a] gehören neben der Struktur (z. B. Verzweigung, Substitution) des Monomers zu den Grundparametern, die für die Charakterisierung von makromolekularen Stoffen bekannt sein müssen.

Für das *Zahlenmittel des Molekulargewichtes* ($\overline{M}_n = \text{„Durchschnittszahl"}$) gilt:

$$\overline{M}_n = \frac{\Sigma\, n_i\, M_i}{\Sigma\, n_i}\,, \quad \text{oder} \quad \frac{\text{Totalgewicht aller Moleküle}}{\text{Gesamtzahl der Moleküle}}$$

($n_i = $ Molzahl des Stoffes mit dem Molekulargewicht M_i).

Das Zahlenmittel wird durch Meßmethoden erhalten, welche die Anzahl der vorhandenen Moleküle erfassen (z. B. mittels Osmometrie, Kryoskopie, Ebullioskopie, Dampfdruckmessungen oder chemische Endgruppenanalyse).

Für das *Gewichtsmittel des Molekulargewichtes* ($\overline{M}_w = \text{„Durchschnitts-}$gewicht") gilt:

$$\overline{M}_w = \frac{\Sigma\, n_i\, M_i^2}{\Sigma\, n_i\, M_i}\,,$$

oder

$$\frac{\text{Summe (Gewicht aller Moleküle jeder Größe} \times \text{deren Mol.-Gewicht)}}{\text{Totalgewicht aller Moleküle}}\,.$$

Dieses Durchschnittsgewicht wird aus Messungen in der Ultrazentrifuge oder mittels Lichtstreuung gewonnen. Gemäß den amerikanischen Spezifikationen [47] für klinisches Dextran muß $\overline{M}_w$ über die Lichtstreuung bestimmt werden, die eine Absolutmethode darstellt.

Aus den Formeln für $\overline{M}_w$ bzw. $\overline{M}_n$ geht hervor, daß für alle uneinheitlichen Polymere $\overline{M}_w$ größer ist als $\overline{M}_n$. Das Verhältnis $\overline{M}_w/\overline{M}_n$ liefert eine Meßgröße für die Polydispersität des makromolekularen Stoffes [159 a].

Aus diesen Ausführungen wird auch klar, daß zur approximativen Beschreibung der Molekulargewichtsverteilung eines Polymers mindestens der Zahlenmittel- *und* der Gewichtsmittelwert bekannt sein müssen. So sagt $\overline{M}_n$ z. B. über die Größe der Spitzenfraktionen nichts aus, während $\overline{M}_w$ für das Verhalten eines Präparates in vivo die besten Anhaltspunkte liefert (s. [357]).

Die Bedeutung von $\overline{M}_n$ und $\overline{M}_w$ geht aus folgendem Beispiel [699 a] hervor:

Es werden 2 Steinhaufen, die verschiedene Polymere (A und B) bedeuten, miteinander verglichen, wobei jeder Stein innerhalb eines Haufens ein

Molekül darstellt. Beide Haufen weisen ein Totalgewicht von 1000 g auf und enthalten Steine verschiedener Größe:

Haufen A

500 Steine à 1 g =   500 g
2 Steine à 250 g =   500 g

Total = 1000 g

$$\overline{M}_n = \frac{1000\,g}{502} = 1,99$$

Haufen B

400 Steine à 1 g =   400 g
100 Steine à 6 g =   600 g

Total = 1000 g

$$\overline{M}_n = \frac{1000\,g}{500} = 2,00$$

Obwohl die Größenverteilung der einzelnen Steine (Moleküle) in den beiden Haufen (Polymere) stark voneinander abweicht, läßt sich diese wichtige Tatsache aus den Durchschnitts*zahlen* nicht erkennen.

$\overline{M}_w$ für die beiden Haufen ergibt

$$A = \frac{(500 \times 1) + (500 \times 250)}{1000} = 125,5$$

$$B = \frac{(400 \times 1) + (600 \times 6)}{1000} = 4$$

$$A: \frac{\overline{M}_w}{\overline{M}_n} = \frac{125,5}{1,99} = 63, \text{ d. h. } \textit{breite}$$
$$\text{Mol.-Gew.-Verteilung}$$

$$B: \frac{\overline{M}_w}{\overline{M}_n} = \frac{4,0}{2,0} = 2, \text{ d. h. } \textit{enge}$$
$$\text{Mol.-Gew.-Verteilung}$$

Es wird deutlich, daß $\overline{M}_w$ wesentlich geeigneter ist als $\overline{M}_n$, um Unterschiede in der Molekulargewichtsverteilung der beiden Substanzen aufzudecken.

Betreffend die Molekulargewichtsbestimmungen von NITSCHMANN s. im Kapitel über Gelatine, S. 111.

2. Viscosität

Bezeichnungen für verschiedene Begriffe der Viscosität [*1368*]:

Symbol	Name	Formel
η	Viscosität der Lösung	
η_0	Viscosität des Lösungsmittels *	
η_{rel}	relative Viscosität	η/η_0
η_{sp}	spezifische Viscosität	$(\eta - \eta_0)/\eta_0 = \eta_{rel} - 1$
$\eta_{sp/c}$	reduzierte spezifische Viscosität	$\dfrac{(\eta - \eta_0)/\eta_0}{c} = \dfrac{\eta_{rel} - 1}{c}$
$|\eta|$	intrinsic viscosity = limiting viscosity	$\lim\limits_{c \to 0} = \dfrac{\eta - \eta_0}{\eta_0 \cdot c}$ wobei c die Konzentration der gelösten Substanz in g/100 ml angibt.

* η_0 aqua dest. = 1,0.

Die Viscosität wird in poise (oder centipoise) angegeben. 1 centipoise entspricht der Viscosität von Wasser bei 20° C.

Weitere wichtige Ausdrücke, die im Zusammenhang mit Viscositätsmessungen auftauchen [1180 a]:

shear stress: Kraft/Oberfläche,
gemessen in Dyn/cm^2

shear rate: (= velocity gradient),

gemessen in $\dfrac{cm}{sec} \times \dfrac{1}{cm} = sec^{-1}$

Viscosität $= \dfrac{shear\ stress}{shear\ rate}$.

V. Die verschiedenen künstlichen Kolloide

1. Dextran

a) Definition

Dextrane sind aus Glucosemolekülen aufgebaute hochmolekulare Polysaccharide wie Stärke und Glykogen. Sie entstehen durch Einwirkung des Fermentes Dextransaccharase beim Wachstum von verschiedenen Stämmen des Bacterium Leuconostoc in saccharosehaltigen Medien (Literaturübersicht betreffend Dextranchemie und Herstellung s. [214, 575, 766, 784, 1192, 1376]). Rohdextran mit einem Molekulargewicht von 10^7—10^8 Millionen fällt in Zuckerraffinerien durch die genannten bakteriellen Einwirkungen auf Zuckerrübensaft als Nebenprodukt an. Die Umwandlung von Saccharose in Dextran erfolgt nach der Formel

$$n\ \text{Saccharose} \xrightarrow{\ \text{Enzym}\ } (\text{Glucose} - H_2O)\ n + n\ \text{Fructose}$$
$$\uparrow$$
$$\text{Dextran}$$
$$\downarrow$$
$$n\ C_{12}H_{22}O_{11} \qquad = (C_6H_{10}O_5)\ n \qquad + n\ C_6H_{12}O_6\ .$$

GRÖNWALL u. INGELMAN [570, 571] erkannten als erste die Möglichkeit, Dextran als Plasmaersatzstoff zu verwenden. Durch partielle hydrolytische Spaltung von Rohdextran und Fraktionierung mit Alkohol oder Aceton erhielten sie ein Dextran mit einem mittleren Molekulargewicht von rund 75 000, das sie im Jahr 1947 unter dem Namen Macrodex in die Klinik einführten (zur Geschichte der ersten Dextranversuche s. [1442]).

Die fadenförmigen Dextranmoleküle *(Abb. 7)* bilden in wäßriger Lösung sog. unorientierte Knäuel (= random coils). Seit 1953 wird in Schweden zur Dextranherstellung der Bakterienstamm Leuconostoc mesenteroides B 512 verwendet, da es sich gezeigt hatte, daß andere Stämme, z. B. VII E, wegen Erzeugung andersartiger und stärkerer Verzweigungsgrade der Moleküle zu Präparaten führen, die häufig Nebenreaktionen auslösen [*805*].

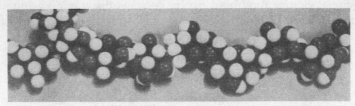

Abb. 7. Modell eines Dextranmoleküls (Teilstück). Faden mit etwa 9 Glucosemolekülen und Verzweigung (Knoll AG, Ludwigshafen a. Rh.)

Bei den heute meist verwendeten Dextranpräparaten besitzen mehr als 90% der Moleküle α-1,6-Glykosid-Bindungen; beim Rest handelt es sich praktisch nurmehr um 1,3-Verknüpfungen. Solche Dextrane weisen also einen relativ geringen Verzweigungsgrad, d. h. wenig Seitenketten, auf *(Abb. 8)*. Durch Zusammenfügen von ca. 450 Glucoseeinheiten [*577*] entsteht ein Dextranmolekül in der $\overline{M}_W$-Größenordnung eines Albuminmoleküls, das etwa 30 Verzweigungspunkte aufweist. Dextranmoleküle sind neutral; in Lösung sind sie hydratisiert, und die Ketten sind sehr flexibel [*762*, *763*].

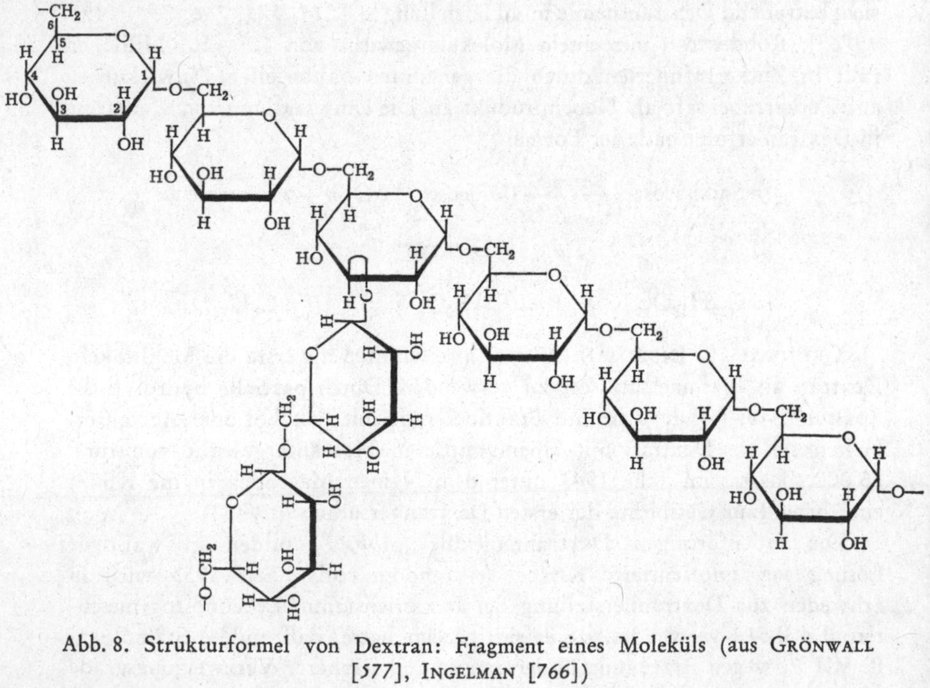

Abb. 8. Strukturformel von Dextran: Fragment eines Moleküls (aus GRÖNWALL [*577*], INGELMAN [*766*])

b) Allgemeine Vorbemerkungen zur Beurteilung der Dextranliteratur

Große Schwierigkeiten in der Beurteilung von Resultaten aus der Dextranforschung entstehen dadurch, daß in verschiedenen Ländern verschiedene Dextranpräparate mit unterschiedlichen Eigenschaften nach unterschiedlichen Methoden hergestellt werden. Leider geben die wenigsten Untersucher an, wie das verwendete Dextran charakterisiert ist, und die Fabrikationschargen sind nur in den seltensten Fällen erwähnt. Noch schlimmer ist, daß viele Verfasser von Übersichtsartikeln — wie WILLENEGGER schon 1950 festgestellt hat [1522] — diese Tatsachen nicht genügend würdigen und von Ergebnissen, die mit einem bestimmten Präparat erzielt wurden, auf alle anderen Dextranpräparate schließen [158, 829, 929, 1014, 1460, 1463, 1465].

Die Situation wird weiter dadurch kompliziert, daß das älteste und am meisten verwendete Präparat Macrodex im Verlauf der Jahre ebenfalls gewisse Veränderungen durchgemacht hat. Die wichtigsten Maßnahmen beziehen sich dabei auf die Änderung des zur Dextranherstellung verwendeten Leuconostoc-Stammes (ab 1953) und die wiederholte Herabsetzung des mittleren Molekulargewichtes durch Einengung des MG-Bereiches. Im allgemeinen gilt die Regel, daß ältere Präparate höhere mittlere Molekulargewichte und höhermolekulare Spitzenfraktionen aufweisen [377].

Die physikalisch-chemischen und biologischen Eigenschaften einer Dextranlösung hängen von folgenden Faktoren ab:

Mittleres Molekulargewicht,
Molekulargewichtsverteilung,
Konzentration,
Molekularstruktur,

welch letztere wiederum weitgehend von der Art des verwendeten Leuconostoc-Stammes bestimmt ist (Abb. 9).

Abgesehen von der Konzentration sind diese Faktoren entscheidend für die den älteren Dextranformen zur Last gelegten Nebenwirkungen wie Beeinflussung der Blutgerinnung, der Blutgruppenbestimmung und Verursachung allergischer Reaktionen.

Vereinfachend läßt sich sagen, daß die Komplikationen bei höherem mittlerem Molekulargewicht, breiterer Molekulargewichtsverteilung und stärkerem Verzweigungsgrad des Moleküls steigen.

Es fällt außerordentlich schwer, Arbeiten kritisch zu beurteilen, die keine Angaben über die obigen Größen enthalten oder nicht einmal den Namen des verwendeten Präparates erwähnen. Nur wenn man weiß, um welches Produkt es sich handelt und in welchem Jahr die Publikation erschienen ist, kann man retrospektiv einigermaßen beurteilen, ob die gemachten Angaben auch für die heute klinisch verwendeten Dextrane Gültigkeit haben.

Wir haben versucht, von den Herstellerfirmen die wichtigsten Angaben über Molekulargewichtsverteilung usw. zu erhalten; in Tabelle 4 sind die verfügbaren Daten über die meisten heute auf dem Weltmarkt erhältlichen Dextranpräparate und zum Vergleich die in der Literatur am häufigsten zitierten älteren Präparate zusammengestellt. Im Schrifttum über Dextran

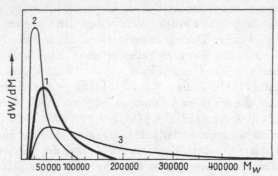

Abb. 9. Differentielle Molekulargewichtsverteilung von Macrodex (*1*), Rheomacrodex (*2*) und englischem Dextran [*150*] (*3*). Auf der Abszisse sind die Molekulargewichte, auf der Ordinate der Massenanteil (*dW*) des Polymers innerhalb eines Molekulargewichtsintervalls (*dM*) aufgetragen (Pharmacia AB, Uppsala)

haben sich heute folgende einfache Bezeichnungen eingebürgert: Dextran 70 steht für ein Dextran mit einem mittleren $\overline{M}_w$ von ca. 70 000, Dextran 40 für ein $\overline{M}_w$ von ca. 40 000, usw.

c) Die verschiedenen Dextranpräparate *

Nur die wichtigsten der heute im Gebrauch stehenden Präparate werden hier ausführlich besprochen; über andere Produkte siehe Tabelle 4.

Macrodex ® * (Synonyma: Clinical Dextran, Schwedisch-amerikanisches Dextran).

Dextran DRI ** in 0,9% NaCl oder 5% Glucoselösung.

Konz.	Na Cl mval/l	mosm/l	Cal/l	
6%	154 154 Glucose	308	prakt. 0	in Kochsalz
6%	50 g/l	277	200	in Glucose

* Warenzeichen Pharmacia Uppsala (Schweden).
** DRI = Qualitätskode für Dextran 70 von Pharmacia.

$$\overline{M}_w = \text{ca. 70 000 (Macrodex „Knoll“: ca. 60 000)}$$
$$\overline{M}_n = \text{ca. 39 000}$$

---

* Wie die übrigen Glucoselösungen sollten Dextrane in 5% Glucose nicht durch den gleichen Infusionsschlauch gegeben werden wie Blut, da im Schlauch Globulinpräcipitate und spontane Erythrocytenaggregation auftreten können, wenn Konservenblut mit elektrolytfreien Glucoselösungen vermischt wird. Für Dextrane in Elektrolytlösungen gilt diese Regel nicht.

Tabelle 4. *Physikalisch-chemische Daten der wichtigsten in der Literatur besprochenen Dextranpräparate*

Generischer Name Bezeichnung	Konzentration	$\overline{M}_w$ [1]	Molekulargewichtsverteilung Niedermol. Fr. 10%	Spitzenfrakt. 10%	Elektrolytgehalt Zusätze	Hersteller
Dextran 70						
Macrodex	6% oder 10%	70 000 [2]	> 25 000 [2]	< 125 000 [2]	0,9% NaCl oder 5% Glucose	Pharmacia AB, Uppsala Poviet, Amsterdam
Dextran 60						
Macrodex	6% oder 10%*	60 000 [2]	> 25 000	< 110 000	0,9% NaCl oder 5% Glucose	Knoll AG, Ludwigshafen
Macrodex	6%	60 000 [2]	> 25 000	< 110 000	Na 140 mval/l K 10 mval/l Ca 5 mval/l Mg 3 mval/l Cl 103 mval/l Lactat 55 mval/l	Knoll AG, Ludwigshafen
Dextran 70 [3]						
Dextran Cutter	6%	70 000 [2]	> 25 000 [2]	< 125 000 [2]	0,9% NaCl oder 5% Glucose	Cutter, Berkeley
Dextran Don Baxter	6%	70 000 [2]	> 25 000 [2]	< 125 000 [2]	0,9% NaCl oder 5% Glucose	Don Baxter, Glendale
Gentran	6%	70 000 [2]	> 25 000 [2]	< 125 COO [2]	0,9% NaCl oder 5% Glucose	Travenol, Morton Grove

[1] Vom Hersteller oder in der Literatur angegeben.

[2] Vor 1960, $\overline{M}_w$ = 75 000—80 000 mit einer Molekulargewichtsverteilung zwischen 25 000—200 000, vor 1955 $\overline{M}_w$ = 80 000 (25 000 bis 200 000).

[3] Oft als „Clinical Dextran" bezeichnet. (Früher existierte ein weiteres Präparat „Plasran", Mead Johnson, Evansville.)

* ohne Zusätze.

Tabelle 4. (Fortsetzung)

Generischer Name Bezeichnung	Konzentration	$\bar{M}_w$ [1]	Molekulargewichtsverteilung Niedermol. Fr. 10%	Spitzenfrakt. 10%	Elektrolytgehalt Zusätze	Hersteller
Dextran 75 [5]						
Dextran Abbott	6%	75 000	> 25 000	< 200 000	0,9% NaCl oder 5% Glucose	Abbott, Chicago
Injection Dextran	6%	75 000	> 25 000	< 200 000	0,9% NaCl	Pharmachem Corp., USA
Dextran 40 [6]						
Rheomacrodex	10%	40 000	> 15 000	< 70 000 / < 80 000	0,9% NaCl oder 5% Glucose	Pharmacia AB, Uppsala / L'Equilibre Biologique, Paris / Knoll AG, Ludwigshafen
Rheomacrodex	10%	40 000	> 15 000	< 70 000 / < 80 000	5% Sorbit	Knoll AG, Ludwigshafen / L'Equilibre Biologique, Paris
Rheomacrodex	10%	40 000	> 15 000	< 80 000	20% Sorbit	Knoll AG, Ludwigshafen
Dextran 40 Inj. BP						
Intraflodex	10%	40 000[4]	$\lvert \eta \rvert \geqq 0,08$	$\lvert \eta \rvert \leqq 0,27$	0,9% NaCl oder 5% Glucose	Glaxo Ltd, England
Lomodex	10%	40 000[4]	$\lvert \eta \rvert \geqq 0,08$	$\lvert \eta \rvert \leqq 0,27$	0,9% NaCl oder 5% Glucose	Fisons Pharm. Ltd, England
Dextran 45						
Rheotran	15%	45 000	—	—	—	Pharmachem Corp., USA

[4] Nicht bestimmt. Es werden nur die Grenzwerte der inneren Viscosität $\lvert \eta \rvert$ angegeben, welche nur eine indirekte Beurteilung des Molekulargewichtes erlauben.
[5] Nicht mehr erhältlich.
[6] Oft als niedermolekulares oder niederviscöses Dextran bezeichnet [Englisch: Low molecular weight dextran (LMWD) oder Low viscous dextran (LVD)].

Tabelle 4. (Fortsetzung)

Generischer Name Bezeichnung	Konzentration	$\overline{M}_w$ [1]	Molekulargewichtsverteilung Niedermol. Fr. 10%	Spitzenfrakt. 10%	Elektrolytgehalt Zusätze	Hersteller
Dextran 150 Inj. BP						
Dextraven	6%	150 000 [4]	—	$|\eta| < 0{,}50$	0,9% NaCl oder 5% Glucose	Fisons Pharm. Ltd (früher Benger, England)
Intradex	6%	150 000 [4]	—	$|\eta| < 0{,}50$	0,9% NaCl oder 5% Glucose	Glaxo Ltd, England
Dextran 110 Inj. BP						
Dextraven 110	6%	110 000 [4]	—	$|\eta| < 0{,}40$	0,9% NaCl oder 5% Glucose	Fisons Pharm. Ltd, England
Intradex	6%	110 000 [4]	—	$|\eta| < 0{,}40$	0,9% NaCl oder 5% Glucose	Glaxo Ltd, England Nyco, Oslo
Plasmodex [5] (Dextran-Glycerin-Glucosid)	6%	75 000	—	—	—	Roskilde Med., Dänemark
Neo-Subsidal	4%	45 000	—	—	Sorbit 20 g/l Rutin 0,3 g/l Ascorbinsäure 0,3 g/l NaCl 4,62 g/l Na-acetat·3 H_2O:6,12 g/l KCl 0,30 g/l $CaCl_2$·2 H_2O:0,29 g/l $MgCl_2$·6 H_2O:0,31 g/l	Pfrimmer, Erlangen
Longasteril	3%	—	—	—	Na^+ 137 Cl^- 110 mval/l K^+ 4 $Acetat^-$ 36,8 Ca^{++} 3,3 Mg^{++} 2,5 Rutin 0,2 g/l	Dr. Fresenius, Bad Homburg

Tabelle 4. (Fortsetzung)

Generischer Name Bezeichnung	Konzentration	$\overline{M}_w$ [1]	Molekulargewichtsverteilung Niedermol. Fr. 10%	Spitzenfrakt. 10%	Elektrolytgehalt Zusätze	Hersteller
Parenteral D	5,5%	85 000	—	—	Na+ 140 Mg++ 3,6 mval/l K+ 23,5 Cl- 120 Ca++ 4 Acetat- 33	Serag-Wiessner, Neila/Bayern
Onkovertin	3%	75 000	—	—	2,5% Laevulose + 2,5% Glucose Cl- 10 mval/l K+ 10 mval/l	Braun, Melsungen
Dextran Spofa	6%	70 000—80 000	—	—	0,9% NaCl	Leceiva, Prag
Dextran Polfa	6%	60 000—80 000	—	—	0,9% NaCl s. Mioduszewski 1966 [1023]	Kutnowskie Zaklady Farmaceutycne, Polfa, Polen
Plasmodex	6%	—	—	—	0,9% NaCl	Human, Budapest
Polyglucin	6%	60 000—90 000	—	—	—	USSR (Rozenberg [1220])
Synkol	—	—	—	—	—	USSR
Infukoll M 40	—	—	—	—	—	VEB Serumwerke Bernburg, DDR
Osmodex Choque	10%	—	—	—	0,9 NaCl	Zimaia, Portugal
Osmodex	6%	—	—	—	0,9 NaCl	Zimaia, Portugal
Infudex	6%	—	—	—	0,9 NaCl	Roskilde Med., Dänemark

Molekulargewichtsverteilung: M_w für mehr als 90% der Moleküle liegt zwischen 25 000 und 125 000 (bestimmt nach A.D.M.P.D., [47]).

$$\eta_{rel} = \text{ca. } 3{,}4 \text{ (bei 37 °C)}$$

$$|\eta| = \text{ca. } 0{,}260 \qquad \frac{\overline{M}_w}{\overline{M}_n} = 1{,}85.$$

Daneben ist ein 10%iges Macrodex in 5% Glucose im Handel, das zur Ödemausschwemmung bei nephrotischem Syndrom indiziert ist. 10% Macrodex „Knoll" enthält keine zusätzlichen Kristalloide.

Kontraindikationen: Ausgeprägte Blutungsbereitschaft, wie z. B. bei Thrombopenie; schwere Herzinsuffizienz.

Rheomacrodex Pharmacia (Synonyma: Niedermolekulares Dextran, niedrigviscöses Dextran, LMWD = low molecular weight dextran, LVD = low viscous dextran).

Dextran RMI * in 0,9% NaCl oder 5% Glucoselösung.

Konz.	Na	Cl	mosm/l	Cal/l	
	mval/l				
10%	154	154	308	prakt. 0	in Kochsalz
	Glucose				
10%	50 g/l		277	200	in Glucose

* Qualitätskode für Dextran 40 von Pharmacia

$$\overline{M}_w = \text{ca. } 40\,000$$

$$\overline{M}_n = \text{ca. } 25\,000.$$

Molekulargewichtsverteilung: M_w für mehr als 90% der Moleküle liegt zwischen 10 000 und 80 000.

$$\eta_{rel} = \text{ca. } 5{,}4$$

$$|\eta| = \text{ca. } 0{,}190 \qquad \frac{\overline{M}_w}{\overline{M}_n} = 1{,}6.$$

Daneben existieren „Rheomacrodex Knoll"-Präparate: Die Eigenschaften des dafür verwendeten Dextrans unterscheiden sich von jenen des „Rheomacrodex Pharmacia" insofern, als das M_w der 10% Spitzenfraktion bei „Knoll" weniger als 70 000 beträgt. „Knoll" verwendet als Lösungsmittel neben NaCl auch 5% und 20% Sorbit.

Kontraindikationen: Die gleichen wie bei Macrodex, daneben: Hypofibrinogenämie und organische Nierenkrankheiten mit ausgeprägter Oligurie oder Anurie.

Englisches Dextran (Synonyma: Dextran BP, Intradex, Dextraven).
Dextran in 0,9% NaCl.

Konz.	Na	Cl	mosm/l	Cal/l
	mval/l			
6%	154	154	308	0

$\overline{M}_w = 110\,000$ (nicht direkt gemessen, sondern angenommen auf Grund von $|\eta| = 0{,}27 - 0{,}32$ Bestimmungen).

Dieses Präparat ist erst seit 1966 erhältlich [213, 1193].

Daneben existiert das alte englische Dextran mit einem $\overline{M}_w$ von 150 000—200 000 (angenommen auf Grund von $|\eta| = 0{,}29 - 0{,}35$ Bestimmungen), mit Spitzenfraktionen bis zu 500 000 ($|\eta|$ kleiner als 0,5) [979].

Neuerdings gibt es auch ein Dextran BP 40 (s. Tab. 4), das Molekulargewicht wird aber wiederum lediglich auf Grund von Messungen von $|\eta|$ geschätzt, was nicht zulässig ist [141 a].

Dextranpräparate, die nicht zur Volumentherapie verwendet werden:

Da Dextrane in der Biologie und Medizin auch für andere Zwecke verwendet werden, seien zur Vermeidung von immer wieder vorkommenden Mißverständnissen im folgenden die Namen einiger Präparate erläutert, die nicht als Infusionsflüssigkeiten dienen.

Sephadex: Dextranformen, die durch Quervernetzung der linearen Dextranmakromoleküle ein dreidimensionales Netzwerk bilden. Sie werden für die Gelfiltration, d. h. Trennung von Stoffen mit verschiedenen Molekülgrößen, verwendet.

DEAE-Sephadex: Durch Einführen ionisierter Gruppen im Sephadex werden Substanzen mit Ionenaustauscher-Eigenschaften erhalten, die z. B. für die Trennung empfindlicher Plasmaproteine Verwendung finden.

Dextranfraktionen: Speziell scharfe Fraktionen mit verschiedenen, von den Handelspräparaten abweichenden Molekulargewichten für biologische und medizinische Forschungszwecke.

Dextransulfat: Ein Polysaccharid mit Sulfatgruppen wie Heparin, das die Blutgerinnung beeinflußt. Wegen seiner Nebenwirkungen klinisch kaum im Gebrauch, sondern lediglich für die Reinigung und Konzentrierung von Viren verwendet (s. [1203, 1482]).

d) Kompatibilität von Macrodex und Rheomacrodex mit Medikamenten

Ob Fällungs- oder Inkompatibilitätserscheinungen auftreten, ist u. a. abhängig von pH-Werten, Pufferkapazität und Elektrolytzusammensetzung sowie Konzentration der zu mischenden Lösungen.

pH-Werte von Macrodex und Rheomacrodex-Infusionslösungen in der Flasche:

Macrodex 6%/o in 0,9%/o NaCl	ca. 5,1—5,7
Macrodex 6%/o in 5%/o Glucose	ca. 4,5—4,9
Rheomacrodex 10%/o in 0,9%/o NaCl	ca. 4,5—5,6
Rheomacrodex 10%/o in 5%/o Glucose	ca. 4,4—5,6.

Die Pufferkapazität für Macrodex- und Rheomacrodexlösungen beträgt weniger als 2 mval/l.

Das saure pH der Dextranlösungen in der Flasche stellt keine Belastung des Säure-Basen-Haushaltes des Organismus dar. Es ist bedingt durch den Sterilisationsprozeß, wobei das pH wie bei anderen Kohlehydratlösungen sinkt. Nach Infusion von Dextran in den Organismus wird das Blut-pH nicht gesenkt [116] und beansprucht die körpereigenen Puffer im Gegensatz zu modifizierter flüssiger Gelatine ganz unwesentlich ([1341], vgl. auch [951, 1382]).

Mit Macrodex und Rheomacrodex mischbar sind

Sympathomimetica: Adrenalin, Noradrenalin, Metaraminol, Angiotensin,
Analeptica: Nicetamid,
Anticoagulantia: Heparin,
Chemotherapeutica: D-Doktacillin, Ekvacillin (beide nur mit Macrodex), Chloramphenicolsuccinat, Tetracyclinchlorid, Oxytetracyclinchlorid,
Vitamine: Vitamin-B-Komplex, Vitamin C,
Steroide: Hydrocortison,
Insuline,
Muskelrelaxantien: Succinylcholinchlorid,
Lokalanaesthetica: Procainhydrochlorid (nur mit Macrodex),
Proteine: Humanalbumin.

Eine Liste von 65 mit Dextran kompatiblen Medikamenten findet sich bei [1362]. Eine sorgfältig kontrollierte Broschüre über viele weitere Substanzen, die mit Macrodex und Rheomacrodex gemischt werden können, ist bei Pharmacia Great Britain, Sinclair House, The Avenue, London, W. 13, erhältlich.

e) Kolloidosmotischer Druck und Effekt, Wasserbindungskapazität

Ein reines Lösungsmittel besitzt ein höheres chemisches Potential als eine Lösung. Jedes System Lösung und Lösungsmittel strebt durch Konzentrationsausgleich ein Gleichgewicht an. Wird dazwischen eine semipermeable Membran eingeschaltet, welche nur für die Moleküle des Lösungsmittels durchlässig ist, muß auf der Lösungsseite ein Überdruck angelegt werden, um eine Strömung des Lösungsmittels durch die Membran zu verhindern. Die Druckdifferenz zwischen den beiden Seiten ist der sogenannte

kolloidosmotische (= onkotische) Druck.

Das Volumen an Lösungsmittel (in ml/g), welches von dem nicht diffundierenden Polymer bei einem bestimmten kolloidosmotischen Druck gehalten wird, nennt man

osmotischen Effekt oder Wasserbindungskapazität [1249].

Diese Wasserbindungsfähigkeit von Kolloiden ist eine hydrodynamische Eigenschaft und hat nichts zu tun mit den hygroskopischen Eigenschaften (z. B. von Magnesiumsulfat), da letztere unabhängig vom Vorhandensein einer Membran bestehen.

Zur Berechnung des kolloidosmotischen Druckes (π) von hochmolekularen Lösungen gilt:

$$\pi = \frac{R \cdot T}{M_2} \cdot c_2 + B c_2{}^2 + C c_2{}^3 + \cdots$$

wobei R = Gaskonstante (s. u.)

   T = Temperatur (s. u.)

   M_2 = Molekulargewicht ($\overline{M}_n$) des Polymers

   c_2 = Konzentration des Polymers

bedeutet.

Das erste Glied dieser Gleichung entspricht dem van't Hoffschen Gesetz, das nur für ideale Lösungen Gültigkeit hat. Für Polymerlösungen in endlichen Konzentrationen liefern die höheren durch intermolekulare Interferenzen bedingten Deviationsglieder einen beträchtlichen Beitrag zum kolloidosmotischen Druck [1249].

Die Größe der höheren Virialkoëffizienten B, C etc. ist von der Polymerstruktur und vom System Polymer/Lösungsmittel abhängig. Für Dextran in Wasser beträgt B ca. 14, für Plasma etwa 2—3 [850]. Die höheren Koëffizienten können bei niedrigen Konzentrationen vernachlässigt werden. Generell gilt, daß Fadenmoleküle eine viel stärkere Konzentrationsabhängigkeit zeigen als kugelförmige Moleküle.

Zur Berechnung des kolloidosmotischen Druckes π (in mm H₂O) einer Dextranlösung gilt demnach folgende Gleichung:

$$\pi = \frac{R \cdot T}{\overline{M}_n} \cdot c + 14\, c^2 + \cdots$$

wobei R = Gaskonstante = 8480 (wenn mit den Dimensionen c in

   g/100 ml und π in mm H₂O gerechnet wird, R per def. ist =

   0,08205 Liter-Atm./Grad, Mol.)

   T = absolute Temperatur: 310° K

   c = Dextrankonzentration in g/100 ml

bedeutet.

Da c in der 2. Hälfte der Gleichung neben einer relativ großen, vom Molekulargewicht praktisch unabhängigen Konstante B im Quadrat vorliegt, leuchtet es ein, daß der *kolloidosmotische Druck einer Dextranlösung viel stärker von der Konzentration abhängig ist* [1219] *als von* $\overline{M}_n$, wie vielfach angenommen wird.

Vereinfacht kann mit folgenden Formeln gerechnet werden:

für Dextran 40: $\pi = 120 \cdot c + 14\, c^2$ bei 37° C)

für Dextran 70: $\pi = 70 \cdot c + 14\, c^2$ (bei 37° C).

Die nachfolgende Zusammenstellung von HINT [713] vermittelt die Werte von blutisoonkotischen Konzentrationen und die daraus errechneten Wasserbindungskapazitäten für verschiedene Dextranfraktionen.

Dextran-fraktion $\overline{M}_n$	Blutisoonkot. Konz. (376 mm H_2O)	Wasserbindungs-kapazität in ml/g Dextran
20 000	2,37	42,2
40 000	3,42	29,2
60 000	3,91	25,6
80 000	4,20	23,8
100 000	4,38	22,8
200 000	4,75	21,0
1 000 000	5,10	19,6
Plasmaproteine	8,4	12 ml/g Protein

Je höher das Molekulargewicht ist, desto größer muß die Konzentration sein, damit der kolloidosmotische Druck demjenigen von Blut entspricht. Die Beziehung ist aber keineswegs linear, bei 50facher Zunahme von $\overline{M}_n$ muß die Konzentration zur Erzielung des gleichen kolloidosmotischen Druk- kes nur etwas mehr als verdoppelt werden.

Eine ca. 2,5% Lösung von Dextran 40 ($\overline{M}_n$ ca. 25 000) und eine ca. 3,5% Lösung von Dextran 70 ($\overline{M}_n$ ca. 40 000) sind ungefähr blutisoonkotisch.

Die entsprechenden Wasserbindungskapazitäten in vitro betragen

für Dextran 40 ungefähr 40 ml/g
für Dextran 70 ungefähr 27 ml/g.

Zieht man aber die Ausscheidung der kleinmolekularen Anteile in vivo in Betracht, *kann für die klinisch verwendeten Dextrane mit einer Wasser- bindungskapazität von ca. 20—25 ml Wasser pro g Dextran in Zirkulation gerechnet werden.*

Diese Zahl wird durch die zugeführte Wassermenge nicht beeinflußt, ist also nur von der Dextranmenge im Blut abhängig. Sie ist für die klinisch in Betracht kommenden Molekulargewichte in vivo auch vom $\overline{M}_w$ praktisch unabhängig, solange die Moleküle groß genug sind, um überhaupt in Zir- kulation zu bleiben; hingegen wird sie vom herrschenden kolloidosmotischen Druck beeinflußt [713].

Eine 6%ige Lösung von *Dextran 70* (Macrodex) übt demnach einen höheren kolloidosmotischen Druck aus als das Blut; damit wird für die schnell eliminierten niedermolekularen Anteile kompensiert.

Der kolloidosmotische Druck von 10% *Dextran 40* entspricht in vitro demjenigen einer ca. 17% Albuminlösung [*137*]. Da die kleinsten Dextranmoleküle aber in vivo rasch ausgeschieden werden, sinkt der durch Rheomacrodex erzeugte kolloidosmotische Effekt *in vivo* rascher als derjenige einer entsprechenden Albuminlösung. Für den Effekt in vivo ist die Permeabilität der Membranen in den Glomeruli am wichtigsten; für Dextran liegt die Nierenschwelle bei ca. $M_w = 50\,000$ (s. Stoffwechsel). Lösungen von Molekülen, deren Größe darunter liegt, können also nur einen vorübergehenden Volumeneffekt ausüben. Auch in anderen Geweben hängt die kolloidosmotische Wirkung von der Permeabilität der betreffenden Capillarmembran ab, die lokal beträchtlichen Schwankungen unterliegen kann, was bei Organperfusion in vitro berücksichtigt werden muß.

Der kolloidosmotische Druck, den eine *Mischung von Plasma und Dextran* ausübt, ist infolge der Wechselwirkungen zwischen diesen Kolloiden größer als die Summe der Wirkungen der Kolloidkomponenten [*1219*].

Nach HINT [*715*] versteht man unter dem *kolloidosmotischen Effekt* den Flüssigkeitstransport durch Capillarmembranen, wie er durch Änderungen des intravasalen kolloidosmotischen Druckes entsteht. Er hängt demnach ab vom kolloidosmotischen *Druck*, den eine Dextranlösung *in vivo* auszuüben imstande ist. Unter Berücksichtigung der Tatsache, daß jedes Gramm Dextran in Zirkulation ungefähr 20—25 ml Wasser bindet, kann er auf relativ einfache Weise jederzeit grob ausgerechnet werden. Wird eine stark konzentrierte Dextranlösung intravenös verabreicht, deren kolloidosmotischer Druck größer ist als derjenige von Blut, so nehmen die Capillaren Wasser aus dem extravasalen Raum auf. Der umgekehrte Effekt tritt bei Verabreichung von verdünnten Lösungen auf: Der Wasserüberschuß verläßt den Kreislauf rasch, aber ca. 20—25 ml Wasser pro Gramm Dextran in Zirkulation werden auf alle Fälle zurückbehalten [*378, 638, 639, 808, 809, 838*].

f) Stoffwechsel

Der Großteil einer parenteral verabreichten Dextranmenge wird durch die Nieren ausgeschieden, da die Nierenschwelle für Dextran bei einem MG von ungefähr 50 000 liegt [*67, 75, 175, 578, 732, 1099, 1190, 1220, 1479*]. Bei normaler Nierenfunktion werden in 6 Std ca. 30% von Dextran 70 und in 24 Std etwa 40% davon im Urin ausgeschieden [*73, 74, 75, 638*]. Für Dextran 40 lauten die entsprechenden Zahlen: In 6 Std 60%, in 24 Std 70% (s. *Abb. 11*; [*73*]). Ein ganz kleiner Prozentsatz wird durch den Gastrointestinaltrakt eliminiert [*1, 1266*]. Die restlichen Dextranmengen werden in Organen wie Leber, Milz und Nieren vorübergehend aufgenommen und mit einer Geschwindigkeit von ca. 70 mg pro kg KG pro 24 Std vollständig zu CO_2 und H_2O abgebaut [*383*].

Beispiel: Nach i.v. Zufuhr von 1 Liter Macrodex 6%/o = *60 g Dextran 70* sind 18 g nach 6 Std, 24 g nach 24 Std im Urin ausgeschieden.

Ein 70 kg schwerer Mann baut die restlichen 36 g in weniger als 8 Tagen vollständig ab (ca. 5 g pro 24 Std).

Von 1 Liter Rheomacrodex = *100 g Dextran 40* sind 60 g nach 6 Std, 70 g nach 24 Std im Urin ausgeschieden.

Ein 70 kg schwerer Mann baut die restlichen 30 g in ungefähr 6 Tagen ab.

Erhalten fastende *Hunde* mit ^{14}C markiertes Dextran, so steigt im Urin der Glucosestickstoffquotient, d. h. Dextran wird zu Glucose abgebaut [*554*]. Es wurde auch gezeigt, daß $^{14}CO_2$ in der Ausatmungsluft erscheint [*262, 1422*] und markierte Atome in andere Substanzen, wie z. B. Aminosäuren, eingebaut werden. Mehr als 90%/o von radioaktiv markiertem Dextran werden innerhalb von ca. 10 Tagen ausgeschieden, 64%/o davon im Urin, 26%/o als $^{14}CO_2$. Praktisch das ganze radioaktive Material ist innerhalb von 2 Wochen eliminiert, davon 30%/o in Form von $^{14}CO_2$ [*383, 554, 575, 1225, 1422, 1423, 1424*].

Das Vorhandensein einer *Dextranase* (Dextran-1-6-Glucosidase) wurde zuerst bei Tieren in Milz-, Leber-, Lungen-, Nieren-, Gehirn- und Muskelgewebe nachgewiesen [*1221, 1222, 1223, 1224*]. Später erfolgte dieser Nachweis auch beim Menschen [*52*].

Die *Capillarpermeabilität für Dextran* wurde verschiedentlich geprüft [*72, 76, 341 a, 471, 472, 588, 655 a, 1132, 1194, 1300*]. Es wurde gezeigt, daß sich Dextranmoleküle mit einem $\overline{M}_w$ von ungefähr 50 000, beurteilt an der Herzlymphe, gleich verhalten wie Albumin [*65*]. ARTURSON [*72, 76*] hat nach Verbrennungen, Röntgenbestrahlung und Frostschäden beim Hund eine leicht erhöhte Capillarpermeabilität für Dextran in Abhängigkeit vom Ausmaß des Traumas nachgewiesen.

Dextran passiert die Placenta nicht ([*432 a, 826, 1194 a*]; s. a. [*388*]). Hingegen können Dextranmoleküle mit einem MG bis zu 15 300 Kaninchen- und Menschenhaut langsam passieren [*1455*].

Nach rascher Infusion von Dextran 40 konnte in der Cerebrospinalflüssigkeit kein Dextran nachgewiesen werden [*337*].

g) Plasmakonzentration, Ausscheidung im Urin, Nierenfunktion

Abb. 10 zeigt die Plasmadextrankonzentration normovolämischer Personen 1 Std nach Infusion von 500 ml 6%/oigem Macrodex oder 10%/oigem Rheomacrodex in 0,9%/o NaCl. Bei den klinisch üblichen Dosierungen von ca. ^{1}/$_2$ bis 1^1/$_2$ Liter in einigen Stunden werden für einen normalen Erwachsenen nach Infusion von Dextran 40 und Dextran 70 Plasmakonzentrationen in der Größenordnung von 0,5—1,5 g pro 100 ml Plasma erreicht [*67, 73, 74, 179, 378, 638, 732, 1099, 1220, 1432*]. Betreffend ältere englische Dextrane siehe [*1516*].

Plasmakonzentration und Ausscheidung durch die Nieren hängen nicht nur von der Molekulargewichtsverteilung des verwendeten Dextranpräparates, sondern auch von der zugeführten Menge, der Infusionsgeschwindig-

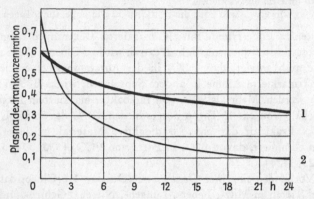

Abb. 10. Plasmadextrankonzentration nach Infusion von 500 ml 10% Dextran 40 (Rheomacrodex in 0,9% NaCl-Lösung = dünne Kurve, 2) oder 500 ml 6% Dextran 75 (Macrodex in 0,9% NaCl-Lösung = dicke Kurve, 1) bei gesunden Versuchspersonen (Infusionsdauer 1 Std) (nach ARTURSON [73])

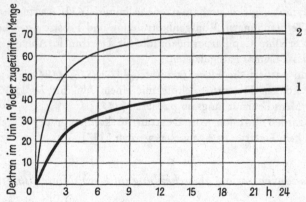

Abb. 11. Dextranausscheidung im Urin in Prozent der zugeführten Menge. Versuchsanordnung s. Abb. 10 (1 = Macrodex, 2 = Rheomacrodex) (nach ARTURSON [73])

keit und dem Zustand des Patienten ab (Hypo- oder Hypervolämie, kolloidosmotischer Druck des Plasmas). Die Plasmadextrankonzentration fällt nach Zufuhr von Dextran 40 rascher ab als nach Infusion der gleichen Menge Dextran 70 (Abb. 11).

Kleinere Moleküle treten durch die Capillarmembranen hindurch und kommen z. T. via Lymphzirkulation in die Blutbahn zurück, wobei Moleküle mit einem MG unter 50 000 durch glomeruläre Filtration rasch im Urin ausgeschieden werden [208, 1479]. Dies bedeutet, daß im Verlauf der Zeit der Anteil der größeren Moleküle im Plasma relativ zunimmt. Moleküle in der Größenordnung 14 000—18 000 haben eine intravasculäre Halbwertszeit von ca. 15 min und sind 2 Std nach Infusionsende praktisch nicht mehr nachweisbar [77, 524].

Nierenfunktion: Jahrelange experimentelle und klinische Verwendung von Dextran 40, Dextran 70 und höhermolekularen Präparaten liefern keine Anhaltspunkte für eine Nierentoxicität [575, 692 a, 1312, 1376, 1433]. MATHESON [967 a] hat kürzlich eine ausgedehnte Übersichtsarbeit [182 Ref.] über die Beeinflussung der Niere durch Dextran 40 veröffentlicht, worin auch die Effekte von Dextran 75 und älteren Präparaten berücksichtigt sind. GOLDENBERG et al. [534] fanden bei Kaninchen und Hunden nach Zufuhr sehr großer Dextranmengen keine Veränderungen der Harnstoffclearance, des Rest-N und der alkalischen Phosphatase. Tierexperimentelle Toxicitätsstudien mit Dextran 40 ergaben ebenfalls keine Hinweise dafür, daß dieses Präparat in klinischer Dosierung zu irgendwelchen Nierenschädigungen führen könnte [s. 966, 1561 a].

Kreatinin- und Inulin-Clearance ändern sich beim Menschen durch Infusion von 500—1500 ml Dextran 70 nicht, die PAH-Clearance nimmt zu ([143, 299, 449, 830, 1478]; vgl. auch [1066]). Verbrennungspatienten, die oft große Mengen von Dextran erhalten, zeigen keine Zeichen toxischer Nierenschädigungen [422, 575, 682, 1376].

Angaben über Infusion excessiver Mengen von Dextran 40 beim Menschen sind von 2 Autoren erhältlich: Einer einzigen Versuchsperson wurden im Rahmen einer Untersuchung über die Beeinflussung der Senkungsreaktion in 10 Tagen 30 Liter 10% Dextran 40 verabreicht (!) ([1324]; persönl. Mitt., aus der Arbeit selber geht nicht deutlich hervor, daß es sich bei diesen Infusionen um ein und dieselbe Person handelte). Außer Unwohlsein als Folge der Übertransfusion waren keine nachteiligen Effekte zu beobachten. — Einer älteren Frau wurden in 44 Tagen 44 Liter 10% Dextran 40 infundiert [1072]; auch hier traten offensichtlich keine Nebenwirkungen in Erscheinung, die auf eine Toxicität schließen ließen. Auf Grund der weiter oben angeführten Daten hat diese Patientin in der fraglichen Zeit ca. 3 kg Dextran durch die Nieren ausgeschieden!

Gestützt auf unsere Angaben über den Clearancewert von niedermolekularen Dextranen läßt sich leicht ausrechnen, daß bei rascher Infusion größerer Mengen von Dextran 40 im Urin vorübergehend Dextrankonzentrationen in der Größenordnung von 30—50% auftreten können. Aus den Ausführungen von ARTURSON [73] geht hervor, wie die Niere durch Dilatation der Tubuli den Anstieg der Urinviscosität kompensieren kann.

Die klinische Erfahrung lehrt, daß bei normaler Nierenfunktion kein derart hochviscöser Urin beobachtet wird, da die ersten stark konzentrierten Urinproben durch die nachfolgenden Harnmengen sofort verdünnt werden. Wenn aber stark dehydrierte Individuen ohne Kolloidbedarf und unter gleichzeitigem starkem Einfluß von antidiuretischem Hormon (ADH), wie dies z. B. postoperativ der Fall ist, große Mengen von Dextran 40 rasch infundiert erhalten, so kann unter diesen extremen Bedingungen in gewissen Fällen ein hochviscöser Urin und eine Abnahme der Urinmenge beobachtet werden [138]. Dieses Phänomen wurde auch experimentell bei dehydrierten Katzen sorgfältig untersucht [1384], wobei sich ergab, daß es sowohl bei Tieren wie beim Menschen [138] durch ausreichendes Wasserangebot und Einleitung einer osmotischen Diurese, z. B. durch Beigabe kleiner Mannitmengen, voll reversibel ist.

In seiner Originalmitteilung beschrieb GELIN [506, 508] nach Zufuhr von Dextran 40 eine leicht erhöhte Diurese in der postoperativen Phase. Wir selber konnten bei gesunden Rekruten nach Blutentnahme von 450 ml und rascher Infusion von 500 ml Rheomacrodex verglichen mit Plasma, Gelatine, Elektrolytlösungen und fehlender Ersatztherapie keinen signifikanten Unterschied der Diurese feststellen [600]. MATHESON et al. [964] sahen nach größeren Abdominaleingriffen und Infusion von 1000 ml 10% Dextran 40 in Kochsalz- oder Glucoselösung eine kleine, aber eindeutige Zunahme der Diurese, die durch eine Erhöhung der Ausscheidung von freiem Wasser infolge verminderter ADH-Sekretion wegen der Plasmavolumenzunahme erklärt wurde [vgl. 962, 963].

Ausgedehnte toxikologische Untersuchungen [1091] sowie eine große Zahl von klinischen und experimentellen Arbeiten, die über die Anwendung von Dextran 40 bei verschiedenen Indikationsgebieten berichten, ergaben keine Störungen der Nierenfunktion; oft wurde die gute Urinausscheidung besonders hervorgehoben [3, 4, 93, 94, 125, 192, 289 a, 337, 505, 508, 537, 750, 945, 1152, 1570, 1572, 1573].

Manche Autoren [1366] sehen sogar ausgesprochen protektive Eigenschaften von Dextran 40 auf die Nierenfunktion und empfehlen dessen Verabreichung zur Prophylaxe und Behandlung von ischämischen Schädigungen und Transfusionszwischenfällen [84, 85, 86, 87]. ATIK [88] verwendete Rheomacrodex bei 150 Patienten, die alle für das Auftreten eines akuten Nierenversagens prädisponiert, z. T. schon anurisch waren; er hat keinerlei Komplikationen beobachtet.

Andere Untersucher sahen bei z. T. niedriger Dosierung [1338] keine nierenprotektive Wirkung von Dextran 40 [701, 807]. Bei massiver Überdosierung (mehr als 6 g/kg KG) beobachtete TREDE [1454] beim Hund einen schädigenden Einfluß. Eine Verbesserung der Nierendurchblutung und eine Erhöhung der Sauerstoffzufuhr [712] durch Infusion von Dextran 40 und Dextran 75 scheint heute gesichert [137, 402, 790, 794, 830, 958, 967,

1257, 1340]. Es wird angenommen, daß es dabei zu einer Umverteilung der Durchblutung kommt [*1065*].

Ursprünglich war man der Auffassung, daß die Verabreichung von Dextran 40 zu einer osmotischen Diurese führe. Mehrere sorgfältige Untersuchungen haben aber ergeben, daß die leichte osmotische Diurese durch den Kristalloidgehalt der Dextranlösungen bedingt ist [*138, 964, 1151*].

In neuester Zeit sind in der Literatur einige Berichte erschienen, welche die Anwendung von Dextran 40 für das Auftreten von Niereninsuffizienzen, Anurie und in einem Fall [*1047*] sogar für den Tod des betreffenden Patienten verantwortlich machen. Wegen der außerordentlichen Bedeutung dieses Problems sollen diese Arbeiten im folgenden genauer besprochen werden.

In den von GRACY [*547*], WILKINSON [*1518*] und DANIEL [*332*] mitgeteilten 6 Fällen liegen jeweils mehrere Ursachen vor — Narkose, Operationstrauma plus hypotensive Phase, vorbestehende Nierenerkrankungen, Anwendung von Vasopressoren, Dehydratation — die allein das Auftreten einer Anurie erklären können, ohne daß dafür das niedermolekulare Dextran verantwortlich gemacht werden müßte. Durch diese Arbeiten wird jedenfalls nicht bewiesen, daß Dextran 40 auf die Nierenfunktion einen schädigenden Einfluß ausübt.

In die gleiche Gruppe gehören die von ALMGÅRD [*43*] und von BIRKE u. LILJEDAHL [*161*] mitgeteilten Verbrennungsfälle, die initial nicht von diesen Autoren behandelt wurden. Wir haben in einer Entgegnung auf letztere Arbeit auf die schweren Fehler in der Wasser- und Elektrolyttherapie hingewiesen, die bei der Behandlung dieser Patienten vorkamen [*39*]. Die Autoren vermögen diese Argumente auch in ihrer Antwort nicht zu entkräften [*161 a*]. GELIN [*518*] hat im Rahmen einer umfassenden Rundfrage bei 107 chirurgischen Kliniken in Schweden Kenntnis von 12 Fällen erhalten, bei denen eine Oligurie auftrat. In keinem dieser Fälle ließ sich diese Komplikation eindeutig auf die Verabreichung von Dextran 40 zurückführen, vielmehr ergab ein genaues Studium der Krankengeschichten, daß meist schwere unbehandelte Dehydratationszustände vorlagen.

MORGAN, LITTLE u. EVANS [*1047*] berichten über 3 Patienten, die im Verlauf einer schweren Krankheit oligurisch wurden, während sie Dextran 40 infundiert erhielten (vgl. auch [*89 a*]). Gleichzeitig publizierten EVANS u. WONG [*425*] die histologischen Befunde der gleichen Fälle. Ein Vergleich der Daten, die in den beiden Arbeiten gemacht werden, erklärt verschiedene Widersprüche: Fall 1 beider Arbeiten hat nach den Angaben von EVANS während der Amputation eine hypotensive Phase durchgemacht; MORGAN dagegen schreibt in seiner Zusammenfassung, daß bei keinem der Patienten ein Blutdruckabfall aufgetreten sei. Im weiteren gehen die Angaben über die Resultate der Nierenbiopsien in beiden Arbeiten auseinander.

In der Einleitung gibt MORGAN an: „... no glomerular, arterial or interstitial pathology was found", später aber wird bei Fall 1 ausgeführt:

„... There were hypertensive changes in the arterioles" Offensichtlich hatte der Patient eine angeborene Mißbildung mit cystischen Veränderungen im Bereich der Sammelrohre und wies einen Blutdruck von 270/110 auf, was gewisse Rückschlüsse auf die Schwere der Veränderungen zuläßt. Bei MORGAN geht nur aus der Abbildung hervor, daß der Patient in 12 Tagen 14 Liter Rheomacrodex in 5% Glucose (!) erhielt, ohne daß diese krasse Überdosierung diskutiert würde. Ferner erhellt aus der gleichen Abbildung, daß der Kranke nach dieser massiven Übertransfundierung mit Dextran 40 operiert wurde, obschon er am Tag vor der Operation nur noch etwas mehr als 1 Liter Flüssigkeit erhalten hatte. Wegen der fehlenden Elektrolytdaten ist es schwierig, sich über den terminalen Verlauf ein genaues Bild zu verschaffen; da aber Dextran in Glucose verabreicht wurde, liegt die Vermutung nahe, daß eine schwere Hyponatriämie vorgelegen hat. Es ist offensichtlich, daß in diesen, wie auch in anderen Fällen [539, 1082], neben massiven Überdosierungen die Grundregeln der Wasser- und Elektrolyttherapie mißachtet wurden. Betreffend die mitgeteilten histologischen Veränderungen hat MATHESON [966] einen Kommentar verfaßt, der mit den Ausführungen im nächsten Kapitel weitgehend übereinstimmt (vgl. auch [1047 a]).

HULME u. LAWSON [751] kommentieren den Bericht von MATHESON [966] und erwähnen neben 12 weiteren Fällen aus der Literatur [859, 944] 3 eigene Patienten, die nach Infusion von Dextran 40 eine Niereninsuffizienz entwickelten. Beweise dafür, daß diese als direkte Folge der Dextranverabreichung auftrat, fehlen aber auch hier. Gemeinsam ist all diesen Fällen, daß Rheomacrodex in zu großen Dosen verabreicht wurde bei Patienten, die wegen anderer Ursachen bereits eine Niereninsuffizienz hatten und deren Wasser- und Elektrolythaushalt entgleist war [408]. In den meisten Arbeiten fehlen Angaben über Serumelektrolytwerte; wo sie vorhanden sind, liegen meist schwerste Hyponatriämien vor [539, 1082].

Es scheint sich auf Grund der vorliegenden Resultate so zu verhalten, daß Dextran 40 an sich keine nierentoxischen Eigenschaften aufweist [967 a], daß aber dessen falsche Anwendung (in 5% Glucose ohne Natriumzufuhr!), im besonderen bei zu hoher Dosierung [1561 a] und vorbestehender Dehydratation [1561 a], eine beginnende Niereninsuffizienz verschlimmern kann [965].

Es seien deshalb die folgenden Punkte, die bei der Therapie mit Dextran 40 zu berücksichtigen sind, in Erinnerung gerufen:

1. 10% Dextran 40 stellt eine stark hyperonkotische Lösung dar und darf bei dehydrierten Patienten nur unter gleichzeitiger Korrektur des Wasser- und Elektrolytdefizites verabreicht werden. Auf diesen Punkt haben wir schon 1963 hingewiesen [591].

2. Nur Fälle von prärenaler Niereninsuffizienz stellen eine Indikation für Dextran 40 dar. Organische Niereninsuffizienz mit Anurie bedeutet eine Kontraindikation.

3. Bei Patienten mit chronischen Nierenleiden ist in Notfallsituationen 6% Dextran 70 zu verwenden, da dieses langsamer ausgeschieden wird.

4. Bei schweren hypovolämischen Zuständen (Verluste von mehr als 20% des Blutvolumens) soll die Volumenauffüllung nicht ausschließlich mit Dextran 40 erfolgen [1564]. Die initiale Volumentherapie *kann* mit Dextran 40 eingeleitet werden, muß aber durch Infusion der gleichen Menge balancierter Elektrolytlösung sowie von Blut nach Bedarf ergänzt werden [518].

h) Histologische Untersuchungen

6 Wochen nach Verabreichung von Dextran 70 in sehr hohen, in der Klinik nicht gebräuchlichen Dosen ließ sich dieses im Organismus nicht mehr nachweisen [897]. Laut einer anderen Arbeit wurde nach der gleichen Zeit in der Leber und nach 12 Wochen auch in der Niere kein Dextran mehr gefunden [477].

Mit Hilfe einer sauren Leucofuchsinfärbung konnte Dextran vorübergehend in Nieren und Milz, nicht aber in Leber, Lungen und Herz festgestellt werden. Die Autoren stellen fest, daß temporäre Ablagerung in einzelnen Organen keine pathologischen Zellveränderungen mit sich führt [473, 1053]. Vergleichende Untersuchungen zeigten Schaumzellenbildung in Milz, Lymphknoten, Knochenmark, Nebennierenmark, Leber, Lungen und Thymus nach Zufuhr von $3^{1}/_{2}$%igem PVP, nicht aber von 6%igem Dextran [232, 765, 1079].

Auch andere Autoren schließen aus ihren Versuchen, daß Dextran im Organismus depolymerisiert wird [1452]. Bei 31 Patienten, die eine Stunde bis 4 Monate vor dem Tod Dextraninfusionen erhalten hatten, konnten bei der Autopsie weder in Leber, Milz, Nieren, Lungen noch Lymphknoten Dextranspeicherungen nachgewiesen werden ([1515]; s. auch [53, 657]).

WILLENEGGER [1522] und WERTHEMANN konnten in parenchymatösen Organen nach Dextranzufuhr keine sicheren Zellschädigungen erkennen. Nach Verabreichung eines sehr hochmolekularen Präparates sah TURNER [1462] eine mäßige Hyperplasie des reticuloendothelialen Systems und bei 2 von 5 Hunden kleine Lebernekrosen.

GOLDENBERG et al. [534] haben 1947 erstmals über das Auftreten einer sogenannten osmotischen Nephrose (tubuläre Vacuolisierung) nach Dextranzufuhr berichtet. Bei klinischer Dosierung waren solche Bilder nicht zu sehen [232, 473, 701]. Bei der Autopsie von Soldaten, die im Koreakrieg fielen, wurde dieser Nierenbefund in einigen Fällen (nach Infusion von 500—3000 ml) bestätigt [1467]. Die im RES gefundenen Dextranmengen waren nicht signifikant, in keinem Fall konnten irgendwelche Läsionen mit einer Dextrantoxicität in Zusammenhang gebracht werden.

GLOOR [530] hat das Problem der osmotischen Nephrose in einer ausgezeichneten Arbeit gründlich beleuchtet. Er konnte zeigen, daß die histologischen Veränderungen von der Dosis, nicht aber von der Konzentration abhängig sind, d. h., daß der Name osmotische Nephrose nicht gerechtfertigt erscheint. Das Vorliegen eines Schockzustandes hatte keinen Einfluß auf das Bild. Auf Grund der Untersuchungen aus dem Arbeitskreis von ZOLLIN-GER ist es wahrscheinlich, daß die Vacuolenbildung mit der Spezifizität von cellulären Enzymen zusammenhängt. Sie ist deshalb ausgeprägter nach Infusionen von Substanzen wie Inulin, Mannitol und PVP, für die keine Enzyme vorhanden sind. Offenbar handelt es sich bei diesen Vacuolen um einen vorübergehenden funktionellen Zustand als Ausdruck des Transportes von rückresorbiertem Material [331, 969], der nicht zu einer Beeinträchtigung der Nierenfunktion führt.

LAMPE [847] hat kürzlich an Hand von Nierenbiopsien gezeigt, daß diese Veränderungen nach Mannitolgaben auch beim Menschen vorübergehender Natur sind. (Weitere Angaben betreffend histologische Veränderungen nach Dextranzufuhr finden sich bei [379, 894, 895, 896, 898, 899, 900, 901, 902, 903].)

i) Immunologische Untersuchungen

In bezug auf die Frage, ob Dextran ein Antigen sei [800, 801, 802, 803] oder ob es zuerst an ein Protein oder eine andere prosthetische Gruppe gebunden werden müsse, bevor es antigen wirken könne, gehen die Meinungen auseinander [531, 1579]. Verschiedene Autoren [424, 1026, 1486] nehmen an, daß Dextran als Hapten wirke und auf diese Weise als Ursache für allergische Reaktionen in Frage komme. Mehrere Arbeiten beziehen sich auf die Rolle von Dextran als Hapten bei gekreuzten Reaktionen mit verschiedenen bakteriellen Antiseren [687, 688, 689, 690, 691, 692, 775, 776, 801, 971, 1075, 1076, 1077, 1078, 1397, 1578]. Offenbar spielen in dieser Hinsicht speciesspezifische Differenzen eine Rolle. So konnte z. B. bei Meerschweinchen mit Dextran keine Antikörperbildung hervorgerufen werden [974].

Berichte über eine Antigenwirkung von Dextran beim Menschen beziehen sich durchwegs auf Untersuchungen mit älteren Präparaten von höherem mittlerem Molekulargewicht und anderer Molekulargewichtsverteilung [691, 773, 801, 805, 806, 971] und/oder auf solche mit stärker verzweigten Molekülen [30, 774, 801, 802, 804, 805, 806, 971], als dies bei den heute bei uns erhältlichen Lösungen der Fall ist.

GRÖNWALL [576] und KABAT u. BEZER [806] haben gezeigt, daß Infusionen von Dextran 40 und 75 beim Menschen keine signifikante Antikörperbildung auszulösen vermögen.

k) Allergische Reaktionen

Als GRÖNWALL u. INGELMAN [570, 571, 572, 764] Dextran als Plasmaexpander einführten, nahmen sie an, es sei serologisch indifferent und nur wenige Patienten würden mit Nebenreaktionen wie Urticaria und Fieber darauf reagieren [1438]. So konnte anfänglich noch nicht entschieden werden, ob die selten beobachteten Nebenwirkungen auf Verunreinigung des Dextrans oder auf antigene Eigenschaften zurückzuführen seien [184].

In der Folge erschienen jedoch Berichte über relativ häufige allergische Reaktionen nach Dextranzufuhr [67, 382, 695, 838, 926, 978, 1147, 1419, 1462, 1516]. Aus einer Analyse dieser Arbeiten geht hervor, daß die verwendeten Präparate meist aus einem anderen als dem heute für die Herstellung von Dextran verwendeten Bakterienstamm gewonnen wurden [805]; auch hinsichtlich des mittleren MG, der MG-Verteilung sowie der Molekularstruktur bestanden große Unterschiede [1441, 1517].

Für die Herkunft der eventuell spezifischen, selten vorkommenden Dextranantikörper werden verschiedene Erklärungen vorgebracht: Dextran kommt nachgewiesenermaßen in Zucker und anderen Nahrungsmitteln vor [687, 1076]; ferner enthält der menschliche Gastrointestinaltrakt dextranproduzierende Mikroorganismen. TERRY u. YUILE [1422, 1423] nehmen an, daß Dextran natürlicherweise in verschiedenen Geweben vorhanden sei. 24 von 28 Streptokokkenstämmen, die aus dem Blut von Patienten mit subakuter Endokarditis isoliert wurden, zeigten serologisch aktive Dextranproduktion [688].

Obschon bis 1953 sicher noch wesentlich höhermolekulare Präparate verwendet wurden, galten schon damals allergische Reaktionen nach Dextraninfusionen als äußerst selten [784]; keinerlei Komplikationen wurden beobachtet [1501]. Aus einer anderen Statistik geht hervor, daß während 4jähriger Anwendung von Dextran 75 bei 2000 Patienten in den ersten beiden Jahren 4 Fälle von Frösteln gesehen, später aber keine Nebenerscheinungen mehr konstatiert wurden [920]. Bei 256 Verbrennungen, wo Dextran 75 in Mengen bis zu 6 Liter in 48 Std infundiert wurde, traten keine allergischen Reaktionen auf ([682]; s. auch [79]). Das Fehlen wesentlicher allergischer Reaktionen ist seither für die im Handel befindlichen Präparate mehrfach bestätigt worden ([14, 589, 601, 612, 759, 1272]; s. auch [53, 1181, 1370]).

l) Beeinflussung der Senkungsgeschwindigkeit, aggregierende und disaggregierende Eigenschaften

Die normale Senkungsreaktion ist der Ausdruck einer immer vorhandenen Aggregationstendenz der Erythrocyten (Rouleaux-Bildung). Die SR steigt, wenn im Plasma relativ mehr hochmolekulare Proteine (Globuline und Fibrinogen) oder andere Kolloide vorhanden sind. Die Aussagekraft der SR ist aber dadurch beschränkt, daß sich erhöhte Erythrocytenaggregation und Plasmaviscosität teilweise kompensieren.

HINT [714] hat gezeigt, daß die Aggregationstendenz von Plasma gut charakterisiert werden kann durch Bestimmung derjenigen Plasmakolloidkonzentration, die eine SR von 1 mm/Std hervorruft *(kritische Konzentration)*.

Es gelten ungefähr folgende Werte:

Plasma * 3,44⁰/₀ ± 0,05⁰/₀ (st.e.m.),

Dextran 70 ca. 1⁰/₀,

Gelatine 40 ca. 1⁰/₀,

Dextran 93 ca. 0,6⁰/₀,

Gelatine 58 ca. 0,6⁰/₀.

Die *relative Erythrocytenaggregationskapazität (REAK)* widerspiegelt die Aggregationstendenz einer bestimmten Lösung im Verhältnis zu normalem menschlichem Plasma [714].

Für eine Dextranfraktion mit einem $\bar{M}_w$ von 50 000 beträgt dieser Wert 0,

für eine Dextranfraktion mit einem $\bar{M}_w$ von 60 000 entspricht er demjenigen von normalem Plasma, d. h. er ist 1.

Bei zunehmendem MG einer Dextranlösung steigt die REAK stark an. Sie beträgt für $\bar{M}_w$ 100 000 ungefähr 10.

Plasma von Patienten mit einer SR von über 100 mm/Std hat eine REAK von ca. 2.

Der Wert für Fibrinogen beträgt 17.

Eine modifizierte flüssige Gelatine mit einem MG von 40 000 hat eine REAK von 4, eine gewöhnliche Gelatinelösung vom gleichen MG eine solche von ungefähr 14. Steigt das MG solch gewöhnlicher Gelatine um ein weniges auf 45 000, so sind bereits Werte in der Größenordnung von Fibrinogen erreicht!

Diese Ausführungen zeigen, daß die REAK durch die Anwesenheit künstlicher Kolloide verglichen mit pathologischen Proteinen um ein Vielfaches gesteigert wird.

Die Molekulargewichtsverteilung in Dextran 70 ist so beschaffen, daß nach Infusion eine leichte Erhöhung der SR entsteht, während sie durch Dextran 60 nicht beeinflußt und durch Dextran 40 gesenkt wird [510, 582, 781, 1324, 1569].

Die Veränderungen der Aggregationstendenz von *Thrombocyten* in vitro nach Dextranzugabe wurde durch DHALL et al. [350] beschrieben. Die Autoren zeigen, daß die klinisch verwendeten Dextranlösungen in Konzentrationen, wie sie im Blut vorkommen, *in vitro* eine Plättchenaggregation hervorrufen, während SAKAI [1239] nach Dextran 40 eine Verminderung der Plättchenaggregation sah. DHALL führte seine Experimente bei Zimmertemperatur aus [s. auch 1308 a]; bei Körpertemperatur füh-

---

* Durchschnittswerte von mehr als 100 Normalpersonen (persönl. Mitt. H. HINT, Uppsala, 1967).

ren die klinisch verwendeten Dextrane nicht zu einer Thrombocyten-
aggregation (persönl. Mitt. G. THORSÉN; s. auch [1504]).

Mit Dextranen von sehr hohem $\bar{M}_w$ (mehr als 150 000) kann eine
intravasale Aggregation geformter Blutelemente („sludging") hervorgerufen werden, die der durch pathologisches Plasma oder Gelatine erzeugten
entspricht [509, 1403]; STALKER [1378] berichtet über hypoxische Organveränderungen, die als Folge davon entstehen.

Auf die hinsichtlich der Erythrocytenaggregationstendenz bestehenden
Speciesdifferenzen haben RICHTER [1186, 1189] und ELIASSON [407]
hingewiesen. Stark ist sie bei Pferd und Katze, mäßig bei Mensch, Schwein
und Hund, gering bei Meerschweinchen, Ratte und Maus und sehr schwach
bei Schaf, Huhn und Rind. Kaninchen-Erythrocyten verhalten sich insofern
atypisch, als eine niedrige SR mit einer erhöhten Erythrocytenaggregationstendenz einhergeht.

Die *disaggregierende Wirkung von Dextran* kann in vitro mengenmäßig
gemessen werden; leider gibt es aber bis heute keine einfachen und guten
Methoden, um dieses Phänomen in vivo quantitativ zu bestimmen. In vitro
ist der disaggregierende Effekt für Dextrane mit einem $\bar{M}_w$ zwischen 30 000
und 40 000 am stärksten [586, 1187, 1188, 1569].

Diese Tatsache wurde von THORSÉN u. HINT [1440] erstmals in
vitro und in vivo eindeutig nachgewiesen und führte zur Entwicklung des
niedermolekularen Dextrans durch GELIN u. INGELMAN ([502]; s. auch
[500]). Eine 2,5% Lösung einer Dextranfraktion mit einem $\bar{M}_w$ zwischen
20 000 und 40 000 führt zu einer 80% Reduktion der SR [1188].

ENGESET et al. [416, 416 a] haben bewiesen, daß dieser Effekt nicht
durch ein Verdünnungsphänomen bedingt sein kann (s. a. entsprechende
Kapitel im Abschnitt „Gelatine").

m) Beeinflussung der Viscosität

Zur Bedeutung der Viscosität für die Strömungsbedingungen des Blutes in der Mikrozirkulation sei auf das entsprechende Kapitel im 1. Teil
verwiesen (s. S. 13 f.; betreffend Nomenklatur s. S. 56 f.); Übersicht bei [875].
Die Beeinflussung der Viscosität durch Dextranlösungen wurde in vitro
[563] und in vivo eingehend studiert.

Die klinisch verwendeten Dextranlösungen (6%, resp. 10%!) haben in
vitro eine wesentlich höhere relative Viscosität als normales Plasma (η_{rel}
= 1,72—1,96; [582, 864]). Sie beträgt für

6% Dextran 70 ca. 3,4—3,99
10% Dextran 40 ca. 5,1—5,4 [502, 580, 581].

Diese Tatsache ist aber ohne jede klinische Bedeutung, da uns ja die
Viscositätsverhältnisse nach Infusion in den Organismus interessieren. Aus

dem gleichen Grund sind Viscositätsmessungen in vitro (unter Variation der Anteile Plasmaersatzstoff und Plasma) nicht sehr aufschlußreich.

Es ist seit langem bekannt, daß Zusätze von verschiedenen Dextranfraktionen die *Plasma*viscosität in Abhängigkeit von Konzentration und Molekulargewicht bei verschiedenen Schergraden steigern — zunehmendes MG und Konz. = höhere Viscosität [*561, 562, 563, 99 a*]. WELLS [*1506*] fand in vitro eine Senkung der *Blut*viscosität durch Dextran 40 und 75.

Entscheidend für die Verbesserung der Durchströmungseigenschaften eines Plasmaersatzstoffes ist, ob er eine pathologisch gesteigerte Vollblutviscosität bei kleinen Fließgeschwindigkeiten, d. h. bei niedrigen Schergraden zu senken vermag (vgl. [*1507 a*]). GROTH [*582*] hat gezeigt, daß Infusionen von 500 ml Dextran 40 beim Menschen eine stark gesteigerte Plasmaviscosität zu senken vermögen. Bei normalem Ausgangswert wie auch nach Zufuhr von Dextran 70 (vgl. [*1294*]) erfolgt ein geringer Anstieg. Die für die Klinik interessanten Werte der Blutviscosität wurden in einer weiteren, Dextran 40 mit Albumin 10% vergleichenden Arbeit von GROTH [*586*] untersucht. Die gesteigerte Blutviscosität wird durch beide Substanzen in gleichem Maß gesenkt, normale Blutviscositätswerte dagegen ändern sich durch Infusion von Dextran 40 und 70 nicht [*199*].

Daß eine durch verschiedene Ursachen (Trauma, Blutverlust, Endotoxin, experimentell verwendetes hochmolekulares Dextran) gesteigerte Blutviscosität durch Zufuhr von Dextran 40 bei Tier und Mensch gesenkt werden kann, wird durch mehrere sorgfältige Untersuchungen belegt [*127, 393, 501, 502, 511, 745, 1258, 1308, 1337, 1562*].

n) Beeinflussung der Blutgruppenbestimmung

Seit längerer Zeit ist bekannt, daß die Anwesenheit von sog. „britischem" Dextran sowie von anderen höhermolekularen Dextranpräparaten zu Pseudoagglutination von Erythrocyten (Rouleauxbildung) führen kann [*232, 370, 384, 959, 1477*] (s. S. 79).

Einige dieser Autoren empfehlen deshalb, vor jeder Dextraninfusion Blut für die Kreuzproben zu entnehmen. Unter den üblichen Untersuchungsbedingungen haben aber Dextran 40 und 70 keinen Einfluß auf die Blutgruppenbestimmung [*53, 70, 175, 176, 194, 1128, 1153, 1204, 1371, 1462, 1501*].

o) Beeinflussung von Infektabwehr und unspezifischer Resistenz

EGER [*391, 392*] glaubt, auf Grund seiner Vergiftungsexperimente mit Allylalkohol an Ratten bewiesen zu haben, daß Dextran zu einer Änderung der allgemeinen Resistenz führe. Da er dabei die speciesspezifische Empfindlichkeit der Ratte auf Dextran nicht beachtet, vermögen diese Untersuchungen nicht zu überzeugen. Es ist seit langem bekannt [*1471*], daß Dextranverabreichung bei der Ratte und gewissen Mäusestämmen [57] zu genetisch bedingten generalisierten Ödemen führt, die durch Freisetzung von Histamin [426 a] und mehrerer Enzyme verursacht sind [5, 532, 543, 555, 655 a, 845].

Intravenöse Injektionen von Dextran 70 bewirken bei der weißen Carworth-Maus keine verminderte Resistenz gegen Endotoxin oder ein toxisches Homogenisat verbrannter Haut. Dieser Plasmaersatzstoff bedeutet deshalb in Mengen bis zu 2,5% des Körpergewichtes keine nachweisbare Belastung des reticuloendothelialen Systems und beeinträchtigt seine Funktionsfähigkeit nicht [239]. Weitere Untersuchungen zeigen, daß nur Dextranfraktionen mit einem $\overline{M}_w$ von über 150 000 zu einer leichten, vorübergehenden Blockierung des RES führen [1262]. STREICHER [1395] nimmt an, daß Injektionen von Dextran 70 die Pyrifer-Leukocytose unterdrücke; die Versuche wurden aber ebenfalls an Ratten durchgeführt. BLOOM [176] und HOWARD [732] fanden beim Menschen keine Leukopenie und keine Beeinträchtigung der Hämatopoese. Ferner wurde nachgewiesen, daß Dextran 40 und 70 die Serumbaktericidie nicht beeinträchtigen [155].

p) Cancerogenität

LUSKY u. NELSON [930] konnten 73 Wochen nach wiederholten Injektionen von 6% Dextran keine Cancerogenität nachweisen. Auch in allen anderen histologischen Untersuchungen (s. S. 77 f.) und im autoptischen Material von Patienten, die z. T. wiederholt große Dosen von Dextran erhielten, ließen sich keinerlei Anhaltspunkte für eine Cancerogenität finden.

In jüngster Zeit wurden die Mikrozirkulation in Tumoren [129] und die Beeinflussung der Metastasierung von experimentellen Tumoren durch Dextran verschiedentlich bearbeitet. FISHER u. FISHER [447] glauben, daß Dextranverabreichung bei Ratten die Metastasierung von „Walker"-Zellen erhöhe. Ihre Versuchsanordnung läßt aber diese Schlußfolgerungen kaum zu, da bei den Kontrolltieren drastische Blutentnahmen mit mangelhaftem Volumenersatz durchgeführt wurden, während Dextrantiere z. T. massive Übertransfusionen erhielten. Hinzu kommt die speciesspezifische Dextranempfindlichkeit der Ratten und die besondere Art des verwendeten Tumors. GRIFFEN u. AUST [568] fanden bei Mäusen, die Dextran 40 erhielten, weniger zahlreiche, dafür größere Metastasen.

In ausgedehnten Untersuchungen fand C. M. RUDENSTAM [1226 a], daß die Metastasierung von verschiedenen Tumorarten bei verschiedenen Species durch Dextran 40 ganz unterschiedlich beeinflußt wird. Es finden sich z. T. eine vermehrte, z. T. eine verminderte Anzahl Metastasen; manchmal ist kein Effekt nachweisbar (persönl. Mitt.; [514, 517]).

ARMSTRONG u. COHN [68] konnten nachweisen, daß die i. p. Verabreichung von Dextran 40 die Ausbreitung von Tumorzellen bei Kaninchen signifikant vermindert. Diese Autoren empfehlen Spülung des Abdomens mit Dextran 40 im Anschluß an Carcinomoperationen.

q) Beeinflussung der Blutgerinnung

Die Beeinflussung der Hämostase durch Dextran wurde ausgedehnt untersucht, weil die ersten Präparate in einigen Fällen Anlaß zu Blutgerinnungsstörungen gaben. Im folgenden seien die wichtigsten Arbeiten kurz zusammengefaßt, was wiederum nicht leicht fällt, da viele Autoren Art und Menge des verwendeten Dextrans nicht angeben.

Dextran 70 und ältere Dextranpräparate. *In-vitro-Versuche:* LAURELL [867] nimmt an, daß sich eine fibrinoplastische Aktivität von Dextran 75 und eine Verlangsamung der Thrombinbildung gegenseitig aufheben, weshalb in klinischen Dosen keine Blutungstendenz festgestellt werden könne. JACOBAEUS [771] bestätigte später die fibrinoplastische Aktivität von Dextran. ABILDGAARD [2] zeigte aber, daß die enzymatische Aktivität von Thrombin auf Fibrinogen durch die Gegenwart von Dextran 40, 110 und 500 und durch Ficoll (synthetisches Saccharosepolymer) nicht beeinflußt wird. In nativem Plasma habe Dextran nur einen geringen fibrinoplastischen Effekt. RICKETTS [1191] sowie WEIL u. WEBSTER [1503] konnten unter bestimmten Bedingungen einen Dextranfibrinogenkomplex nachweisen, was später aber bezweifelt wurde [1138]. FLETCHER et al. [451] erzeugten solche Komplexe auch mit PVP; sie nehmen aber an, daß ihnen keine signifikante Bedeutung zukomme, da nur 10% des vorhandenen Fibrinogens an der Komplexbildung beteiligt sei. VIERECK u. KÖHLER [1468] schließen aus ihren Studien, daß Dextran das im Plasma vorhandene Heparin neutralisiere. Eine andere Theorie lautet dahin [6, 9, 1215], daß Dextran die Freisetzung von Thrombocytenfaktoren verhindere, was auch quantitativ gemessen werden konnte [1217]. SEEGERS et al. [1310] nehmen an, daß Dextran mit einem mittleren MG von 91 700 die Threonaktivität vermindert (Threon = Produkt der Reaktion zwischen Plättchen-Cofaktor 1 [Faktor VIII] und Plättchenfaktor 3, notwendig für die Umwandlung von Prothrombin in Thrombin).

Tierexperimentelle Untersuchungen: HUMMEL u. HALSE [753] fanden nach i. v. Injektion von 2,5 ml 6% Dextran pro kg KG bei Kaninchen einen hämostatischen Effekt. MONKHOUSE [1035] und SEMPLE [1313, 1314] führten Austauschtransfusionen mit Dextran durch, in deren Verlauf gelegentliche Sickerblutungen und ein 20%iger Abfall des Fibrinogens beobachtet wurden. HORVATH [728] und BLOOM [179] fanden bei normovolämischen Hunden und Kaninchen nach wiederholter Verabreichung von Dextran eine verlängerte Blutungszeit. ADELSON et al. [8] bestätigten diese Resultate und führten zusätzlich Infusionen bei bestrahlten Hunden durch. Sie konnten die verlängerte Blutungszeit durch die Thrombopenie und die

Hämodilution allein nicht erklären. MICHAELSEN u. HOWLAND [1015] studierten die Wirkung von Dextraninfusionen nach Verabreichung von Bishydroxycumarin, Acetylbiscoumacetat, Heparin und Phenindion. Die Autoren schließen aus ihren Ergebnissen, daß die nach Dextraninfusionen beobachtete Blutungstendenz nicht auf einer Beeinflussung der Gerinnungsfaktoren, sondern auf einer Verletzung der Gefäßintegrität beruhe. SWANK [1403] nimmt ebenfalls an, daß ein Dextran-Fibrinogen-Komplex gebildet werde, welcher zur Filtration von Thrombocyten aus der Zirkulation führen könnte (vgl. [535 a, 1433]).

Klinische Untersuchungen: Die Beobachtung von insgesamt mehreren tausend Patienten ist Gegenstand der Arbeiten verschiedener Autoren, die keine Anhaltspunkte für eine erhöhte Blutungstendenz nach Dextranzufuhr gefunden haben [79, 174, 307, 682, 733, 1501]. Ausnahmen traten lediglich bei Transfusion übermäßiger Mengen auf [732, 770, 771, 1089, 1488, 1503]. Nach extrapleuraler Pneumolyse fanden sich sogar verminderte Blutungskomplikationen [1468].

Mit einer erhöhten Blutungstendenz nach Dextranzufuhr befassen sich folgende Arbeiten: CARBONE [257] und ADELSON [8] versuchten die Verlängerung der Blutungszeit durch Störungen der Hämostase an der Stelle der Gefäßläsion zu erklären. Auch Beeinträchtigung der Thrombocytenfunktion wurde in Betracht gezogen [9, 853, 1403].

BRONWELL et al. [218] schlossen schon 1955 aus ihren Versuchen, daß die nach Dextranzufuhr gesehenen Blutungskomplikationen von der Menge und dem Molekulargewicht des verwendeten Präparates abhängen.

Unter 85 000 Geburten wurden 8 Fälle mit Hypofibrinogenämie gesehen und auf Dextranverabreichung zurückgeführt. Das Molekulargewicht von 63% der Dextranmoleküle lag zwischen 130 000 und 250 000 [1306]. Diese Hypothese wird aber durch keine der zitierten Arbeiten belegt (s. auch [1129]), und heute ist bekannt, daß Hypofibrinogenämien post partum auch spontan auftreten. Verlängerte Blutungszeiten bei normaler Gerinnungszeit konnten durch den geringen Abfall der Prothrombinkonzentration nicht erklärt werden [779]. JACOBAEUS [771] glaubt, an Prothrombinverbrauchstests gezeigt zu haben, daß Dextrane eine hemmende Wirkung auf die Gerinnung ausüben. Es scheint ihm aber fraglich, daß dieser Effekt zur Erhöhung der Blutungsbereitschaft genüge, besonders deshalb, weil Dextran gleichzeitig eine fibrinoplastische Wirkung zeigt, welche die verminderte Thrombinbildung aufheben kann.

Dextrane höherer Molekulargewichte ($\bar{M}_w$ über 100 000) in klinischer Dosierung können also die normale Blutgerinnung leicht verzögern. Der volumenexpandierende Effekt, d. h. die Verdünnung der Gerinnungsfaktoren sowie Speciesdifferenzen müssen dabei berücksichtigt werden.

Dextran 40. LONG [919] hat gezeigt, daß Rheomacrodex in Dosen von mehr als 4—6 g/kg KG bei Hunden die Blutungszeit verlängert, und identische Veränderungen entstehen durch gleich große Dosen von 10%igem Albumin. Der Autor nimmt an, daß die Verlängerung der Blutungszeiten nach diesen massiven Dosen unspezifisch ist und durch die Kreislaufüberladung verursacht wird. In klinischer Dosierung führte Dextran zu keinen Veränderungen der Blutungszeit.

Dieser Befund wird unterstützt durch die sorgfältigen Untersuchungen von BERGENTZ, EIKEN u. NILSSON [124], wo neben der Blutungszeit auch die Coagulationszeit, die Thrombocytenzahl, der Prothrombinverbrauch, der Fibrinogenspiegel sowie die Faktoren V und VII gemessen wurden. Diese Studie wurde durch NILSSON u. EIKEN [1084] sowie CRONBERG et al. [316] noch weiter ausgebaut und auch beim Menschen bestätigt.

Eine ganze Reihe experimenteller und klinischer Untersuchungen zeigen, daß Dextran 40 in Dosen bis zu 2,0 g/kg KG den Gerinnungsmechanismus nicht in pathologischem Sinne beeinflußt [3, 90, 174, 201, 254, 503, 862, 865 a, 890, 916, 961, 1081, 1153].

Die Gruppe um MELROSE hat später weitere Resultate über 306 Patienten publiziert, die mit der Herzlungenmaschine operiert wurden [121, 1354]. Dabei ergab sich, daß die Verabreichung von 2 g Rheomacrodex/kg KG die postoperative Blutungsmenge um 258 ml pro m² erhöht. Es wurden aber keinerlei Störungen der Blutgerinnung gefunden; bei den Patienten der Rheomacrodexgruppe lagen im Gegenteil häufiger normale postoperative Gerinnungsverhältnisse vor als in der Kontrollgruppe. Schwere postoperative Komplikationen waren in der Rheomacrodexgruppe seltener (3,6%) als in der Kontrollgruppe (7,5%).

DUGDALE et al. [368] sahen bei Hunden unter Hypothermie und extracorporalem Kreislauf einen beschleunigten Prothrombinverbrauch sowie eine ungünstige Beeinflussung des Fibringerinnsels; gleichzeitig übte aber Dextran 40 eine Schutzfunktion aus, die zu verlängerter Überlebenszeit führte.

HELLSTRÖM u. BJÖRK [700] beobachteten bei Verwendung von Rheomacrodex in der Herzlungenmaschine eine leichte Steigerung der postoperativen Blutungen. Gemäß Abb. 2 in ihrer Arbeit traten gesteigerte Blutungen nur auf, wenn die Perfusionsdauer mehr als 90 min betrug. Wegen des uneinheitlichen Untersuchungsmaterials und den sich z. T. widersprechenden Zahlen (Tabellen und Text!) ist diese Arbeit schwer zu beurteilen, und die Differenzen zwischen den verschiedenen Gruppen scheinen nicht signifikant zu sein. Auch die Arbeit von DYBKJAER et al. [373] ist schwer zu interpretieren, da nicht klar ist, ob für die Blutverdünnung Korrekturfaktoren verwendet wurden oder nicht. Schwierig ist auch die Auswertung der Studie von GOLLUB [535 a], wo die Blutverluste geschätzt wurden.

Von LUNDSGAARD [924] wird eine Arbeit von GARZON et al. zitiert, wonach Dextran 40 zu ausgeprägten Störungen des Gerinnungsmechanismus führen soll. Diese Autoren haben bei reichlich unphysiologischen Experimenten (tiefe, nicht genähte Hautschnitte) nach Blutung und Zufuhr von großen Mengen Dextran 40 eine Steigerung des Blutverlustes um 562% gesehen. Daß dem so ist, spricht für die Verbesserung des Capillarkreislaufs, wie die Autoren übrigens selber feststellen. Für die Klinik sind diese Befunde ohne große Bedeutung, da die Situation selten ist, wo bei scharfen, unbehandelten Messerschnittwunden der Haut Plasmaersatzstoffe gegeben werden. Bei anderen Verletzungen tritt ja immer das „extrinsic system" der Blutgerinnung in Kraft, und langjährige klinische Erfahrung bestätigt, daß verstärkte capilläre Blutungen selten vorkommen.

Bei den empfohlenen Dosen von 15—20 ml/kg KG sahen MULDER et al. [1057] keine Blutungssteigerungen, dagegen traten solche bei Verwendung höherer Dosen auf [207, 365, 641 a, 885, 891, 1416]. RAISON [1154] nimmt an, daß die Blutungen bei Verwendung hoher Dosen auf die Hämodilution zurückzuführen sind und zeigt, daß der gesamte postoperative Blutverlust nach Rheomacrodexverwendung sogar kleiner ist. Auch ROE et al. [1207] fanden in den Gruppen mit Blutverdünnung mittels Dextran 40 einen etwas geringeren Blutverlust als bei Verwendung von Vollblut allein. CUELLO u. LILLEHEI [324] sahen nach Dextran 40 im Vergleich zu 5%iger Glucose leicht gesteigerte Thoraxdrainagemengen, sie stellen aber gleichzeitig fest: „Rheomacrodex has a definite place in extracorporeal circulation, especially for longer perfusions and for acquired valvular surgery where a low postoperative cardiac output and a high plasma hemoglobin may lead to oliguria or anuria."

Bei den in-vitro-Untersuchungen von PERKINS [1123], DYBKJAER [372] und KRØLL [840] wurden große Mengen von Dextran 40 (z. T. 15%ig) in 5% Glucose verwendet. Die dabei verursachten Präcipitate sind wohl durch Verdünnung der Elektrolytkonzentration und den sog. „water excluding effect" bedingt. Dieses letztere Phänomen, das allen Kolloiden gemeinsam ist, wurde eingehend studiert [868].

Fibrinolytische Aktivität. DEUTSCH [347] sowie FISCHER et al. [445, 445 a] glauben, Dextran könne das fibrinolytische System aktivieren; diese Ansicht steht im Gegensatz zu den Ergebnissen von NILSSON [1084] und CRONBERG [316]. O'NEILL [1104] hat gezeigt, daß bei allen Patienten am Bypass eine gesteigerte Fibrinolyse eintritt, die durch Anwesenheit von Dextran 40 verstärkt wird; allerdings wurde immer in Hypothermie gearbeitet.

r) Pharmakologische Eigenschaften

Die pharmakologische Wirkung von Dextran hängt von einer ganzen Reihe physikalisch-chemischer Eigenschaften der verwendeten Dextranfraktion ab, als deren wichtigste kolloidosmotischer Druck, Viscosität, Adsorptionsfähigkeit an Blutzellen und Beeinflussung kolloidaler Reaktionen

zu nennen sind. Das heißt, daß Molekulargewicht, Molekulargewichtsverteilung und Molekularstruktur eine entscheidende Rolle spielen. Neben
der kolloidosmotischen Wirkung sind der antithrombotische und der disaggregierende Effekt (s. S. 81) die beiden wichtigsten pharmakologischen
Eigenschaften des Dextrans.

Der antithrombotische Effekt. Zur Zeit, da Dextran als Plasmaexpander eingeführt wurde, betrachteten es die Erfinder als pharmakologisch
inertes Kolloid. Erst später zeigte sich, daß es auch pharmakologische Eigenschaften von klinischem Interesse besitzt. So bestätigt eine ganze Reihe in
den letzten Jahren erschienener Arbeiten, daß Dextran die Thrombosehäu-
figkeit unter verschiedenen experimentellen Bedingungen zu senken vermag
[*82, 143, 146, 186, 221, 223, 224, 225, 251, 270, 278, 279, 398, 417, 430,
430 a, 450, 608, 614, 753 a, 797, 798, 1003, 1004, 1032, 1033, 1198, 1231,
1232, 1244, 1420, 1541, 1542*].

Die ersten *klinischen* Arbeiten auf diesem Gebiet stammten von KOE-
KENBERG [*834*]. Wurden unter der Operation an Stelle von Bluttransfusionen Macrodex-Infusionen verabreicht, so sank die Häufigkeit postoperati-
ver *thromboembolischer* Komplikationen auf ein Fünftel. Auch bei *thrombo-
botischen* Erkrankungen sah man mit Dextran 70 und 40 gute Resultate
([*88 a, 125, 128, 225, 307, 308, 452, 758 a, 758 b, 799, 1032, 1219 a, 1242,
1243, 1469*]; s. auch [*907*]).

Wirkungsmechanismus: Der antithrombotische Effekt des Dextrans ist
selbstverständlich eng verbunden mit seinem Einfluß auf die Blutgerinnung, und viele der dort angeführten Arbeiten gehören dementsprechend
auch in diesen Zusammenhang.

Zur Erklärung dieses Wirkungsmechanismus lassen sich folgende Möglichkeiten denken:

1. Dextran überzieht die Gefäßendothelien und geformten Blutelemente mit einem dünnen Film (sog. „coating") und vermindert dadurch die
Aktivierung von Kontaktfaktoren, welche normalerweise den Gerinnungsmechanismus auslösen [*178, 180, 885, 1217, 1575*].

2. Die Dextranhülle neutralisiert das positive Potential, das an der
Stelle einer Intimaläsion entsteht und reduziert dadurch die Anlagerung
von Blutzellen an dieser Stelle ([*149, 266, 1215*], vgl. auch [*300*]).

3. Die Adsorption von Dextran an die Außenfläche der Thrombocyten
vermindert ihre Aggregation, die Freisetzung von Plättchenfaktor 3 [*429,
771, 841*] und die viscöse Metamorphose an der Stelle einer Gefäßläsion
([*146, 209, 342, 348, 1139, 1310*], vgl. auch [*874, 1504*]).

4. Dextran verbessert das Stromzeitvolumen und verhindert dadurch
das Wachstum eines bereits bestehenden Thrombus [*189*].

Wir haben kürzlich gezeigt, daß der antithrombotische Effekt nicht auf
der volumenexpandierenden und strömungsverbessernden Wirkung des
Dextrans beruhen kann, weil Albumin mit gleichem kolloidosmotischem

Effekt keinen Schutz gegen das Auftreten von experimentellen Thromben gewährleistet (Abb. 12 und 13; [599, 608, 614, 618 a]).

Thrombusbildung

Anzahl Venen	Therapie	Thrombi vorhanden bei
10	Kontrolle	90%
10	0,9% NaCl	90%
20	Albumin	90%
20	Dextran	40%

Unterschied A/D: p<0,05

Abb. 12. Thrombusfrequenz nach Verabreichung von isoonkotischen Lösungen von Dextran und Albumin beim Kaninchen (GRUBER [614, 618 a])

Wir haben die *thromboseprophylaktische Wirkung* von gleich großen Mengen zweier Kolloide mit gleich großem volumenexpandierendem Effekt bei 30 Kaninchen untersucht. Nach einer ersten Mikrohämatokritbestimmung aus Ohrvenenblut wurden unter Allgemeinnarkose die Gewebe jedes Oberschenkels mit 50 leichten Hammerschlägen in standardisierter Weise kontusioniert. 48 Std später wurden die Tiere wiederum narkotisiert, eine 2. Hkt-Bestimmung ausgeführt und in alternierender Reihenfolge 12 ml/kg KG einer der folgenden Lösungen i.v. verabreicht: 1. 0,9% Kochsalzlösung, 2. 5,8% Humanalbumin (Kabi AB, Stockholm), 3. 4,1% Dextran, Fraktion DRT 776, mittleres $\overline{M}_w$ 77 500 (Pharmacia AB, Uppsala), 4. eine Kontrollgruppe erhielt keine Therapie.

Die verwendeten Albumin- und Dextranlösungen sind ungefähr blutisoonkotisch, d. h. sie haben einen kolloidosmotischen Druck von 400 mm H_2O. Unmittelbar nach Injektion der ersten Dosis einer der oben erwähnten Lösungen ligierten wir beide Femoralvenen mit 0000-Seide. 2 Std später führten wir eine neue Hkt-Bestimmung durch und verabreichten eine 2. i.v. Injektion der gleichen Menge einer der oben erwähnten Lösungen. 6 Std nach der 1. Injektion wurde der Hkt nochmals bestimmt, die Femoralvenen nach Anlegen zweier Mosquitoklemmen excidiert, geöffnet und auf die Anwesenheit von Thromben untersucht (s. a. Abb. 13).

Hämatokritveränderungen

Anzahl Tiere	5	5	10	10
Therapie	Ø	K	A	D
vor Trauma	33,9	34,9	36,1	35,5
48 Std später	34,0	33,3	35,5	33,4
6 Std nach Ligatur	33,0	35,0	33,6	31,9
Versuchsende	34,5	32,2	29,4	28,3

K = Kochsalz, A = Albumin, D = Dextran
Unterschied A/D: nicht signifikant

Abb. 13. Hämatokritveränderungen nach Zufuhr isoonkotischer Lösungen von Dextran und Albumin bei normovolämischen Kaninchen

Die Plasmavolumenexpansion ist nach Verabreichung beider Lösungen gleich groß. Damit dürfte auch die Durchströmung in gleichem Maß verbessert werden.

Es ist nämlich bekannt [137], daß die „Flow"-Zunahmen, gemessen in der Niere mit Hilfe der PAH-Clearance, nach Verabfolgung von Dextran 40 und Albumin sich entsprechen, wenn diese Substanzen so dosiert werden, daß sie zu einem identischen Anstieg des Plasmavolumens führen (GRUBER [614, 618 a]).

Die bis jetzt vorliegenden Resultate deuten darauf hin, daß der Wirkung von Dextran auf die Plättchenaggregation eine entscheidende Bedeutung zukommt. Unter Verwendung der Methoden von BORN (s. [409]) und HELLEM [698, 699] konnten BENNETT et al. [120], BYGDEMAN et al. [249, 250] sowie CRONBERG et al. [316] zeigen, daß nach Dextraninfusionen beim Menschen eine verminderte Plättchenadhäsivität auftritt, welche vermutlich eine Folge der Veränderungen von Plasmafaktoren darstellt. Es scheint unwahrscheinlich, daß die herabgesetzte Plättchenadhäsivität in vivo auf einer Wirkung des Dextrans auf die ADP-reaktiven Receptoren an der Plättchenoberfläche beruht [248].

Die antithrombotischen Eigenschaften von Dextran stehen heute offensichtlich außer Zweifel, und zwar wird deren Wirkung schon in klinischen Dosierungen aktiviert, wo keine Verschiebungen der mit Standardmethoden meßbaren Gerinnungsfaktoren außerhalb der normalen Schwankungsbreite zu befürchten sind. So sind beim Menschen nach i. v. Gaben von täglich 500 ml Dextran 75 oder Dextran 40 während 3 Tagen gute Resultate beschrieben worden [308, 1168]. In mehreren Untersuchungen über den antithrombotischen Effekt von Dextran wurden gleichzeitig die Gerinnungsverhältnisse geprüft, die praktisch immer normal waren [398, 452, 1542].

Die Ursachen für das biologisch interessante Phänomen des antithrombotischen Effektes ohne gleichzeitig vorhandene meßbare Beeinflussung der Gerinnung bleiben vorläufig unklar. Die Untersuchungen von SEEGERS u. Mitarb. [1310] bieten eine mögliche Erklärung: Dextran beeinträchtigt die viscöse Metamorphose, wenn die Thrombinbildung allein über das „intrinsic system" erfolgt, wie z. B. bei einer Thrombose. Bei der Hämostase dagegen ist das „extrinsic system" ebenfalls mitbeteiligt, Gewebsthromboplastin wird freigesetzt und Thrombin gebildet, das die hemmende Wirkung von Dextran auf die Threonaktivität völlig ausschaltet. Trotz Anwesenheit von Dextran kann dann die viscöse Metamorphose eintreten.

Es ist bis heute nicht entschieden, welche der gebräuchlichen Dextranformen einen besseren antithrombotischen Effekt ausübt. Bei gleicher Dosierung scheint Dextran 70 wirksamer zu sein, wogegen Dextran 40 schneller ausgeschieden wird. Es gibt keine vergleichenden Untersuchungen, wo in vivo identische Plasmakonzentrationen mit verschiedenen Dextranfraktionen über längere Zeit aufrecht erhalten wurden [1244]. Es fehlen aber auch Beweise dafür, daß der antithrombotische Effekt von der Dextrankonzentration abhängig ist. Da verschiedene Befunde dem Dextran 70 in dieser Hinsicht die beste Wirksamkeit zuzusprechen scheinen, wird in der Klinik zur Prophylaxe und Behandlung thromboembolischer Komplikationen meist

Macrodex verwendet. Wo gleichzeitig eine Durchblutungsverbesserung angestrebt wird, wie z. B. in der Gefäßchirurgie, empfiehlt sich die Verabreichung von Dextran 40.

Zur Prophylaxe und Behandlung thromboembolischer Komplikationen werden folgende Dosierungen empfohlen:
Initial 10—20 ml/kg KG,
d. h. 500—1000 ml Dextran 70 oder 40 in 4—6 Std, anschließend 500 ml i. v. jeden 2. Tag in 4 Std oder langsamer bis zum Verschwinden der Symptome, höchstens während 2 Wochen. Der Art des Lösungsmittels (5% Glucose oder 0,9% NaCl) soll Rechnung getragen werden.

Gewisse experimentelle und klinische Anhaltspunkte deuten darauf hin, daß niedermolekulares Dextran den Verlauf nach *Herzinfarkt* zu verbessern vermag [*169, 170, 171, 350 a, 623, 631, 842, 854, 855, 856, 857, 858, 860, 892, 918, 1127, 1541*].

Trotzdem endgültige Schlußfolgerungen auf diesem Gebiet noch nicht möglich sind [*892 a*], dürften die Resultate mindestens teilweise auf den antithrombotischen Effekt des Dextrans zurückzuführen sein.

Auch die Erfolge bei *Durchblutungsstörungen der Extremitäten* [*62, 122, 123, 125, 157, 445 a, 480, 788, 844, 960, 1045 a, 1142, 1158, 1233, 1348*] und in der *Gefäßchirurgie* [*128, 131, 222, 301, 457, 863*] sind mindestens z. T. durch diese Eigenschaft bedingt. In das gleiche Kapitel gehören wohl auch die Resultate, die mit Dextran 40 bei *cerebralen Durchblutungsstörungen* [*191*], *Cerebralinfarkten* [*325, 390, 456, 560, 1011 a, 1397 a, 1526*], *Mesenterialinfarkten* [*56, 60, 332, 878, 879*] und *Kälteschäden* [*58, 1061, 1062, 1493*] erzielt wurden.

Einfluß auf Blutlipide. Einiges Aufsehen erregten in letzter Zeit die Befunde von FLOTTE [*453, 454*] über die Senkung eines pathologisch gesteigerten Cholesterinspiegels nach Dextranzufuhr. Da die Rolle des Cholesterins bei der Genese der Arteriosklerose weiterhin umstritten bleibt und diese Resultate noch nicht von anderer Seite bestätigt wurden, können die Schlußfolgerungen auf diesem Gebiet wohl nicht jetzt schon gezogen werden. Zusammenhänge zur antithrombotischen Wirkung sind denkbar.

Eine ganze Reihe von Arbeiten befaßt sich seit mehreren Jahren mit der Wirkung von Dextran auf Blutlipide im allgemeinen [*23, 24, 323, 404, 453, 706, 791, 792, 793, 814, 815, 816, 827, 845 a, 883, 931, 932, 933, 947, 1029, 1049, 1118, 1119, 1124, 1146, 1218, 1238, 1308, 1367, 1456, 1480, 1491, 1547 a*].

s) Beeinflussung von Laboruntersuchungen

W. APPEL u. Mitarb. [*61 a*] haben den Einfluß von Dextran 40 und 70 (Rheomacrodex und Macrodex) auf die Bestimmungsmethoden von 50 klinisch-chemischen Meßgrößen unter Verwendung von 86 Methoden in 3800 Analysen untersucht (vgl. auch [*71*]):

Durch die Anwesenheit von Dextran nicht gestört werden folgende Bestimmungsmethoden:

Enzyme:

GOT nach Reitman-Frankel und nach Karmen,
GPT nach Reitman-Frankel und nach Karmen,
LDH nach Wroblewski-LaDue,
IDH nach Taylor-Friedmann,
Aldolase nach Racker,
Kreatinin-Phosphokinase nach Tanzer-Gilvarg,
Alkalische und saure Phosphatase nach Bessey-Lowry und Schnelltest,
Alpha-Amylase nach Smith-Roe,
Lipase nach Cherry-Crandall,
Aminosäurearylamidasen nach Schön et al. mod.,
Leucinaminopeptidase nach Greenbaum-Fruton, Smith mod.,
Gly-Gly-Dipeptidase nach Smith mod.,
Aminotripeptidase nach Smith mod.,
Carboxypeptidase A nach Schön et al. mod.,
Trypsin und Kathepsin nach Anson mod., Nelson et al. mod., Riedel u.
   Wünsch mod., Russler u. Schön mod., Hummel,
Chymotrypsin A nach Hummel,
Pepsin nach Fruton et al. mod., Anson mod., Nelson et al. mod.

Organische Substanzen:

Glucose nach Stein, Keston-Teller, Fehling-Trommer, Benedict, Rédei-Nagy,
   Schnellteste,
Fructose nach Bang,
Lactose nach Wöhlk, Rubner-Bucher,
Pentosen nach Bial,
Aceton nach Lange,
Acetessigsäure nach Arnold,
Ketonkörper Schnelltest,
Phenylpyruvat Schnelltest,
Protein Schnelltest,
Elektrophorese,
Serumlabilitätsreaktionen,
Harnstoff N nach Berthelot-Stegemann, Schnellteste,
Kreatinin nach Clark und Thompson,
Cholesterin nach Searey-Bergquist, Pearson-Stern, Zak, Schmidt-Thomé,
Unveresterte Fettsäure nach Novak,
Bilirubin nach Malloy-Evelyn, With,
Hämoglobin nach Bethke-Savelsberg,
Blut Schnelltest,
Äthanol nach Bücher-Redetzki.

Anorganische Substanzen:

Na^+, K^+ flammenphotometrisch,
Ca^{++} nach Diehl-Ellingboe,
Fe^{++} nach Zak,
Cl^- nach Schales-Schales,
HCO_3^- nach Van Slyke,
Pi nach Fiske-Subbarow,
Hkt nach McGovern-Jones.

Unter besonderen Umständen können die angeführten Lipase-, Chlorid-, Hämoglobin- und Cholesterin(nach Pearson)-Methoden durch die Anwesenheit von Dextran geringgradig (1,5—7%) beeinflußt werden (für Details s. [61 a]).

Durch die Anwesenheit von Dextran gestört werden folgende Bestimmungsmethoden:

Glucose: nach Hagedorn-Jensen, Crecelius-Seifert, Hultmann, Nylander (Harn), polarimetrisch (Harn),
Protein: refraktometrisch, Biuret (verwertbar bei Ausfällung der Proteine mit Trichloressigsäure),
Fettsäureester,
Cholesterin (nach Sperry-Webb),
Fructose (nach Schwanoff),
Sorbitdehydrogenase.

Die Ergebnisse sind jeweils falsch positiv.

Betreffend die Bestimmung der Inulin-Clearance in Gegenwart von Dextran s. [1070 a].

APPEL u. WIRMER [61 b] geben auch genaue, neue Makro- und Mikro-Verfahren zur Bestimmung von Dextran in Blut, Urin, Liquor, Magen- und Darmsaft sowie Speichel an.

t) Stabilität während der Lagerung

MAYCOCK u. RICKETTS [980, 982] haben gezeigt, daß 5- und 10jährige Lagerung (1954—1959—1965) bei 4° C die physikalisch-chemischen und biologischen Eigenschaften von britischem und amerikanischem Dextran nicht verändert. Eine Begrenzung der Lagerfähigkeit kann höchstens durch allfällig auftretende Defekte in den Behältern (Deckel, Gummistopfen, Glas), nicht aber durch eine Instabilität der Dextranlösung als solcher verursacht sein.

Bei größeren Temperaturschwankungen (wenn die obere Hälfte der Flasche wärmer ist als der untere Teil) kann Flockenbildung auftreten [428]. Bei diesen Flocken handelt es sich um Aggregate von Dextranmolekülen, die sich bei 10minütigem Erhitzen im Autoklaven auf 100—110° C wieder auflösen ([1362]; s. auch [356]).

u) Der Volumeneffekt von Dextran

Tierversuche. HILDEBRANDT [708] entnahm bei Hunden $^1/_5$—$^1/_4$ der Gesamtblutmenge und gab anschließend Dextran 70. Der kolloidosmotische Druck blieb praktisch unverändert (bestätigt in [378]), die Viscosität wies nur geringgradige Schwankungen auf, der Hämatokrit und die Erythrocytenzahlen sanken bis zum 6. Tag ab und stiegen dann bis zum 14. Tag steil an. BOLLMANN et al. [185] wiesen den guten Volumeneffekt von Dextran 70 und 120 verglichen mit Dextran 24 und Kochsalzlösung beim Kaninchen nach.

RIEGER u. LILJEDAHL [*1195*] sahen 4 Std nach 30% Blutverlust beim Hund durch Dextran 40 und 70 in *Glucose* eine Volumenrestitution entsprechend dem Effekt von Hundealbumin und Hundeplasma. 24 Std und 48 Std später war das Plasmavolumen bei den Dextrantieren geringer, was mit der fehlenden Natriumzufuhr zusammenhängen könnte. Die Autoren glauben, daß das kleinere Plasmavolumen durch eine *gesteigerte Diurese* und Bindung von interstitiellem Wasser durch Dextran im Extravasalraum zu erklären sei. Für letztere Annahme gibt es aber keine Gründe, da der kolloidosmotische Effekt an die Anwesenheit einer semipermeablen Membran gebunden ist.

Ein identischer oder initial etwas größerer Volumeneffekt nach Zufuhr gleicher Mengen von 6% und 10% Dextran 40 oder 75 verglichen mit Plasma oder Blut sowie die Überlegenheit über Gelatine und PVP wird in mehreren Arbeiten bei verschiedenen Tierarten beschrieben [*179, 337, 341 a, 344, 396, 578, 703, 745, 761, 808, 809, 837, 923, 937, 953, 1257, 1313, 1347, 1488*].

DRAKE [*362*] hat die Volumenwirkung von Dextran 40 bei *hypothermischen* Hunden gemessen. Der initiale Volumenanstieg nach 10% Dextran 40 ist wegen des starken kolloidosmotischen Effektes stärker, hält aber weniger lang an als nach Dextran 75 (s. Untersuchungen am Menschen). Die Volumenrestitution nach Zufuhr von Dextran 70 ist auch bei großen Blutverlusten vollständig und hält an, bis körpereigene Mechanismen das Plasmavolumen aufgefüllt haben.

Versuche am Menschen. Grundsätzlich sind die Verhältnisse gleich wie beim Tier. Die Dauer des Volumeneffektes einer Dextranlösung hängt auch hier vom Ausgangsvolumen ab; bei hypovolämischen Individuen und solchen mit vermindertem kolloidosmotischem Druck hält die Wirkung länger an als bei gesunden, normovolämischen Personen ([*639, 754*]; s. auch [*1313, 1488*]).

Tabelle 5 und 6 geben eine Übersicht über die Resultate von Blutvolumenbestimmungen verschiedener Autoren mit Dextran 40 und 70 bei normo- und hypovolämischen Personen (vgl. a. Abb. 6 und 16).

Daß die Zufuhr von Dextran 40 oder 70 bei hypo- und normovolämischen Individuen zu einer langanhaltenden Plasmavolumenzunahme führt, welche der infundierten Menge entspricht oder etwas mehr ausmacht, wird durch mehrere weitere Untersuchungen bestätigt:

Dextran 70 und ältere Präparate: [*67, 175, 177, 194, 334, 376, 433, 574, 620, 681, 693, 759, 838, 853, 927, 1012, 1099, 1106, 1159, 1299, 1537, 1538, 1546*].

Dextran 40: [*505, 958, 1265 a, 1416*].

GRÜNERT [*619*] arbeitete mit einem 6% Dextran 40. Einen Versuch zur Prüfung verschiedener Blutersatzmittel mittels Plasmavolumenmessungen hat auch BAUMGARTL [*109, 110*] unternommen. Seine Methode gibt aber

Tabelle 5. *Volumeneffekt von Dextranpräparaten bei normovolämischen Personen*

Autor	Jahr	Ref.	Präparat	Methode	n	Menge in ml	Inf. Dauer in min	Volumenzunahme in ml Std nach Infusion			
								0	1	6	24
HAMMARSTEN, J. F.	1953	[639]	6% Dextran (80?)	T 1824	10	1000	50	—	775	534	—
METCALF, W.	1954	[1009]	6% Dextran Laros M_n: 66 000 (?)	T 1824	12	1000	?	1000	—	550	260
			6% Dextran CSC M_n: 56 000 (?)	T 1824	12	1000	?	1000	—	610	340
HARRISON, J. H.	1954	[657]	6% Dextran M_n: 60 000	T 1824	29	1000	120	—	—	909	—
mit Dextran 40 (Rheomacrodex)											
HUME, R.	1964	[752]	10% Dextran 40	Cr^{51} + RIHSA (?)	?	500	30	960	—	—	—
							120	750	—	—	—
							180	585	—	—	—
							240	350	—	—	—
SCHNEIDER, K. W.	1965	[1274]	10% Dextran 40	T 1824	29	1000	?	985	—	—	—
				Cr^{51}	29	1000	?	876	—	—	—

Tabelle 6. *Volumeneffekt von Dextranpräparaten bei hypovolämischen Personen*

Autor	Jahr	Ref.	Präparat	Methode	n	Menge in ml	Inf. Dauer in min	Volumenzunahme in ml Std nach Infusion					
								0	1	2—4	6	12	24
HAMMARSTEN, J. F.	1953	[639]	6% Dextran (80?)	T 1824	8	1000	40	—	1020	—	820	700	860
GRUBER, U. F.	1962	[589]	6% Dextran 75	RIHSA	10	500	30	550	—	520	—	—	—
AHNEFELD, W. F.	1965	[14]	6% Dextran 60	RIHSA	30	500	15	562	495	493	—	—	—
mit Dextran 40 (Rheomacrodex)													
GRUBER, U. F.	1965	[601]*	10% Dextran 40	RIHSA	8	500	30	1140**	—	650	—	—	—
AHNEFELD, W. F.	1965	[14]	10% Dextran 40	RIHSA	30	500	15	666	442	421	—	—	—

* In dieser Arbeit sind nur die prozentualen Veränderungen, bezogen auf das Ausgangsvolumen, wiedergegeben.
** Bei vollhydrierten Personen.

keine zuverlässigen Werte (Schwankungen des BV um 3—4 Liter!); die Resultate und Schlußfolgerungen sind deshalb nicht überzeugend. Eindeutig ist, daß die Normalisierung des Blutdruckes in den Schockversuchen mit Macrodex immer schneller gelang als mit PVP oder Elektrolytlösungen.

v) Hämodynamik

Aus einer großen Zahl von exakten Messungen beim Hund und beim Menschen, unter Normbedingungen und im Schock, geht hervor, daß sowohl *Dextran 40* [*93, 94, 258, 288, 289, 289 a, 455, 518, 790, 1196, 1257, 1265, 1265 a, 1298, 1416, 1496, 1543*] als auch *Dextran 70 und ältere Dextranpräparate*, gelöst in 5% Glucose oder 0,9% NaCl [*63, 112, 232, 289 a, 459, 460, 572, 573, 656 a, 1059, 1060, 1068, 1152 a, 1229 c, 1269, 1360, 1546*],

> das Herzminutenvolumen steigern,
> den venösen Rückfluß erhöhen,
> den Blutdruck heben,
> den Puls und den peripheren Widerstand senken,
> die Pulsdruckamplitude vergrößern und
> die Kreislaufzeit verkürzen.

GIANELLI et al. [*521*] haben nach Infusionen von Dextran 40 beim Menschen zusätzlich die Verhältnisse im Säure-Basen-Haushalt (s. auch [*1382*]) und die Lungenfunktionsgrößen untersucht (vgl. auch [*455, 1180*]).

CAREY [*261*] fand nach Dextran 40 verglichen mit Blut bei Schockpatienten ($n = 23$) eine raschere Verbesserung der Kreislaufverhältnisse und stellt fest, daß der deutliche Anstieg des Herzminutenvolumens für ca. 4 Std anhält [*260*]. Da der wesentliche hämodynamische Effekt in der Vergrößerung des HMV liegt, ist es nicht erstaunlich, daß Dextran 40 die periphere Durchblutung nicht verbessern kann, wo bereits primär normale Verhältnisse vorliegen, oder wo die Erhöhung des HMV experimentell verhindert wird [*292, 820, 820 a*].

Die *strömungsverbessernden Eigenschaften* von Dextran 40 wurden durch GELIN und seine Mitarbeiter entdeckt und ausgedehnt untersucht [*501, 502*]. Sie beruhen auf der Tatsache, daß in diesem Präparat der größte Teil der Moleküle ein $\overline{M}_w$ von weniger als 60 000 besitzt. Diese üben einen ausgeprägten disaggregierenden Effekt aus (s. auch [*1295*]), der dadurch verstärkt wird, daß Rheomacrodex eine 10% Lösung darstellt. Wegen des starken kolloidosmotischen Effektes wird interstitielle Flüssigkeit nach intravasal verlagert, wodurch Hämatokrit und Viscosität sinken. Es ist möglich, daß durch den Flüssigkeitseinstrom nach intravasal eine passive Dilatation der Capillaren eintritt, die ebenfalls zur Erhöhung des Stromzeitvolumens beiträgt. ENERSON [*412, 413, 414*] hat in vitro nachgewiesen, daß Dextran 40 der Zellschwellung entgegenwirkt, wie sie als Folge von Hypoxie und Hypothermie auftritt.

SCHJELDERUP [1260] sah eine Verbesserung der Durchblutung in Lappenplastiken, und GOULIAN [541 a] hat eine verlängerte Überlebenszeit von gestielten Hautlappen nachgewiesen. BURRI u. MATTER [242] haben die Durchblutung von Lappenplastiken nach Zufuhr von Dextran 40 oder Gelatine gemessen. Während Infusion von Gelatinelösung die Temperatur nicht zu verändern imstande war, bewirkte Dextran 40 eine Temperatursteigerung, was die Autoren auf eine Verbesserung der Capillarzirkulation zurückführen.

Die Verhütung von Mucosaläsionen des Magens, wie sie im hämorrhagischen Schock des Kaninchens eintreten [651], durch Dextran 40 wird ebenfalls auf dessen rheologische Eigenschaften zurückgeführt [652].

GROTH u. LÖFSTRÖM [585] haben gezeigt, daß die Infusion von Dextran 40 den Sauerstoffpartialdruck in der Kaninchenhaut erhöht, weil die Durchblutung verbessert wird. Eine weitere Arbeit demonstriert die Überlegenheit von Dextran 40 und Albumin über Blut und Dextran 70 zur Steigerung des pO_2 in der Muskulatur [587]. Der erhöhte Sauerstoffverbrauch, der nach Infusion von niedermolekularem Dextran auftritt, läßt ebenfalls auf eine Verbesserung der capillären Durchblutung schließen [820, 820 a]. (Vgl. auch [123 a].) Die Rattenversuche von EVONUK [426 a] sind wegen der speciesspezifischen Überempfindlichkeit nicht schlüssig.

Verschiedene Autoren nehmen an, daß die Erythrocytenzirkulation nach Trauma und schweren Blutverlusten stark verlangsamt sein könne [92, 133]; SHOEMAKER [1334] und SUZUKI [1398, 1399, 1400] sprechen von einer langsam zirkulierenden Erythrocytenmasse. Wenn auch die Resultate in anderen Untersuchungen nicht bestätigt werden konnten [327, 744] und die klinische Bedeutung dieses Phänomens unklar bleibt, haben doch SHERMAN et al. [1325] kürzlich gezeigt, daß Zufuhr von Dextran 40 im Endotoxinschock zu einer rascheren Äquilibrierung von ^{51}Cr-markierten Erythrocyten führt. Dieses Phänomen wurde neulich auch bei Frakturpatienten nachgewiesen [215 a].

Betreffend Beeinflussung der Hämodynamik durch Plasmaersatzstoffe vgl. a. S. 13 ff., 79 ff., 81 f., 87.

w) Therapeutische Resultate

Dextran 70 und ältere Präparate. *Tierversuche:* Nachdem GRÖNWALL u. INGELMAN [572, 573] gezeigt hatten, daß der Blutdruck von Tieren durch Dextraninfusionen rasch und vollständig normalisiert werden kann, haben mehrere Forschergruppen [185, 232, 476, 708, 1313, 1439, 1462] die Wirksamkeit von Dextran in Schockexperimenten und bei massiven Austauschtransfusionen [1229 c] immer wieder nachgewiesen.

Zahlreiche Untersucher fanden in verschiedenen Modellen bei mehreren Species eine 6% Dextranlösung wenig schlechter, ebenso wirksam oder besser als Albumin, Plasma, Blut oder andere Expander [*100, 237, 240, 352, 494, 578, 579, 703, 925, 925 a, 1048, 1117, 1133, 1155, 1313, 1345, 1347, 1352, 1433, 1466, 1538*] respektive deutlich besser als die gleiche Menge einer Elektrolytlösung.

In einer ausgezeichneten Arbeit hat DRUCKER [*363*] gezeigt, daß im irreversiblen hämorrhagischen Schock beim Hund die Auffüllung des Blutvolumens durch Dextran 40 oder 150 zur Wiederherstellung eines aeroben Stoffwechsels ebenso wirksam ist wie die Rücktransfusion des autologen Blutes. Die Überlebenszeiten waren in beiden Gruppen gleich, obwohl der Hämatokrit in der Dextrangruppe nur 19% betrug. Mit Infusionen der doppelten Menge einer physiologischen Kochsalzlösung dagegen waren die Resultate deutlich schlechter.

Einfluß der Trägerlösung:

AGERSBORG et al. [*11*] empfehlen auf Grund von Schockversuchen am Hund die Verwendung von balancierten Elektrolytlösungen als Trägerlösung für Dextran. Weder beim Gebrauch von physiologischer Kochsalzlösung noch von 5% Dextrose zeigten sich pathologische Plasma- oder Erythrocyten-Elektrolytwerte, doch war die Überlebensrate größer, wenn Dextran in Gey's-Lösung verabreicht wurde; das Untersuchungsmaterial ist aber zu klein ($n = 4$/Gruppe) für definitive Schlußfolgerungen. Kinematographische Studien an *Zellkulturen* bestätigen die Überlegenheit von balancierten Elektrolytlösungen [*1137*].

STĚRBA et al. [*1385*] konnten in ihrem Schockmodell beim Hund durch Zusatz von 40 mg Glutathion/100 ml Infusionslösung die Überlebenszeiten um durchschnittlich 50% verlängern. Verglichen wurden Blut, Rinderserum und 2 Dextranpräparate ohne Angabe des Molekulargewichtes. Die Autoren nehmen an, daß die günstige Wirkung des Glutathions auf einer besseren Ausnützung des an Hämoglobin gebundenen Sauerstoffs beruhe.

TRINER et al. [*1457*] zeigten, daß die Zugabe von 5% Glucose und Insulin zu Dextran in 0,9% NaCl-Lösung die Überlebensrate von Kaninchen im hämorrhagischen Schock signifikant verlängert.

Klinische Resultate: Die ersten klinischen Resultate über die Verwendung von Dextran zur Schockbehandlung stammen aus dem Jahr 1946 von BOHMANSSON et al. [*184*]. Wenig später wies THORSÉN [*1438*] auch beim Menschen die Überlegenheit von Dextran über gleiche Mengen von Elektrolytlösungen in der Schockbehandlung nach. Seither ist eine große Zahl von klinischen Studien erschienen, welche die Wirksamkeit von Dextran in der Schockbehandlung bestätigen. Mehrere der unter „Hämodynamik" und „Volumeneffekt" zitierten Arbeiten enthalten ebenfalls Angaben zu diesem Thema. Alle diese Untersuchungen zeigen, daß Infusion einer 6% Dextranlösung im hypovolämischen Schock zu therapeutischen Resultaten führt, die denjenigen einer Behandlung mit Plasma entsprechen [*90, 118, 232, 289 a, 620, 681, 927, 1149, 1501*].

CRAIG et al. [*309*] sowie BOWMAN [*194*] berichteten schon in den frühen Fünfzigerjahren über die erfolgreiche Behandlung von 2500 Fällen in USA, FAYOT [*433*] über 350 Patienten in Frankreich.

Unterlagen für die klinische Wirksamkeit von Dextran 75 bei der Schockbehandlung von Schwerverletzten liefert die Arbeit von AMSPACHER [*53*] aus dem Koreakrieg. Interessant ist die Feststellung, daß sich viele Bataillonsärzte jeweils beklagt hätten, wenn die Dextranvorräte erschöpft waren, weil sie fanden, daß Dextran dem Plasma überlegen sei. Die Diurese war in allen Fällen gut, obschon bei mehreren Patienten der Hämatokrit nach Volumenauffüllung bis auf 20 absank (s. auch [*79, 232*]).

Auch über die erfolgreiche *prophylaktische* Verabreichung von Dextran 70 während Narkose und Operation und zum Ersatz von intraoperativen Blutverlusten liegen viele Berichte vor [*118, 184, 200, 232, 309, 433, 825, 926, 957, 958, 1515, 1538*].

Bei allen diesen Situationen stellt die Verminderung der zirkulierenden Erythrocytenmasse selbstverständlich den limitierenden Faktor für die maximal zu verabreichende Dextranmenge dar. Das gleiche gilt auch für Plasma, und es sind uns keine klinischen Untersuchungen bekannt, welche die Überlegenheit von Plasmapräparaten über eine 6%ige Lösung von Dextran 70 belegen.

Der *Verbrennungsschock*, wo dem Plasmaverlust die wichtigste Bedeutung zukommt, stellt für Plasmaersatzstoffe ein ideales Indikationsgebiet dar, da auch bei Gabe großer Mengen die Sauerstofftransportfähigkeit im Gegensatz zum hämorrhagischen Schock nicht gefährdet ist. Es besteht kein Zweifel darüber, daß auf diesem Gebiet initial mit Dextran ebenso gute Resultate erzielt werden können wie mit Plasma [*79, 135, 232, 421, 422, 497, 578, 682, 789, 978, 1034, 1056, 1170, 1210, 1211, 1326, 1376*]. Da den Gammaglobulinen später bei der Infektionsbekämpfung eine wichtige Rolle zukommt, empfiehlt sich deren zusätzliche Verabreichung [*888*].

1962 haben METCALF et al. [*1011*] über eine *neue Dextranform*, genannt *S-50*, berichtet. Dieses Dextran werde durch Streptococcus DS-50 direkt in der gewünschten Molekulargewichtsverteilung ($\overline{M}_w = 65\,000$) synthetisiert. Es wurde bei 34 Patienten geprüft, seine Eigenschaften entsprechen weitgehend denjenigen von Dextran 70. Die Autoren nehmen an, daß die Herstellungskosten für Dextran S-50 kleiner sein würden als für das heute erhältliche Dextran. Weitere Berichte sind aber nicht mehr erschienen.

Dextran 40. *Tierversuche:* LEPLEY [*880*] fand in seinem Schockmodell (Verlust von 40% des BV) bei 40 Hunden, daß nur 1 von 10 Tieren starb, die mit Dextran 40 (15%) vorbehandelt wurden, während 5 resp. 7 Tiere in der Dextran 75- (15%)- und Kontrollgruppe nicht überlebten. Er hatte den Hunden vor der Schockperiode 1,5% des Körpergewichtes an Blut entnommen und diese Menge durch autologes Blut, Dextran 40 oder 75 ersetzt. Die Experimente sind nicht schlüssig betreffend die Überlegenheit von Dextran 40 über Blut, da die Zufuhr von 15% Dextran eine hypervolämische Ausgangslage schafft. Hingegen deuten sie eine Überlegenheit von Dextran 40 über Dextran 75 an, was nicht allein auf Grund des Volumeneffektes zu erklären ist (vgl. auch [1470]).

SCHENK et al. [1257] sahen in einem Schockmodell beim Hund bei einer Mortalität von 27% in der Kontrollgruppe keine Todesfälle nach Zufuhr von Dextran 40 oder 75 und beobachteten „dramatic improvement in flow and blood pressure after a small volume of dextran had been infused. This response was never observed after blood or saline infusion". Nach Verlust von 50% des Blutvolumens zeigte sich eine Behandlung mit Dextran 40 plus Fibrinolysin (Mortalität 10%) wirksamer als Infusionen von 0,9% Kochsalzlösung oder Dextran 40 (Mortalität 80%) oder von Fibrinolysin in physiologischer Kochsalzlösung (Mortalität 50%). In diesen Experimenten handelte es sich aber eher um Austauschtransfusionen als um eigentliche Schockversuche [1261].

In einem 8 Std dauernden hämorrhagischen Schock haben EINHEBER u. CARTER [399] die Wirkung gleicher Mengen von Blut und 10% Dextran bei je 4 kleinen Affen geprüft. Die Dextrantiere wurden, verglichen mit denjenigen in der Blutgruppe, um genau 100% übertransfundiert, und es ist deshalb nicht erstaunlich, wenn alle 4 Tiere starben, gegenüber 2 in der Blutgruppe.

Daß eine massive Übertransfusion vorlag, geht aus dem Verhalten des Blutdrucks hervor. Nach Infusion von 57% der Infusionsmenge stieg der Blutdruck nicht mehr weiter, sondern fiel dauernd. 30 min nach Infusion wiesen die Dextrantiere einen Hämatokrit von 10, die Bluttiere einen solchen von 45 auf! Da die Affen nicht beatmet und der unsichtbare Wasserverlust nicht ersetzt wurde, ist es verständlich, daß ein Überleben nach Gabe von Dextran 40 nicht möglich war.

In einem anderen, irreversiblen Schockmodell wurde initial (nach BD-Abfall auf 30 mm Hg) eine Austauschtransfusion mit autologem Blut, Dextran 40 oder 0,9% NaCl-Lösung durchgeführt und dann erneut auf 30 mm Hg entblutet [996]. In der Kochsalz- und Dextrangruppe lag die Hämodilution in derselben Größenordnung (Hkt unter 20%); trotzdem ertrugen die Dextrantiere einen (wahrscheinlich signifikant) größeren Volumenverlust als die Tiere in der Kochsalz- und Blutgruppe. Auch trat die Irreversibilität in diesen beiden Gruppen früher auf (p kleiner als 0,05). Die Autoren schließen aus ihren Experimenten, daß der günstige Effekt von Dextran 40 nicht nur auf dem Volumeneffekt beruhen könne, da die Hämodilution in der Kochsalzgruppe gleich groß war. Ferner zeigten diese Versuche, daß die Gegenwart von Dextran 40 im Blut eine längere Frist bis zur Korrektur des Schocks und größere Toleranz gegen Blutverluste schafft.

In einem klassischen Schockmodell beim Hund (BD 50 mm Hg während 3 Std) erwies sich Rücktransfusion von 10% Dextran 40 ($n = 15$) an Stelle von autologem Blut ($n = 15$) als leicht überlegen (Mortalität 33% und 53%). GREENFIELD u. BLALOCK [557] empfehlen auf Grund dieser Versuche eine kombinierte Verwendung von Blut und Dextran 40 zur Behandlung des hämorrhagischen Schocks (s. a. [891]). Zu gleichen Schlußfolgerungen gelangt auch SCHUMER [1295].

Klinische Resultate: BERGENTZ et al. [125] empfehlen die Verwendung von Dextran 40 zur Behandlung von Schockzuständen bei Verbrennungen, Crush-Verletzungen, Sepsis und Fettembolie neben anderen Situationen, wo die Capillarzirkulation beeinträchtigt ist (Thrombosen, Gefäßinsuffizienz, extracorporaler Kreislauf, Applikation großer Dosen von Röntgenkontrastmitteln). In der Originalpublikation werden diese Indikationen durch Beispiele aus der Klinik belegt. Wegen der raschen Wiederherstellung von Blut- und Herzminutenvolumen in hypovolämischen Zuständen haben wir die Verwendung von Dextran 40 auch zur initialen Behandlung des hämorrhagischen Schocks empfohlen, bis getestetes Blut vorhanden ist [605], wohl wissend, daß die Verbesserung der Kreislaufverhältnisse auf dem starken kolloidosmotischen Effekt beruht (s. [936]). Das heißt, daß das Blutvolumen vorübergehend auf Kosten der interstitiellen Flüssigkeit erhöht wird. Bis heute liegen keine Anhaltspunkte dafür vor, daß dieses Vorgehen irgendwelche Gefahren mit sich bringt, wenn die nach intravasal verlagerte Flüssigkeit durch Infusion einer balancierten Elektrolytlösung in der anschließenden Behandlungsphase ersetzt wird [1564]. Da eine 10% Dextran-40-Lösung den doppelten kolloidosmotischen Effekt von Plasma ausübt, genügt bei Zufuhr einer Elektrolytlösung die dem infundierten Dextran 40 entsprechende Menge. Bis heute fehlen Beweise dafür, daß diese Methode in der Klinik wesentlich vorteilhafter ist als eine initiale Ersatzbehandlung durch PPL, Albumin oder Dextran 70. Die weiter oben angeführten Überlegungen betreffend die Wichtigkeit der Capillarzirkulation lassen auf Grund von theoretischen Überlegungen und experimentellen Daten ein solches Vorgehen als sinnvoll erscheinen.

CAREY et al. [259, 260] haben die Wirkung von Blut, Albumin, Plasma, Kochsalzlösung und Dextran 40 bei 20 Schockpatienten verglichen. Die ausgeprägtesten Verbesserungen des Herzminutenvolumens, der Kreislaufzeit, des arteriellen und venösen Druckes und des peripheren Widerstandes ergaben sich mit Dextran 40. BAKER et al. [93, 94] sahen bei 70 Patienten ebenso gute Resultate, ohne Komplikationen durch die Therapie mit Dextran 40 zu beobachten (vgl. [261, 289 a]; s. auch Abschn. r und v).

x) Zusammenfassung und Schlußfolgerungen:
Volumenersatz durch Dextran

1. Dextrane sind aus Glucosemolekülen aufgebaute Polysaccharide.

2. Seit der Einführung von Dextran in die Klinik im Jahre 1944 wurden in verschiedenen Ländern eine ganze Reihe von Präparaten mit unterschiedlichen physikalisch-chemischen Eigenschaften, durchschnittlichem MG, Molekulargewichtsverteilung, Molekularstruktur und Konzentration hergestellt. Die Beurteilung von Literaturangaben wird dadurch sehr erschwert. Über Dextran i. a. liegen mehrere tausend Publikationen vor, über das erst 1961 eingeführte Dextran 40 sind bis heute schon mehr als 800 Arbeiten veröffentlicht worden.

3. Im folgenden werden nur diejenigen Resultate berücksichtigt, welche für die beiden heute am meisten verwendeten Dextranpräparate, 6% Dextran 70 (Macrodex) und 10% Dextran 40 (Rheomacrodex), Gültigkeit haben.

4. Die kolloidosmotische Wirksamkeit von Dextran beruht auf der Tatsache, daß jedes intravasal vorhandene Gramm ca. 20—25 ml H_2O zu binden vermag.

5. Eine 3,5% Lösung von Dextran 70 und eine 2,5% Lösung von Dextran 40 sind etwa blutisoonkotisch.

6. Die Nierenschwelle für Dextran liegt bei einem $\overline{M}_w$ von ca. 50 000.

7. Dextran wird im menschlichen Organismus mit einer Geschwindigkeit von ca. 70 mg/kg KG pro 24 Std vollständig abgebaut oder ausgeschieden.

8. Dextran der klinisch verwendeten Präparate passiert die Placentarschranke nicht.

9. Die Dextran-Plasmakonzentration nach Infusionen von 0,5—1,5 l liegt beim Menschen in der Größenordnung von 0,5—1,5 g-%.

10. Es gibt keine Anhaltspunkte dafür, daß Dextraninfusionen die Nierenfunktion beeinträchtigen. Bei Infusion größerer Mengen von Dextran 40 ist für normale Verhältnisse im Wasser- und Elektrolythaushalt zu sorgen, da diese stark kolloidosmotisch aktive Lösung interstitielle Flüssigkeit nach intravasal verlagert.

11. Die nach Dextranzufuhr beschriebenen histologischen Veränderungen in den Nierentubuli im Sinne einer „osmotischen Nephrose" sind funktioneller und vorübergehender Natur und führen nicht zu einer Beeinträchtigung der Nierenfunktion.

12. Die heute erhältlichen Dextranpräparate Macrodex und Rheomacrodex wirken klinisch nicht antigen.

13. Nebenerscheinungen allergischer Natur treten mit diesen Präparaten wesentlich seltener auf als nach Blut- oder Plasmatransfusionen.

14. Nach Infusion von Dextran 70 steigt die Senkungsreaktion leicht an, durch Zufuhr von Dextran 40 wird sie gesenkt.

15. Die disaggregierende Wirkung ist für Dextranfraktionen mit einem M_w zwischen 30—40 000 am stärksten.

16. Eine gesteigerte Blutviscosität kann durch Zufuhr von Dextran 40 gesenkt werden.

17. Unter Standardbedingungen haben Dextran 40 und 70 keinen Einfluß auf die Blutgruppenbestimmung.

18. Es gibt keine Anhaltspunkte dafür, daß Dextraninfusionen cancerogen wirken oder Infektabwehr und unspezifische Resistenz des menschlichen Organismus beeinflussen.

19. Bei den Molekulargewichtsverteilungen von heutigem Dextran 40 und 70 können in Dosierungen von 1,5 resp. 1 g/kg KG beim Menschen keine Verschiebungen des Gerinnungsstatus in pathologische Bereiche gemessen werden [316, 1084].

Dextran 40, vor allem aber Dextran 70, verursachen aber eine deutliche *Verminderung der Plättchenadhäsivität,* welcher vermutlich bei der *antithrombotischen Wirksamkeit* des Dextrans eine wichtige Bedeutung zukommt.

20. Die Beeinflussung der Blutlipide durch Dextran wird seit mehreren Jahren intensiv erforscht; die klinische Bedeutung der vorliegenden Resultate ist noch nicht klar.

21. Die klinischen *Laboruntersuchungen,* die durch die Anwesenheit von Dextran gestört werden, sind im Abschn. s) zusammengefaßt

22. Dextranlösungen sind bei gleichmäßigen Lagerungsbedingungen während 10 Jahren sicher *haltbar.* Eine Begrenzung der Lagerfähigkeit entsteht durch Defekte in den Behältern. Dextransubstanz ist unbegrenzt haltbar.

23. Der *Volumeneffekt* einer *Dextran-70*-Infusion bei *hypovolämischen Personen* ist initial etwas stärker, als der zugeführten Menge entspricht. Das Blutvolumen bleibt nach Ersatz eines bestimmten Verlustes durch die gleiche Menge Dextran 70 normal, bis körpereigene Regulationsmechanismen den Blut- oder Plasmaverlust voll ersetzt haben.

Der initiale Volumeneffekt von *Dextran 40* entspricht fast dem Doppelten der zugeführten Menge, hält aber weniger lang an. Etwa 3—4 Std nach Infusion entspricht die Volumenwirkung noch ungefähr der zugeführten Menge.

24. Infusionen von Dextran 40 und 70 führen bei hypovolämischen Personen zu Normalisierung des Blutdrucks, zu Steigerung des Herzminutenvolumens, des venösen Rückflusses, zu Abnahme des peripheren Widerstandes und zu Verkürzung der Kreislaufzeit.

Besonders Dextran 40 verbessert gleichzeitig die Capillarzirkulation, was außer durch die Volumenwirkung wahrscheinlich auch durch spezifische Eigenschaften des niedermolekularen Dextrans verursacht wird.

25. Eine große Zahl von experimentellen und klinischen Untersuchungen bestätigt, daß die Wirkung von Dextranlösungen den besten Plasmapräparaten mindestens ebenbürtig ist. Bis heute sind mehrere Millionen Flaschen Dextran 70 und Dextran 40 verabreicht worden. Beweise für eine bessere Wirkung von Dextran 40 gegenüber Dextran 70 in der initialen Schockbehandlung in der Klinik fehlen.

26. Tab. 7 vermittelt einen Vergleich der wichtigsten Vor- und Nachteile von PPL (oder Albumin) und Dextran 70.

Tabelle 7. *Vor- und Nachteile von PPL (oder Albumin)*
und Dextran 70 in der klinischen Schockbehandlung

	PPL oder Albumin	Dextran 70
Allergische Reaktionen	selten	sehr selten
Beeinflussung der Blutgruppenbestimmung	keine	keine
Beeinflussung der Blutgerinnung	keine	leicht in Dosen über 1 g/kg KG
Beeinflussung der Laboruntersuchungen	keine	gewisse ja
Herstellbarkeit	begrenzt	unbegrenzt
Preis	teuer	billig
Antithrombotischer Effekt	nicht vorhanden	vorhanden

2. Gelatine

a) Definition

Von den heute noch zur Diskussion stehenden künstlichen Kolloiden wurde Gelatine als erstes auf seine klinische Tauglichkeit geprüft [719]. Die Versuche fanden aber bald ein Ende, weil Gelatinepräparate sich schlecht sterilisieren ließen, nicht allergenfrei und bei Zimmertemperatur nicht flüssig waren. Erst später konnten diese Nachteile behoben werden.

Heute liegen drei verschiedene Arten von Gelatinepräparaten vor, die in Ausgangsmaterial und Herstellungsverfahren stark voneinander abweichen.

b) Allgemeine Vorbemerkungen zur Beurteilung der Gelatineliteratur

Grundsätzlich gilt hier das weiter oben für Dextran Gesagte. Die Situation wird weiter dadurch erschwert, daß die meisten Gelatinepräparate im Gegensatz zu den Dextranen (aus herstellungstechnischen Gründen?) nicht fraktioniert sind, also meist als Gemische von sehr kleinen und größeren Molekülen vorliegen. Die Angaben über Molekulargewichte sind spärlich; meist wurde nur $\overline{M}_n$ bestimmt, weshalb die physikalisch-chemische Charakterisierung nur ungenügend bekannt ist und ein Vergleich mit Dextran schwerfällt. Zudem wiesen ältere Formen wesentlich höhere Konzentrationen auf als die heute erhältlichen Präparate. Auch hier können deshalb die Angaben älterer Autoren nicht ohne weiteres mit den Resultaten neueren Datums verglichen werden.

c) Die verschiedenen Gelatinepräparate

Folgende 3 Haupttypen können unterschieden werden:

Oxypolygelatine (OPG):

    1951 von CAMPBELL [255] entwickelt.
    Präparat: Gelifundol (Biotest).

Modifizierte flüssige Gelatine (MFG):

    Später von TOURTELOTTE [1446, 1447, 1448] eingeführt.
    Präparate: Plasmagel (Roger Bellon), Plasmagel (Braun), Physiogel (SRK).

Durch Harnstoffbrücken vernetzte Gelatine:

    1962 von SCHMIDT-THOMÉ et al. [1267] erstmals beschrieben.
    Präparat: Haemaccel (Hoechst).

Gelifundol (Biotest-Serum Institut GmbH, Frankfurt a. M.).
    OPG in 0,9% NaCl-Lösung.

Konz.	Na mval/l	Cl mval/l
5,6%	154	154

$\overline{M}_w = 30\,000$ (30 000, Ref. [551])

$\overline{M}_n = 20\,000$ (s. [654]) (15 000, Ref. [551]) $\dfrac{\overline{M}_n}{\overline{M}_w} = 2,0$

$\eta_{rel} = 2,1$ bei $20°$ C (s. [654])
pH $= 7,0$

Kolloidosmotischer Druck $= 39$ mm Hg.
Wird nach Depolymerisierung durch Vernetzung hergestellt.

Plasmagel (B. Braun, Melsungen; Roger Bellon, Paris).
MFG in Elektrolytlösung.

Konz.	Na mval/l	Ca mval/l	Cl mval/l
3%	120	27,0	147,0

$\overline{M}_w = 35\,000.$

$\eta_{rel} = 2,2$ (s. [865]).

Kolloidosmotischer Druck = 28,5 mm Hg,
Isoelektrischer Punkt   = 2,65,
Gelierpunkt   = 5° C,
pH   = 5,8.

Molekulargewichtsverteilung 10 000—100 000, 60% zwischen 20 000 und 60 000 (s. [795, 1096]).

Technik der Herstellung: „Zuerst wird eine 6% Lösung aus einer Spezialgelatine aus Rinderknochen und stufenweisem Abbau durch Erhitzen hergestellt. Die so gewonnene Lösung wird mit Bernsteinsäure behandelt und anschließend das bernsteinsäurehaltige Derivat isoliert und gereinigt. Aus dieser Lösung wird die 3% Endlösung hergestellt."

Kontraindikationen: Herzinfarkt, Lungenembolie, Fettembolie.

Physiogel (Schweiz. Rotes Kreuz, Bern).
MFG in Elektrolytlösung.

Konz.			mval/l		
	Na	Ca	Cl	K	Mg
4,2%	120 *	24 **	125 *	0,4	3,4
	122 +		155 +		
	146 ***		156 ***		
			160 ++		

MG: Stark variierende Angaben:

    20 000 (BEUTL [154]: osmot. Druckmessung)

    22 600 (NITSCHMANN [1088])

    25 600 (NITSCHMANN [1087])

    27 000 *

    30 000 (alter Prospekt SRK)

    15 000—40 000 (HÄSSIG [668])

---

* Schweiz. Spezialitätenkartei,
** wovon 14 mval proteingebunden, 10 mval ultrafiltrabel. Diese Angaben gelten seit 1964, früher enthielt Physiogel 50 mvl Ca/l [154].
*** Prospekt SRK.
+ Broschüre Steril Catgut Ges., Neuhausen a. Rheinfall.
++ Pers. Mitt. Dr. Kistler, SRK.

$\overline{M}_w$: 35 000 [*551*]

$\overline{M}_n$: 16 000 (Granath [*551*]) $\dfrac{\overline{M}_w}{\overline{M}_n} = 2,2$

η_{rel} = 2,2 (s. [*154*])

$|\eta|$ = 0,208

pH = 7,20

Ausgangsmaterial sind gekälkte Kalbshäute, die Modifizierung erfolgt durch thermischen Abbau und Succinylierung [*154*].

Die Gelatine im Physiogel wird nicht fraktioniert und enthält eine geringe Menge niedermolekularer Abbauprodukte, das MG-Spektrum soll ziemlich breit sein [*154*]. Die Molekulargewichtsverteilung liegt nach Beutl (pers. Mitt.) zwischen 10 000 und 50 000; er fand nach Fällung mit Äthanol Fraktionen mit einem $\overline{M}_n$ von 15 000—36 000.

Haemaccel (Farbwerke Hoechst AG, Abt. Behring-Präparate, Frankfurt a. M.).

Gelatine in Elektrolytlösung.

Konz.	mval/l			
	Na	K	Ca	Cl
3,5%	145	5,1	12,5	162,6

$\overline{M}_w$ = 35 000 (35 000—45 000, Granath [*551*]) $\overline{M}_n$ = 15 000 [*551*]

η_{rel} = 1,75 $\dfrac{\overline{M}_w}{\overline{M}_n} = 2,3$

Kolloidosmotischer Druck = 350—390 mm H_2O,

pH = 7,1,

Isoelektrischer Punkt = 4,5—5,0.

Ausgangsmaterial ist Rinderknochengelatine mit einem MG von ca. 100 000. Durch thermischen Abbau entstehen Polypeptide mit einem MG von 12 000 bis 15 000, welche durch ein Diisocyanat unter Bildung von Harnstoffbrücken zu Molekülen mit einem mittleren MG von 35 000 vernetzt werden [*1267*] (s. Abb. 14, S. 109).

Kontraindikationen: Schock infolge Thromboembolien, Coronarthrombose, Lungenschädigung infolge Sprengdruck und massive Fettembolien.

d) Kompatibilität von Gelatinepräparaten mit Medikamenten

Plasmagel ist nach Julliard [*795*] *mischbar* mit Phenobarbital, Gallamine, Piridosol, D-Tubocurarin, Procain und Xylocain, währenddem sich mit Chlorpromacin und Promethacin auflösbare Niederschläge bilden.

Haemaccel ist *mischbar* mit Kochsalz, Glucose und Ringerlösung, Muskelrelaxantien, Barbituraten, kreislaufaktiven Substanzen, Corticoiden, Vitaminen, Tetanusserum sowie Penicillinen und Tetracyclinen, soweit diese

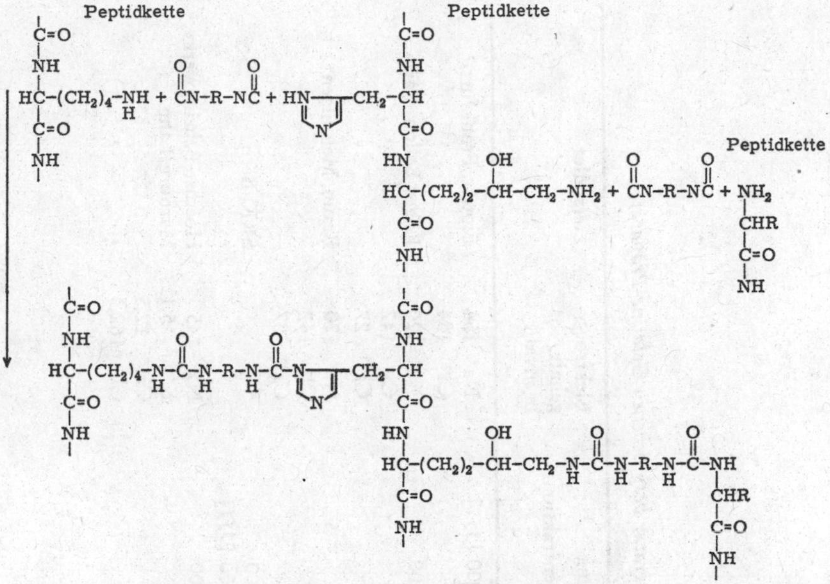

Peptidkette   Peptidkette

C=O   C=O
NH   O   O   NH
$HC-(CH_2)_4-NH$ + $CN-R-NC$ + $HN——CH_2-CH$
     H   N
C=O   C=O
NH   HN   OH   O   Peptidkette

                 $HC-(CH_2)_2-CH-CH_2-NH_2$ + $CN-R-NC$ + NH_2
                 C=O   CHR
                 NH   C=O
                               NH

C=O   C=O
NH   O   O   NH
$HC-(CH_2)_4-N-C-N-R-N-C-N——CH_2-CH$
     H   H   H   H   N
C=O   C=O
NH   HN   OH   O   O

                 $HC-(CH_2)_2-CH-CH_2-N-C-N-R-N-C-NH$
                          H   H   H
                 C=O   CHR
                 NH   C=O
                               NH

Abb. 14. Herstellung von Haemaccel. Reaktion der Peptidketten mit Diisocyanat. (Schematisch, aus SCHMIDT-THOMÉ [1267])

wasserlöslich sind (Angaben des Herstellers, sowie [183, 212, 549, 1216, 1322]).

Wegen des Gehaltes an Ca^{++}-Ionen sollte eine Mischung von Plasmagel, Physiogel und Haemaccel mit Citratblut und -plasma unterbleiben.

e) Kolloidosmotischer Druck und Effekt, Wasserbindungskapazität (s. a. S. 67 ff.)

METCALF et al. [1010] haben die Molekulargewichtsverteilung von OPG und MFG gemessen:

	OPG	MFG
MG-Verteilung	6 200—72 000	7 500—102 000
mittleres MG	31 000	34 000
niedermolekularer Anteil, d. h. unter 30 000	70%	70%
Anteil von Molekülen unter der Nierenschwelle	über 90%	über 90%

KALRA [808, 809] berechnet die Wasserbindungskapazität einer MFG (Knox) auf $39,0 \pm 8,4$ ml/g, diejenige einer anderen MFG (MG-7) auf $14,3 \pm 1,12$ ml/g.

Tabelle 8. *Physikalisch-chemische Daten der wichtigsten in der Literatur besprochenen Gelatine-Präparate*

Bezeichnung	Konzentration	$\overline{M}_\omega$	Molekulargewichtsverteilung Niedermol. Fr. 10%	Spitzenfraktion 10%	Elektrolytgehalt in mval/l	Hersteller
Gelifundol (OPG)	5,6%	30 000	5 400 [SSI]	100 000 [SSI]	Na+ 154 Cl- 154	Biotest, Frankfurt
Plasmagel (MFG)	3%	35 000 bis 40 000	10 000	100 000	Na+ 120 Cl- 147 Ca++ 27	Roger Bellon, Paris
Plasmagel (MFG)	3%	35 000	—	—	Na+ 120 Cl- 147 Ca++ 27	Braun, Melsungen
Physiogel (MFG)	4,2%	27 000 * 35 000 [SSI]	10 000 [SSI] 6 200 [SSI]	50 000 100 000 [SSI]	*	SRK, Bern
Haemaccel	3,5%	35 000	4 300 [SSI]	280 000	Na+ 145 K+ 5,1 Ca++ 12,5 Cl- 162,5	Hoechst-Behringwerke, Marburg/Lahn

* siehe Text

NITSCHMANN [1087, 1088] hat kürzlich die Resultate einer vergleichenden Untersuchung von Dextran-, Gelatine- und Polyvinylpyrrolidonpräparaten veröffentlicht. Dabei wurde ein einfaches Dialysegerät ähnlich demjenigen von CRAIG [308 a] benutzt; aus der Gleichgewichtskonzentration zwischen der Plasmaexpanderlösung und einer Polyäthylenglykolfraktion werden die „onkotische Wirksamkeit" (= Wasserbindungskapazität) und das „onkotisch aktive Teilchengewicht" des untersuchten Präparates ermittelt. Da keineswegs ideale Versuchsbedingungen (zu hohe Konzentrationen!) vorlagen, sind die Ergebnisse für die Charakterisierung dieser Präparate leider nur von begrenztem Interesse. Das errechnete Teilchengewicht darf, wie der Verfasser selber bestätigt, nicht als Zahlenmittelwert des Molekulargewichtes verstanden werden. Mit Ausnahme der gut fraktionierten Dextranpräparate diffundieren die niedermolekularen Anteile der untersuchten Kolloide durch die Membran und werden deshalb nicht erfaßt. Die vermuteten $\bar{M}_n$-Werte für Gelatine liegen demnach zu hoch.

Betreffend die „onkotische Wirksamkeit" sind auch hier nur die Verhältnisse *in vivo* von Interesse. Die erhaltenen Meßgrößen müssen mit der Nierenausscheidung der Präparate korreliert werden (für Dextran: 40 ml/g bzw. 27 ml/g in vitro, 20—25 ml/g in vivo), um irgendwelche Voraussagen über den onkotischen Effekt in vivo zu vermitteln. Dies trifft besonders für Gelatine- und PVP-Präparate zu, da deren Molekulargewichtsverteilung im Vergleich zu Macrodex und Rheomacrodex sehr breit ist ($\bar{M}_w/\bar{M}_n = 3$—5) und die Ausscheidung sehr rasch vor sich geht [551]. So wurden z. B. bei Kaninchen 75% der infundierten Physiogel-Menge nach 5 Std im Harn gefunden, von Macrodex 21% und von Rheomacrodex 54%. Es leuchtet daher ein, daß die weitgefaßten Schlußfolgerungen betreffend den in-vivo-Effekt von Gelatine, die LUNDSGAARD-HANSEN [924, 925] direkt aus den Resultaten von NITSCHMANN ableitet, nicht gerechtfertigt sind. LUNDSGAARD [925 a] stellt ferner fest, daß die Ergebnisse von NITSCHMANN für die Dextrane „*inzwischen* von der Herstellerfirma (von welcher?) überprüft und bestätigt wurden". Hierzu ist lediglich zu bemerken, daß die Werte für $\bar{M}_n$ von Dextranpräparaten seit vielen Jahren bekannt sind [575, 1376].

f) Stoffwechsel

Ungefähr die Hälfte der zugeführten Menge an OPG wird im Urin wiedergefunden [1115]. Über den Abbau in vivo ist nichts Genaues bekannt [808, 809], da es bisher nicht gelang, die einzelnen Aminosäuren in Gelatinepräparaten zu markieren [654]. Wie aus einer Untersuchung an 42 Patienten hervorgeht [718], werden in den ersten 72 Std offenbar nur geringe Mengen abgebaut (die Gelatinen hatten ein $\bar{M}_w$ von 37 266—59 254). BRUNSCHWIG [220] hatte versucht, Gelatinelösungen zur parenteralen Ernährung zu verwenden und nahm an, daß mindestens ein Teil abgebaut werde. Gelatinepräparate finden aber heute nirgends zu diesem Zweck Verwendung, da der Hauptanteil viel zu rasch durch die Nieren verloren geht und keine Beweise dafür vorliegen, daß die Gelatine im Organismus unmittelbar verwertet werden kann. Wiederholte Zufuhr von OPG führt zu einer Steigerung der Bromsulphthaleinretention [1115].

LEVINSON [882 a] glaubt, daß Gelatinezufuhr die Proteinsynthese verlangsame.

Nach CZOK [326] wird das Wachstum von Kaninchen, nicht aber von Ratten, durch wöchentliche Gaben von MFG in physiologischer Menge deutlich gehemmt.

An Hand von Hydroxyprolinbestimmungen haben mehrere Untersucher [446, 479, 1006, 1027] festgestellt, daß auch der Hauptanteil einer Infusion (500—1000 ml) von *Haemaccel* in den ersten 24 Std im Urin ausgeschieden wird. Nach 4 und 10 Tagen ließen sich 74% resp. 87% der zugeführten Menge nachweisen [679].

g) Plasmakonzentration, Ausscheidung im Urin, Nierenfunktion

ARDRY [64] berichtet über eine kolorimetrische Bestimmungsmethode für Gelatine (vgl. [882 a]).

Nach Infusion von 1000 ml 5% *Gelatine* bei normovolämischen Versuchspersonen fanden HOFFMANN u. KOZOLL [718] am Ende der Infusion eine Plasmakonzentration von 0,78 g-%; 24 Std später betrug sie 0,3 g-%. Nur 55% der zugeführten Gelatine waren am Schluß der Infusion noch in der Blutbahn, 23% wurden im Urin ausgeschieden und 22% in die Gewebe abfiltriert (s. auch [780]).

FRAWLEY [464], GABOR [483] und METCALF et al. [1009] haben 6 Std nach Zufuhr gleicher Mengen von OPG oder MFG bei normovolämischen Versuchspersonen Plasmakonzentrationen von 20 und 25% des Initialwertes gemessen (vgl. [255, 707]). Im Koreakrieg wurden bei 26 verwundeten Soldaten Dextran (wahrscheinlich mit einem $\overline{M}_w$ von 42 000) und MFG mit einem mittleren MG von 34 500 miteinander verglichen. Die Plasmakonzentrationen der beiden Plasmaersatzstoffe waren ungefähr gleich (betr. klinische Wirksamkeit s. S. 131).

Wichtig scheint die Feststellung, daß die Ausscheidungsrate und der Volumeneffekt bei hypovolämischen Individuen demjenigen von normovolämischen Individuen entspreche (vgl. [639]). Verschiedentlich wurde nämlich angenommen, daß Gelatine beim Schwerverletzten zu einem besseren Volumeneffekt führe als beim leicht Hypo- oder Normovolämischen [925].

MUSCHAWECK u. BENOIT [1069] bestimmten bei 6 Ratten und 5 Hunden die sog. „Halbwertszeit" von *Haemaccel*. Sie verstehen darunter die Zeit, die verstreicht, bis noch die Hälfte der Ausgangskonzentration vorhanden ist. Da Haemaccel sich aber im Blut nicht quantitativ bestimmen läßt, messen die Autoren Hydroxyprolin, das 14,5% der Haemaccelsubstanz ausmacht. Es werden aber keinerlei Unterlagen dafür beigebracht, daß Hydroxyprolingehalt und Haemaccelkonzentration im Blut parallel verlaufen, weshalb die erhaltenen Resultate nicht schlüssig sind. 4 Std nach Infusion lag der Hydroxyprolinspiegel bei 50%, wobei in den Hundeversuchen die starken Streuungen auffallen. Ähnliche Resultate wurden beim Menschen erhalten [679]; nach 12 Std fanden sich noch 27%, nach 48 Std kein Hydroxyprolin mehr (s. auch [267]). Im Urin wurden in 4 Tagen 74% der zugeführten Haemaccelmenge ausgeschieden [679].

LITTLE [906] hat die Capillarpermeabilität für eine 6—8% (Knox) Gelatine am traumatisierten Darm des Hundes gemessen. Es konnten 35 bis 60% der Plasmagelatine extravasal nachgewiesen werden, doch waren die methodischen Schwierigkeiten groß.

Nierenfunktion: Nach Verabreichung von Gelatineexpandern bei Ratten konnte an Hand des Phenolsulfonphthaleintestes eine Änderung der Nierenfunktion im Sinne einer signifikant verminderten Ausscheidung festgestellt werden. Sie bildet sich innerhalb von 6 Tagen zurück; Kontrollversuche mit Rattenserum beeinträchtigen die Nierenfunktion nicht [564, 565, 566, 567].

RAISZ [1156] und GROPPER [578, 579] haben die Nierenfunktion nach Zufuhr von 5% OPG und 6% Dextran bei normo- und hypovolämischen Hunden verglichen. In bezug auf die Ausscheidung beider Kolloide zeigte sich eine starke Abhängigkeit vom Hydratationszustand der Tiere (vgl. auch [833]). Dextran stellt die glomeruläre Filtration und die renale Plasmadurchströmung schneller, besser und länger anhaltend wieder her als Gelatine.

HOWARD [731], MICHIE [1016] und RAVDN [1160] haben keine wesentlichen Nachteile von Gelatineinfusionen auf die Nierenfunktion von Hund und Mensch gesehen (für Gelifundol vgl. [692 a], für Haemaccel vgl. [1027, 1069]). Nach Zufuhr von 500—1000 ml *MFG oder Haemaccel* tritt bei normovolämischen Individuen eine deutliche Natriurese ein [303, 446, 536, 1006, 1259].

Auch Gelatine wird in Abhängigkeit des Molekulargewichtes ausgeschieden [718]. Nach Zufuhr eines 5%igen Präparates wurden Urinkonzentrationen bis zu 15 g/100 ml beobachtet; die Autoren halten fest, daß dadurch die Urinviscosität Werte erreicht, welche eine regelrechte Nierenfunktion vorübergehend stören könnten.

Nach chronischer Verabreichung von *MFG* ist die Wasserausscheidung bei Ratten in einem hohen Prozentsatz der Fälle deutlich eingeschränkt [326].

Eine deutliche Steigerung der Diurese, bedingt durch die rasche Ausscheidung eines großen Teils der zugeführten Menge, wird für alle Arten von Gelatinepräparaten immer wieder beschrieben [44, 240, 303, 326, 395 a, 464, 808, 882 a, 1006, 1009, 1156]. Wir haben bei unseren Untersuchungen über den Volumeneffekt von Gelatine- und Dextranpräparaten festgestellt, daß besonders nach *Physiogel*zufuhr eine starke Diuresesteigerung auftritt [589] (s. *Abb. 15*).

Auf Wunsch des Schweiz. Roten Kreuzes wurden ähnliche Untersuchungen an einem größeren Kollektiv von Sanitätsrekruten wiederholt [600], nachdem sich auch in unserer zweiten Versuchsserie [594, 601] beim Ver-

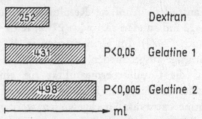

Abb. 15. Urinausscheidung gesunder Freiwilliger nach Blutung (400 ml) und Zufuhr von 500 ml Macrodex, Haemaccel (Gelatine 1) oder Physiogel (Gelatine 2) (vgl. Abb. 16) (GRUBER [589])

gleich von Gelatine, Dextran 40 und Plasmaderivaten herausgestellt hatte, daß Physiogel die Urinausscheidung am meisten steigert. Obschon die Bedingungen für wissenschaftliche Untersuchungen unter militärischen Verhältnissen schwierig waren, ergab sich auch hier das gleiche Resultat; jene Rekruten, die nach Blutentnahme von 400 ml 500 ml Physiogel erhielten, zeigten eine überschießende Diurese. LUNDSGAARD-HANSEN [925] möchte unsere Daten mit Vorsicht interpretiert haben und unterstreicht damit, was wir in der Diskussion unserer Arbeit selber festhalten: „Diese Untersuchungen bestätigen, daß nur gleichzeitige, kombinierte, direkte Messungen des Blutvolumens und der Urinausscheidung über die klinische Brauchbarkeit eines Plasmaersatzstoffes Auskunft zu geben vermögen, sobald Molekülgröße und -struktur sowie Konzentration der verwendeten Präparate zu einem unterschiedlichen Verhalten, verglichen mit menschlichem Plasma, führen." Es wurde später auch der Meinung Ausdruck gegeben [303], daß die renale Wirkung von Physiogel für die Verhütung einer Schockniere von erheblichem Vorteil sein könnte, sofern Flüssigkeits- und Salznachschub gewährleistet sind. Das kann sehr wohl zutreffen, aber gerade unter Katastrophen- und Kriegsverhältnissen ist dieser ausreichende Flüssigkeitsnachschub meist unmöglich.

COTTIER u. Mitarb. [303] sahen nach Physiogelzufuhr bei Normovolämikern keine signifikanten Veränderungen des Glomerulumfiltrates (Inulin-Clearance) und der renalen Plasmadurchströmung (NaPAH-Clearance), während MERTZ [1006] für Haemaccel eine Steigerung beider Werte fand (s. auch [1080]).

h) Histologische Untersuchungen

Verabreichung von *OPG*, *MFG* und *Haemaccel* führt in den Zellen der Tubuli contorti I der Ratte und Maus zu reversibler vacuoliger Umwandlung des Cytoplasmas. OPG und Haemaccel bewirken ferner eine Schwellung und Desquamation der Zellen der Tubuli recti I. Nach Haemaccel wurden außerdem Paraproteinkörperchen vorgefunden, die zum Zelluntergang führen. Bleibende Schädigungen waren aber nicht festzustellen [302, 567, 659 a, 660, 817, 1069].

Wiederholte Verabreichung von Gelatine führt nach MOREHEAD [1046] beim Hund zu atherosklerotischen Veränderungen und interstitieller Nephritis. Nierenschwellungen mit Veränderungen der Tubuli wurden autoptisch auch bei 23 Patienten beobachtet, die Gelatine erhalten hatten [1353]. Wahrscheinlich handelt es sich bei den beobachteten Nierenveränderungen im Sinne einer osmotischen Nephrose um ähnliche Bilder, wie sie auch nach Glucose, Mannitol und Dextranzufuhr (s. S. 77) auftreten, ohne funktionelle Konsequenzen zu haben, während die anderen Störungen ungeklärt bleiben. CZOK [326] hat bei Ratten nach Gelatineapplikation eine Sternzellenschwellung, Leberverfettung und beginnenden Umbau der Leberläppchen gesehen (s. auch [1115]).

An Leber, Milz und Herz haben mehrere Autoren nach Verabreichung verschiedener Gelatinepräparate keine morphologischen Veränderungen feststellen können [181, 302, 565, 566, 903, 1069].

i) Immunologische Untersuchungen

Mit einer 6—8%igen, in Indien entwickelten Gelatine konnte bei 6 Kaninchen keine Antikörperbildung hervorgerufen werden [808].

MAURER [975, 976] hat gezeigt, daß Gelatinen, so auch OPG, beim Menschen Antikörper erzeugen, und daß sowohl beim Menschen wie auch bei Tieren spontan Gelatineantikörper vorkommen. HARRFELDT [654] sah bei 50 Patienten nach wiederholter s.c. Injektion allerdings nie Reizzustände, und bei 190 Patienten war die Verträglichkeit gut.

MFG gilt als nicht antigen [302, 326, 865, 973]. THOMPSON [1430] schreibt in seiner Übersicht über Plasmaersatzstoffe allerdings, daß die Möglichkeit des Auftretens einer Serumkrankheit bei der Verwendung von Gelatinelösungen ein wichtiger Gesichtspunkt bleibe.

Während native Gelatine bei Kaninchen zur Antikörperbildung führte, hatte die Injektion von Haemaccel bei Kaninchen und Meerschweinchen keine solchen Folgen. Nach der Methode von MAURER konnten im Serum Gesunder und Kranker (besonders bei PCP) mit nativer Gelatine und mit Haemaccel Gelatineantikörper nachgewiesen werden. Haemaccel führte zu einer Erniedrigung des Serum-Antikörperspiegels. Die Autoren schließen daraus, daß Haemaccel einem Hapten entspreche [113, 1303].

Auch andere Forscher haben für Haemaccel keine allergisierenden Eigenschaften nachweisen können [469, 479, 1130].

k) Allergische Reaktionen

Nach Infusion von je 500 ml *MFG* bei 10 Personen entwickelte sich bei 1 Patienten ein Kollapszustand mit pruriginösem Exanthem, das innerhalb von 3 Tagen abblaßte [*303*]. Tschirren [*1461*] behandelte 29 Fälle mit *Physiogel* und sah keine Nebenreaktionen. Die meisten Patienten befanden sich aber in Narkose und wurden in mehreren Fällen wegen unstillbarer Blutungen infundiert, sodaß diese Daten über die Verträglichkeit von MFG nicht viel auszusagen vermögen. In einer anderen Serie trat bei 2 von 68 Patienten eine Urticaria auf [*1565*].

Wir selber sahen Nebenreaktionen bei 2 von 10 leicht hypovolämischen Rekruten, die Physiogel erhielten [*601*]; in einer anderen Serie von 10 Freiwilligen gab es keine Reaktionen [*589*]. Dagegen wirkte die Infusion einer 7,7% Physiogellösung, die uns vom SRK für Versuchszwecke zur Verfügung gestellt worden war, bei allen Versuchspersonen so schlecht, daß die Experimente abgebrochen werden mußten. Es traten Übelkeit, Schwitzen, Nießreiz, injizierte Conjunctiven, Blässe, Brechreiz, Husten, Urticaria, Ameisenlaufen und Acrocyanose auf. Ob diese Symptome den Ausdruck einer starken Erythrocytenaggregation darstellen, läßt sich nicht entscheiden. Es ist aber bekannt, daß tierexperimentell nach Infusion großer Mengen von Kolloiden mit stark aggregierenden Eigenschaften ähnliche Bilder auftreten. Im Kapitel über die Beeinflussung der Senkungsreaktion durch Dextran (S. 79 ff.) wurde bereits dargelegt, daß die Aggregationstendenz für Gelatine viel größer ist als für Dextran, was sich bei Zufuhr großer Mengen in diesem Sinn auswirken könnte.

Auch in einer Studie von Eberlein [*375*] traten bei 4 von 8 Versuchspersonen, die nach Aderlaß 500 ml *Haemaccel* in 10 min i. v. erhielten, Nebenerscheinungen auf. 2 Personen klagten über Druckgefühl, Hustenresp. Nießreiz, Atemerschwerung oder Kribbeln. Bei 2 andern traten schon nach Infusion von 200 ml fleckige Erytheme mit zahlreichen Quaddeln und mäßigem Juckreiz auf. 1 Std nach Infusionsende waren die Symptome ohne Therapie abgeklungen.

Freuchen [*469*] sah Temperatursteigerungen in 10% der Fälle, und auch Bark [*105*] berichtet über urticarielle Erscheinungen, während die Mehrzahl der Autoren bei je mehreren hundert Infusionen (bis zu 6,5 l pro Pat.) keine Nebenerscheinungen registrierten [*256, 268, 395 a, 420, 446, 479, 622, 679, 772, 818, 915, 1006, 1027, 1063*].

l) Beeinflussung der Senkungsgeschwindigkeit, aggregierende und disaggregierende Eigenschaften

Wie im Kapitel über Dextran S. 80 bereits dargelegt, wird die *kritische Konzentration* (diejenige Konzentration eines bestimmten Kolloides, die zu einer SR von 1 mm/h führt und mikroskopisch sichtbare Geldrollenbildung auftreten läßt) für Gelatinefraktionen bei wesentlich niedrigeren Molekulargewichten erreicht als z. B. für Dextrane. Die erste gründliche Untersuchung auf diesem Gebiet stammt von Thorsén u. Hint [1440], die zeigen konnten, daß das *kritische Molekulargewicht*, d. h. das niedrigste MG eines Kolloides, bei dem Aggregation auftritt, für Gelatine 18 000, für Dextran aber 59 000 beträgt. Gelatinen mit einem MG von ca. 35 000 (wie z. B. Haemaccel) üben ungefähr die gleiche Senkungsbeschleunigung aus [183, 395, 469, 1080, 1120] wie Dextranfraktionen *gleicher* Konzentration mit einem MG von 75 000 (die Gelatinen im Handel haben eine geringere Konzentration!); deshalb ist die Schlußfolgerung berechtigt, daß Gelatinepräparate die Suspensionsstabilität und damit die Blutsenkungsgeschwindigkeit bedeutend stärker beeinflussen als Dextrane [707, 714, 1569].

Die im Vergleich zu anderen Kolloiden starke senkungsbeschleunigende und zu Geldrollenbildung führende Wirkung von verschiedenen Gelatinepräparaten wird von mehreren Untersuchern bei Tier und Mensch in vitro [181, 632, 769, 882 a, 934, 1569] und in vivo [569, 1115] beschrieben.

Die Verhältnisse für *Physiogel* waren Gegenstand einer Untersuchung von Zahler [1566], der zu gleichen Ergebnissen kam. Seine vergleichenden Studien mit Dextran sind dagegen schwer zu interpretieren, weil er, wie dies öfters vorkommt [397], ungleiche Konzentrationen ungleicher Kolloide in ungleichen Lösungsmitteln untersuchte.

m) Beeinflussung der Viscosität (vgl. S. 81 f.)

Die Beeinflussung der Plasmaviscosität durch Physiogel und Haemaccel in vitro und in vivo wurde von Schülke [1294] und Zahler [1566] untersucht. Beide Präparate führen in vitro zu einer leichten Erhöhung der Plasma- und Blutviscosität. Die Verhältnisse in vivo sind nur durch Zahlen für die Plasmaviscosität nach Haemaccel-Infusionen dokumentiert [1294]. Die für die Klinik entscheidenden Resultate betreffend das Verhalten der Blutviscosität über eine bestimmte Zeitspanne nach Infusion verschiedener Mengen von Gelatinepräparaten bei verschiedenen im Organismus auftretenden Scherwerten (Viscosimeter von Gregersen, Merrill-Wells, Dintenfass) liegen nicht vor.

Die vergleichenden Untersuchungen von Zahler [1566] sind wiederum aus den bereits erwähnten Gründen wenig aufschlußreich, und die Schlußfolgerungen, die der Autor aus seinen in-vitro-Experimenten zieht, sind nicht zulässig. So meint er z. B., daß die Infusion von 750 ml Kochsalzlösung nach Blutverlust von 1,5 l im Vergleich zu kolloidalen Infusionslösungen die Viscosität besser zu senken vermöge, obschon diese Menge Kochsalzlösung nicht einmal intravasal verbleiben würde!

n) Beeinflussung der Blutgruppenbestimmung

Für ältere Gelatinen wurde Pseudoagglutination beschrieben [384]. KOOP et al. [836] bemerken, daß durch Infusion von Gelatinelösungen auftretende Schwierigkeiten der Blutgruppenbestimmung sich durch Zusatz eines Tropfens einer Glykokoll-Lösung zum Testsystem vermeiden lassen.

BÖHMERT [183] sah nach Haemaccel-Infusion zweimal eine Pseudo-agglutination, während die Mehrzahl der Autoren der Ansicht ist, daß die erhältlichen Gelatinelösungen die Blutgruppenbestimmung nicht erschweren [59, 469, 479, 549, 1371].

o) Beeinflussung der Infektabwehr und der unspezifischen Resistenz

MFG führt in Mengen bis zu 2,5% des KG bei der weißen Maus nicht zu einer funktionellen Beeinträchtigung des reticuloendothelialen Systems [239], und die Serumbactericidie wird weder durch Physiogel noch durch Haemaccel beeinträchtigt [155] (vgl. a. S. 82 f. und [391]).

Bei Verwendung älterer Präparate konnten bei Hunden nach i. v. Verabreichung über 1—2 Wochen toxische Wirkungen wie Beeinträchtigung der Proteinsynthese, Gewichtsabnahme und u. U. Tod festgestellt werden [1203 a].

p) Cancerogenität

Es gibt keine Untersuchungen, die eine cancerogene Wirkung oder eine Beeinflussung der Metastasierung von Tumoren durch Gelatinelösungen nahelegen (vgl. a. „Histologische Untersuchungen", S. 114 f.).

q) Beeinflussung der Blutgerinnung

In älteren Arbeiten wurde beim Hund nach Gelatineapplikation eine Verlängerung von Blutungs-, Gerinnungs- und Prothrombinzeit beobachtet ([633, 780, 882 a], vgl. auch [483]).

BLUDAU [181] sah bei 3 Kaninchen nach Plasmagelzufuhr eine Verlängerung der Gerinnungszeit von 55 auf 70 sec.

TSCHIRREN [1461] stellte bei 3 Patienten, die Physiogel erhielten, eine Fibrinolyse fest. Prothrombin- und Antithrombinzeit zeigten 24 und 72 Std nach Infusion von 500 ml (14 Pat.) resp. 1000 ml (1 Pat.) Haemaccel i. a. keine großen Veränderungen, hingegen trat sofort nach Infusion ein 4 Std anhaltender Thrombocytenabfall auf, der durch den Verdünnungseffekt nicht zu erklären war [679].

Andere Autoren sahen nach Infusionen eines indischen Gelatinepräparates [808] oder nach Zufuhr von Haemaccel keine wesentliche Beeinflussung der Blutgerinnung [97, 99, 113, 212, 267, 395, 395 a, 419, 445 b, 479, 1080, 1109, 1129].

r) Pharmakologische Eigenschaften

HAIMOVICI [633] hat bei 12 Hunden experimentell Thromben erzeugt und in ²/₃ der Fälle eine antithrombotische Wirkung von Gelatine festgestellt, wenn diese prophylaktisch verabreicht, nicht aber, wenn sie nach der Thrombusbildung infundiert wurde. Über andere spezifische pharmakologische Wirkungen von Gelatinepräparaten werden von den Herstellern keine Angaben gemacht.

s) Stabilität während der Lagerung

Nach 4jähriger Lagerung von Physiogel bei 10—15° C erwies sich das mittlere MG als unverändert, Trübungen oder Flockungen traten nie auf [154].

t) Der Volumeneffekt von Gelatine

Tierversuche. ELDER [405] fand beim Hund an Hand der Evansblue-Methode nach Zufuhr einer 3%/o MFG-Lösung vergleichbare Plasmavolumenzunahme mit 5%/o Humanalbumin; genaue Daten werden aber nicht vorgelegt.

KNUTSON [833] und KALRA [809] beobachteten, daß eine 6%/o Gelatinelösung resp. ein MFG-Präparat verglichen mit 6%/o Dextran weniger wirksam war zur Aufrechterhaltung des Blutvolumens.

STEINBRUNN [1382] hat die Hämodilution von Kaninchen nach Austauschtransfusionen von 20 ml Blut/kg KG mit der gleichen Menge von Physiogel, Dextran 40 und 70 und Ringerlösung verglichen. Im Gegensatz zum Dextran entsprach die Hämodilution unmittelbar nach Physiogelzufuhr den Werten nach Applikation von Ringerlösung, 30 min nach dem Austausch war sie identisch mit derjenigen der Kontrolltiere, die keinen Ersatz erhielten. Außerdem zeigte sich eine Tendenz zur metabolischen Acidose mit gleichzeitigem Kreatininanstieg.

2 Std nach Infusion von 10 ml Haemaccel/kg KG wurde bei 5 Kaninchen ein Abfall des Hämatokrits von 42%/o (±5) auf 35%/o (±2,7) festgestellt [1069].

LUTZ [937] fand beim Hund für Haemaccel eine deutlich geringere Volumenwirkung als für Dextran 75.

Versuche am Menschen. Eine Übersicht über den Volumeneffekt verschiedener Gelatinepräparate bei normo- und hypovolämischen Personen geben die Tabellen 9 und 10, S. 120 und 121.

In einer vergleichenden Studie bei 26 normovolämischen Patienten ergab 5%/o Gelatine gegenüber 6%/o Dextran einen schwächeren initialen und weniger lang anhaltenden Volumeneffekt [761, 1012].

Tabelle 9. *Volumeneffekt von Gelatinepräparaten bei normovolämischen Personen*

Autor	Jahr	Ref.	Präparat	Methode	n	Menge in ml	Inf.-Dauer in min	Volumenzunahme in ml Std nach Infusion				
								0	1	6	24	
Hyde, G. M.	1952	[761]	5% Gelatine	^{32}P	7	500	60	960	935	647	152	
Hunzinger, W. A.	1954	[754]	Oxypolyn (OPG)	Einmalige RIHSA Inj.	2	1000	20—30	970	—	0	—	Nullwert nach 4 Std erreicht
Metcalf, W.	1954	[1009]	OPG	T 1824	12	1000	?	700	—	230	0	
			MFG	T 1824	12	1000	?	700	—	330	0	
Lutz, J.	1959	[934]	6% Gelatine (E. Merck)	T 1824	16	1000	40—50	546	—	312 (4 St. Wert)	—	
Froeschlin, W.	1962	[479]	Haemaccel	T 1824	22	500	?	350	—	350 (n = 2)	—	evtl. handelt es sich hier um hypovoläm. Patienten
					20	1000	?	505	—	630 (n = 8)	—	
					12	1500	?	—	—	750	—	
Göltner, E.	1964	[536]	Plasmagel (Braun)	T 1824	15	500	30	—	394	—	—	
					15	1000	60	—	675	—	—	
Schneider, K. W.	1965	[1276]	Haemaccel	T 1824	14	1000	?	499	—	—	—	
				^{51}Cr	12	1000	?	355	—	—	—	

Tabelle 10. *Volumeneffekt von Gelatinepräparaten bei hypovolämischen Personen*

Autor	Jahr	Ref.	Präparat	Methode	n	Menge in ml	Inf.-Dauer in min	Volumenzunahme in ml Std nach Infusion					
								0	1	2—4	6	12	24
GRUBER, U. F.	1962	[589]	Haemaccel	RIHSA	10	500	30	350	—	250	—	—	—
GRUBER, U. F.	1962	[589]	Physiogel	RIHSA	10	500	30	360	—	180	—	—	—
HAVERS, L.	1964	[679]	Haemaccel	RIHSA	5	1000	30	920	—	840	—	—	—
AHNEFELD, W. F.	1965	[14]	Haemaccel	RIHSA	30	500	15	285	264	245	—	—	—
GRUBER, U. F.	1965	[601]*	Physiogel 4,2%	RIHSA	9	500	30	480**	—	390	—	—	—
			Physiogel 7,7% (Versuchspräparat)	RIHSA	4	500	30	710**	—	350	—	—	—

* In dieser Arbeit sind nur die prozentualen Veränderungen bezogen auf das Ausgangsvolumen wiedergegeben.
** Bei vollhydrierten Personen.

HEIDLAND [*692 a*] sah 45 min nach Infusion von 500 ml *OPG* (Gelifundol) bei 12 normovolämischen Individuen eine Volumenzunahme, die der infundierten Menge entsprach; die Streuungen waren jedoch außerordentlich groß.

ELDER [*405*] verglich den Volumeneffekt von *3%/0 MFG* mit demjenigen von Plasma. Genaue Angaben über die Versuchsanordnung und Methodik werden nicht mitgeteilt, die angegebenen Zahlen einer nach 4 Std zu 91%/0 und nach 12 Std zu 80%/0 anhaltenden Retention von MFG sind deshalb mit Vorsicht aufzunehmen (Werte für Plasma 94%/0 resp. 114%/0) (s. auch [*1160*]).

JULLIARD [*795*] hat bei 7 Patienten am Schluß der Infusion von 500 ml Plasmagel (Roger Bellon) eine Volumenzunahme von 460 ml, nach 4—5 Std eine solche von 300 ml gemessen. Es wird ferner angegeben, daß s. c. Infusion (mit Hyaluronidasezusatz) zu praktisch gleichen Resultaten führt wie i. v. Applikation. Dies würde bedeuten, daß die Wirkung einer 3%/0 MFG-Lösung weitgehend derjenigen einer Elektrolytlösung entspricht. Die gleichen Autoren beschreiben auch einen der wenigen dokumentierten Verbrennungsfälle, die mit MFG behandelt wurden. 48 Std nach dem Unfall, d. h. nach der Schockphase, sei dieser Patient mit einer 60%/0 Verbrennung während 4 Tagen mit einer Flasche MFG nebst Elektrolyt- und Glucoseinfusion behandelt und nach 2 Monaten geheilt entlassen worden. Über den Grad der Verbrennung werden keine Angaben gemacht. Die gleichen Autoren berichten über die erfolgreiche Anwendung von 500 Flaschen MFG auf französischem Territorium, ohne aber Unterlagen für die Wirksamkeit der Gelatine zu liefern.

MOELLER [*1027*] hat beim Menschen nach *Haemaccel*-Infusion einen Hkt-Abfall während 6 Std gesehen; FREUCHEN [*469*] konnte auf Grund von Erythrocytenzählungen nur in 61%/0 der Fälle einen Volumenanstieg nachweisen. Schwer beurteilbar sind die Resultate von GIOMINI [*528*]; die Angaben im Text und die Kurven (widersprechende Anzahl Fälle) lassen nur die Aussage zu, daß der Volumeneffekt von Haemaccel sofort nach Infusion von 1000 ml der zugeführten Menge nicht entsprechen kann (s. auch [*1110*]; für Physiogel vgl. [*303*]).

Erstaunlicherweise betonen verschiedene Autoren [*183, 212, 1028, 1109, 1259*] immer wieder, eine Übertransfusion mit Haemaccel sei schwer zu erreichen, der Venendruck steige nach Haemaccel nicht oder nur wenig an, und die Belastung für den Kreislauf sei geringer als nach Blut- und Plasmainfusionen.

Alle diese Aussagen deuten darauf hin, daß die heute erhältlichen Gelatinepräparate verglichen mit Blut und Plasma einen geringeren Volumeneffekt ausüben.

Ein Vergleich der Tabellen 9 und 10 mit den Tabellen 5 und 6 betreffend Dextran (S. 95 und S. 96) zeigt, daß der Volumeneffekt nach Infusion

von Dextran 40 oder 70 sowohl bei normovolämischen wie bei hypovolämischen Individuen im Durchschnitt initial stärker ist und länger anhält als mit Gelatinepräparaten (s. Abb. 6, S. 46 und Abb. 16) (vgl. [*578,
1466*]).

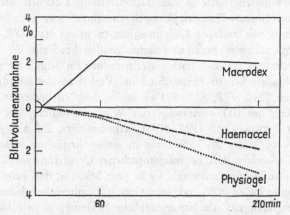

Abb. 16. Volumenzunahme nach Blutung (400 ml) und Infusion von 500 ml 6%
Dextran (Macrodex), Haemaccel oder Physiogel. Unterschied Macrodex — Physio-
gel nach 210 min statistisch wahrscheinlich signifikant (*p* kleiner als 0,05). Gleiches
Versuchsprotokoll und Darstellungsweise wie in Abb. 6 (GRUBER [*589*])

Nur in den Untersuchungen von HYDE [*761*] sowie JANOTA [*780*], die
mit einer 5% resp. 8% Gelatine und ^{32}P als Markiersubstanz durchgeführt
wurden, zeigte sich eine überschießende Volumenreaktion, die mehrere Stunden anhielt. Es ist denkbar, daß sich bei diesen hohen Gelatinekonzentra-
tionen ein sog. intravasales „trapping" von Erythrocyten bildete und deshalb zu hohe Werte für das Blutvolumen entstanden; auch andere methodische Probleme (freies ^{32}P) müssen in Betracht gezogen werden. In allen
übrigen Fällen wird das Ausgangsvolumen am Ende der Infusion knapp
oder bei weitem nicht erreicht, und nach wenigen Stunden ist die Volumenwirkung stark vermindert oder überhaupt nicht mehr nachzuweisen (vgl.
[*523 a*]).

u) Hämodynamik

Mittels eines selbst hergestellten Gelatinepräparates zeigte WOLFSON
[*1551*] die Abhängigkeit der Wirkung auf den Blutdruck von der Konzentration der Gelatinelösung. Eine 5% Lösung vermochte bei 3 Kaninchen im Blutungsschock den Blutdruck wiederherzustellen, während dies mit
einer 2,5% Lösung und mit 0,9% Kochsalz nicht gelang.

KALRA [*808*] beobachtete nach Infusion von 6—8% MFG bei Schockversuchen am Hund in mehreren Fällen einen vorübergehenden Blutdruck-

anstieg. Bei der Hälfte der splenektomierten Tiere betrug der BD 4 Std nach Infusion nur $68 \pm 4^0/0$ des Ausgangswertes, bei allen anderen konnte er gehalten werden.

GORDON et al. [540] stellen fest, daß eine 8—10⁰/₀ *Gelatine*lösung betreffend BD-Wiederherstellung eine Mittelstellung zwischen der Wirkung von Blut und Glucose-Kochsalzlösungen einnehme, was auch in weiteren Untersuchungen mit anderen Gelatinelösungen belegt ist [181, 578, 661, 780, 927] (vgl. vorhergehenden und nachfolgenden Abschnitt).

Wenn anderseits Autoren nach Gelatinezufuhr im Schock verglichen mit anderen Kolloiden keinen Unterschied im Verhalten des Blutdrucks feststellen können [240, 578, 925, 925 a], so ist doch zu bedenken, daß eine Normalisierung des BD keineswegs mit Wiederherstellung des Volumens parallel geht. LUNDSGAARD [925, 925 a] argumentiert, daß sich eine Differenz von 5—10⁰/₀ des BV höchstens in einem kritischen kleinen Dosisbereich des Expanders, d. h. bei ausgesprochener Untertransfusion, nachteilig auf die Kreislaufleistung auswirke. Es ist aber bekannt, daß beim Menschen Volumendefizite bis zu 30⁰/₀ mit normalem BD einhergehen können. Solche Patienten reagieren auf kleinste zusätzliche Belastungen, wie Umlagerung beim Röntgen oder auf dem Operationstisch, mit drastischem Blutdruckabfall [114, 997, 998].

Entscheidend für die Beurteilung der Kreislaufwirkung eines Plasmaersatzstoffes sind sein Einfluß auf das Herzminutenvolumen und die Verbesserung der Capillarzirkulation. Hierüber liegen für Gelatinepräparate beim Menschen nur sehr wenige Untersuchungen vor. (Betr. Venendruck s. vorhergehenden Abschnitt.)

EBERLEIN [375] hat bei Blutspendern nach Infusion von 500 ml Haemaccel den Druck in der A. femoralis und in der V. mediana cubiti, ferner EKG, Pulsdruckkurve und Blutdruck nach RR registriert. 10 min nach Infusion waren BD-Amplitude und Pulsfrequenz mit den Ausgangswerten identisch.

KILLIAN [818] hat die Wirkung von Haemaccel bei 20 Schockpatienten an Hand von BD-Werten und Oscillogrammen dokumentiert.

STAIB [1377] fand bei normovolämischen Patienten nach Zufuhr von 20 ml/kg KG *Plasmagel* einen signifikanten Anstieg des HMV, der während 1 Std anhielt. Sorgfältige Kreislaufanalysen von K. SCHMIDT [1265] zeigen, daß *Haemaccel* verglichen mit Dextran 40 und 70 das HMV nur unbedeutend zu steigern vermag. Für Physiogel sind keine entsprechenden Untersuchungen publiziert worden.

Unterlagen über eine spezifische strömungsverbessernde Wirkung der heute erhältlichen Gelatinepräparate existieren u. W. nicht. Es sind uns auch keine Experimente bekannt, die unter streng kontrollierten Bedingungen (Vergleich mit anderen Kolloiden von gleichem onkotischem Druck wie z. B. Albumin) zeigen würden, daß Gelatinelösungen die im Schock beeinträchtigte Zirkulation in den Capillaren, abgesehen vom rasch vorübergehenden Volumeneffekt, verbessern. Messungen des Sauerstoffpartialdrucks in den Geweben liegen ebenfalls nicht vor. Da Gelatinelösungen keine disaggregierende Wirkung ausüben, sondern die Zellaggregation eher fördern, ist eine starke Steigerung der Gewebeperfusion auch nicht zu erwarten. Quantitative Bestimmungen der Zellaggregation in vivo sind mit großen methodischen Schwierigkeiten verbunden, und das Phänomen tritt klinisch kaum in Erscheinung, weil ein Großteil der Gelatine so rasch eliminiert wird, daß die dafür notwendigen Konzentrationen im Organismus wohl gar nicht auftreten.

v) Therapeutische Resultate

Tierversuche: Bei je 2 Hunden fand WATERS [1490] für eine 7⁰/₀ Fischleimlösung die gleiche Wirkung wie für eine *7⁰/₀ Gelatine.* PARKINS et al. [1116, 1117] erhielten beim Hund in einem kombinierten Schock-Austauschtransfusionsmodell mit 3⁰/₀ MFG bessere Resultate als mit 6⁰/₀ Dextran (Commercial Solvents Corp., Lots 84 652 A und 84 686 A, MG nicht bekannt; wahrscheinlich handelte es sich um Dextran 80 mit einer Spitzenfraktion bis 200 000). Während 1 Std wurde der Blutdruck bei 30—35 mm Hg gehalten und darauf das entzogene Blut (initiales Blutungsvolumen $= H_1$) durch die gleiche Menge der Testsubstanz ersetzt. 3 Std (H_2) und 24 Std (H_3) später wurden die Tiere auf einen BD von 20 mm Hg entblutet und nach der 2. Blutung mit dem entzogenen Blut plus zusätzlicher Testsubstanz sofort rücktransfundiert. Die zusätzliche Menge an Blutersatzstoff entsprach der Differenz zwischen dem 1. und dem 2. Blutungsvolumen ($H_1—H_2$). Für die Tiere in der Dextrangruppe bedeutete dies eine Übertransfusion, und darin scheint uns die entscheidende Schwäche dieser Versuchsanordnung zu liegen. Das Verhältnis von H_2 resp. H_3 zu $H_1 \times 100$ wird als *Blutungsindex* definiert (s. unten). Die sich daraus ergebenden Werte zeigen eine Streuung von mehr als 100⁰/₀ für den gleichen Ersatzstoff; es gibt keine Gründe zur Annahme, daß ihnen eine entscheidende Aussagekraft über die Wirksamkeit eines Expanders in der Schockbehandlung zukommt, da zu viele unkontrollierbare Faktoren (v. a. Vasokonstriktion) mitspielen. Im weiteren ist das Versuchsmaterial von 5 Tieren pro Gruppe, das sich z. T. nur unvollständig auswerten ließ, zu klein. Nach 24 Std lauteten die Resultate wie folgt:

Testsubstanz	Anzahl Tiere	Überleber
Heparinblut	5	4
0,9⁰/₀ NaCl-Lösung	5	2
OPG 5⁰/₀	5	2
Dextran 6⁰/₀	5	3
MFG 3⁰/₀	5	5

Die Resultate über den Blutungsindex sind aus den erwähnten Gründen nicht angeführt.

Zu ähnlichen Resultaten kamen auch RAISZ u. PULASKI [*1155*]: Unmittelbar nach Blutentzug von 3% des KG erhielten *Kaninchen* die gleiche Menge der Testsubstanz infundiert.

Resultate:

Testsubstanz	Anzahl Tiere	Überleber
Kontrollen	2	2
Poolplasma	17	15
0,9% NaCl-Lösung	16	8
OPG 5%	17	16
Dextran 80 6%	15	12
(Pharmacia Lot No. 7574 A und No. Z6932)		

Die Unterschiede zwischen den verschiedenen Kolloiden sind nicht signifikant.

Aufschlußreich sind die Angaben der Autoren, wonach sowohl OPG als auch das verwendete Dextran zu intravasculärer Erythrocytenaggregation führen. Diese Beobachtung unterstützt die Vermutung, daß das ältere Dextranpräparat eine hochmolekulare Spitzenfraktion enthielt und bestätigt die Mitteilung von THORSÉN u. HINT [*1440*], daß Gelatine bei relativ niedrigerer Konzentration auch in vivo zu Aggregationsphänomenen führt.

In einem anderen Modell fanden MORRISON et al. [*1048*] beim
Meerschweinchen

Testsubstanz	Anzahl Tiere	Überleber
Kontrollen	10	0
0,9% NaCl-Lösung	10	0
Dextran 6%	10	5
Periston 3,5%	10	6
Gelatine 5% (Plasmoid)	10	8
Albumin	10	10
Heparinblut	10	10

und bei der
Ratte

Testsubstanz	Anzahl Tiere	Überleber
Kontrollen	10	0
0,9% NaCl-Lösung	10	1
Dextran 6%	10	7
Periston 3,5%	10	8
Gelatine 5%	10	8
Albumin	10	9
Heparinblut	10	10

Die Dextranresultate sind wegen der speciesspezifischen Empfindlichkeit der Ratte nicht verwertbar.

MORRISON hat beim *Hund* eine ähnliche Versuchsanordnung wie PAR-
KINS [*1117*], aber eine noch kompliziertere Berechnung des Blutungsindexes
verwendet: Die Tiere wurden auf einen BD von 50—55 mm Hg entblutet
und die entnommene Blutmenge mit H_{1a} bezeichnet. Sofort anschließend
Verabreichung der gleichen Menge Testsubstanz und 4 Std später neuerliche
Entblutung der Tiere bis zum Eintritt des Todes (2 ml/kg KG/3 min). Die
entnommene Blutmenge wird mit H_2 bezeichnet, das Restblutvolumen nach
Entnahme von H_{1a} wird mit 10,10 ml/kg KG angenommen und als H_{1e}
bezeichnet. Die Addition von $H_{1a} + H_{1e}$ ergibt H_1. Als Blutungsindex bezeichnet dieser Autor das Verhältnis von H_2 zu $H_1 \times 100$. Diese Ausführungen zeigen, daß diese Größen sehr hypothetische Werte darstellen und
verschiedene Autoren unterschiedliche Berechnungsmethoden für den Blutungsindex verwenden. Deshalb ist bei der Interpretation solcher Daten
größte Vorsicht am Platze, und wir glauben, daß in Schockexperimenten den
Überlebenszahlen viel größere Aussagekraft zukommt. Der Vollständigkeit
halber seien nachstehend die von MORRISON errechneten Werte für den
Blutungsindex angeführt (Idealwert = 150) (vgl. auch [*882 a, 1074 a, 1473,
1474*]):

Heparinblut	94,6 ± 3,6
Humanplasma	78,4 ± 0,5
Dextran 6%	77,1 ± 3,3
Gelatine 5%	68,1 ± 3,8
Periston 3,5%	68,1 ± 4,3
Kochsalz	51,1 ± 7,3.

Die Unterschiede zwischen Dextran, Gelatine und Periston sind statistisch nicht
signifikant.

Interessant ist die Anmerkung, daß Gelatinelösungen viel eher infiziert
werden als Dextran und Periston, welche sich gegen bakterielle Kontamination als außerordentlich resistent erwiesen.

Auch KALRA [*809*] fand den Blutungsindex von Dextran demjenigen
von MFG und einer weiteren Gelatine überlegen. JANOTA et al. [*780*] prüften bei 44 Hunden 14 verschiedene Gelatinen in Konzentrationen zwischen
5,4—7,7%. Die Wirkung war besser als diejenige von 0,9% Kochsalzlösung.
Zu gleichen Ergebnissen kam KALRA [*809*] mit *6—8% MFG* (vgl. auch
[*872, 882 a*]). Nur vereinzelte Untersuchungen an einem kleinen Tiermaterial und bei leichten Schockmodellen zeigen für *6% OPG* oder *3% MFG*
eine ebenso gute Wirkung wie für Plasma.

PARKINS [*1115*] fand beim *Hund*

Testsubstanz	Anzahl Tiere	Überleber
Plasma	3	3
6% Gelatine	5	5
0,9% NaCl	5	2
Kontrollen	3	0

Während 30—40 min wurde der Blutdruck zwischen 30—40 mm Hg gehalten und anschließend die dem entnommenen Blut entsprechende Menge der Testsubstanz infundiert.

ELDER [405] hat bei Hunden ein demjenigen von PARKINS [1117, s. o.] ähnliches Modell verwendet.

Der *Blutungsindex* betrug

	nach 3 Std	*nach 24 Std*
Blut	96	94
0,9% NaCl-Lösung	54	68
Albumin 5%	88	—
MFG 3%	83	75

Wurde der BD während 1 Std auf 30—35 mm Hg gehalten, so lauteten die Resultate folgendermaßen:

	nach 3 Std	*nach 24 Std*
Blut	72	63
0,9% NaCl-Lösung	12	15
Albumin 5%	59	—
MFG 3%	67	68

IVY et al. [769] fanden im hämorrhagischen Schock für Gelatine eine schlechtere Wirkung als für Plasma:

	Mortalität
Heparinisiertes Plasma	6%
Gelatine U-17 578	40%
(5% Lösung in 0,9% NaCl)	
„Plasma gel"	100%
(5% Lösung in 0,9% NaCl)	
0,9% Kochsalzlösung	58%
Kontrollen	84%

GROPPER et al. [578] kamen zu folgenden Ergebnissen:

	Mortalität
Kontrollen	85 %
Pooled plasma (gefroren)	22,2%
0,9% Kochsalzlösung	55,5%
5% OPG	33 %
6% Dextran (MG 40 000)	22,2%

Die Unterschiede zwischen OPG- und Dextrangruppe sind statistisch nicht signifikant.

Die Autoren zogen folgende Schlußfolgerungen: „Die Dextrantherapie ergab eine stärkere und länger anhaltende Blutvolumenexpansion als OPG. Dextran stellt die glomeruläre Filtration und die Nierendurchblutung schneller, besser und länger anhaltend wieder her als OPG. Der kolloidosmotische Effekt von Dextran ist ungefähr doppelt so groß wie derjenige von OPG." (S. auch [542, 1466].)

Über *Plasmagel* finden sich Resultate von Versuchen, wo bei 2 Hunden jeweils ca. 2% des KG an Blut entzogen und durch den Expander ersetzt wurden [181]. 1 Std 20 min nach Plasmagelinfusion betrug der Blutdruck 60 mm Hg, bei einem Ausgangswert von 120. Nach Infusion von weiteren 1,64% des KG lag er bei 100, der Puls betrug immer noch 180 (Ausgangswert 100). Die Protokolle dieser 2 Hundeversuche wurden auch von HASCHER [661] publiziert.

NAHAS u. ESTIME [1071] erzielten beim Hund unter Verwendung des Modelles von IVY [769] mit Plasmagel 80% Überleber, mit einer gleichen Menge isotonischer Kochsalzlösung 50% (n = je 10).

Die erste Prüfung von *Physiogel* in verschiedenen hämorrhagischen Schockmodellen beim Kaninchen stammt von BURRI u. ALLGÖWER [240]. Im schweren Schock von 90 min Dauer ergab die Infusion von 1% des KG folgende Überlebenszahlen:

Eigenblut	80%
6% Dextran 75	60%
4,2% Physiogel	20%.

In einem leichten Schock war die durch Physiogelzufuhr bedingte Hämodilution etwa halb so groß wie diejenige nach Macrodexinfusion.

JANZARIK u. LASCH [782] berichten über Experimente am Kaninchen in einer neuentwickelten Versuchsanordnung für Austauschtransfusionen. Die Autoren sprechen von einem „Kurzschock", wobei die Tiere sehr rasch und drastisch entblutet und dann sofort mit verschiedenen Lösungen auftransfundiert werden. 7 Std nach Versuchsbeginn sind alle Untersuchungen abgeschlossen. Von 15% Humanalbumin wird nur die Hälfte der bei den anderen Gruppen verwendeten Menge verabreicht, weil es sich um eine hyperkolloidosmotische Lösung handle. Das von den Autoren ebenfalls getestete Rheomacrodex wird trotz seines initial noch stärkeren onkotischen Effektes gleich dosiert wie die 3,5—5,6% Gelatinelösungen. Die Autoren stellen fest, daß die Dextran-Tiere übertransfundiert wurden. Es ist deshalb nicht erstaunlich, daß in diesen Gruppen nur wenige Tiere überlebten. Daß es sich um keine eigentlichen Schockversuche handelte, geht aus der Tatsache hervor, daß volumengleiche Mengen von 0,9% Kochsalzlösung und Gelatine zu statistisch nicht signifikanten Unterschieden der Mortalität führten (vgl. Elektrolytlösungen, S. 148). Im übrigen bestätigen die Verfasser die

Befunde von BURRI u. ALLGÖWER [240], daß bei Infusion von ¹/₃ der entnommenen Menge, wie dies z. B. den Verhältnissen im Felde und anderen Notfallsituationen entspricht, alle 5 Dextrantiere überleben, während die entsprechenden Zahlen für Gelatinelösungen folgendermaßen lauten:

Physiogel ³/₅, Gelifundol ²/₅, Haemaccel ²/₅.

LUNDSGAARD [925] hat die Wirkung von Eigenblut, Dextran 70, Physiogel und Ringerlösung an 360 Kaninchen geprüft. Alle Tiere wurden mit einem Antiadrenergicum vorbehandelt, was die im Schock normalerweise auftretenden spontanen Regulationsmechanismen einschneidend beeinflußt. Daß es sich bei diesem Modell um eine Situation handelt, die den Verhältnissen in der Klinik kaum entspricht, geht aus der Tatsache hervor, daß Infusion von ¹/₁₀ oder ¹⁰/₁₀ der entnommenen Blutmenge zu keinem signifikanten Unterschied in der Überlebensrate führt. Hingegen ergibt Zufuhr von ¹/₁₀—¹/₃ Physiogel oder Ringerlösung signifikant schlechtere Resultate als Ersatz der gesamten entnommenen Menge durch diese Lösungen. Entsprechend den früheren Resultaten von JANZARIK u. LASCH [782] führte Übertransfusion mit Macrodex zu signifikant schlechteren Resultaten, und in Bestätigung der Untersuchungen von BURRI u. ALLGÖWER [240] war der Ersatz der entnommenen Blutmenge durch ¹/₁₀—¹/₃ Macrodex wirksamer als gleiche Mengen von Physiogel, allerdings ohne daß die Unterschiede hier signifikant ausgefallen wären. LUNDSGAARD stellt fest, daß verglichen mit Dextran optimale Wirkungen durch eine doppelte Menge Physiogel oder eine ca. 3fache Menge von Ringerlösung erreicht werden. Die Schlußfolgerungen aus dieser Arbeit sind im 3. Teil, S. 177 ff., diskutiert.

In einer weiteren Arbeit [925 a] widerruft LUNDSGAARD seine Ansicht, wonach zur Erreichung einer optimalen Wirkung die einzelnen kolloidhaltigen Substitute verschieden dosiert werden müßten. Er konnte in einem neuen Kaninchenmodell weder bei Ersatz von ¹/₃ noch von ²/₃ der entnommenen Blutmenge eine unterschiedliche Wirkung der verschiedenen Plasmaersatzstoffe nachweisen (Blut, Macrodex, Physiogel, Gelifundol, Haemaccel). Die Schockdauer in diesem Modell betrug durchschnittlich 42 min und richtete sich nach der Größe des „base excess". Es handelte sich somit bei diesen Kaninchenversuchen nicht um eigentliche Schockexperimente, sondern vielmehr um das Studium von Anoxieerscheinungen nach sehr kurz dauernder Hypovolämie mit anschließender Austauschtransfusion. Da die spontane Wiederauffüllung des Gefäßsystems beim Kaninchen sehr viel schneller erfolgt als bei größeren Tieren und beim Menschen, ist dieses Tier zur Prüfung von Plasmaersatzstoffen, vor allem bei zu kurzer Hypotoniephase wie im vorliegenden Fall, denkbar schlecht geeignet.

Klinische Resultate: Die Zufuhr von Gelatinelösungen nach Blutverlust verbessert zweifellos Kreislaufverhältnisse und Allgemeinzustand des Patienten. Hingegen sind Arbeiten sehr selten, die eine objektive Beurtei-

lung der therapeutischen Wirksamkeit von Gelatinelösungen beim Menschen
zulassen. Insbesondere fehlen alle vergleichenden Untersuchungen, die den
Schluß erlauben würden, daß Gelatinelösungen ebenso wirksam seien wie
Plasma oder Albumin.

Die meisten Arbeiten begnügen sich mit der Feststellung, daß die Präparate wirksam seien [1346]; eine nähere Betrachtung zeigt, daß es sich
meist um Fälle mit geringem Blutverlust handelt. So wird in mehreren der
nachstehend aufgeführten Arbeiten betont, daß die Zufuhr von 500 ml
Gelatinelösung genügt habe, um den „Schock" zu beheben; von allen Gelatinepräparaten ist Haemaccel am besten dokumentiert [183, 212, 549, 679,
1027, 1028, 1259], aber auch hier fehlen vergleichende Untersuchungen mit
Kochsalzlösung einerseits und Plasmapräparaten anderseits. In anderen
Untersuchungen wiederum wurden gleichzeitig mit oder kurz nach Gelatineapplikation große Mengen von Blut und kreislaufaktiven Medikamenten
verabreicht, so daß schlüssige Aussagen über die Wirksamkeit dieser Präparate unmöglich sind [102, 1461].

Insbesondere fehlen größere kontrollierte und vergleichende Statistiken
über die Behandlung von Verbrennungen, wo die Wirkung eines Plasmaersatzstoffes eindeutig zum Ausdruck kommt. FROESCHLIN [479] berichtet
über 23 Verbrennungspatienten, die mit Haemaccel behandelt wurden; die
Fälle sind aber nicht genauer dokumentiert. Das gleiche gilt für die 17 bei
BARDHAN et al. [102] angeführten Fälle. Die 6%ige indische Gelatine war
bei 10 Pat. während 4—6 Std wirksam. In älteren Übersichtsartikeln [1430]
liegen wohl einige Mitteilungen über die klinische Wirksamkeit von Gelatine vor; es handelt sich dabei aber um Präparate, die in mancher Hinsicht von den heute erhältlichen abweichen (Konzentration, keine Modifikation), und meistens fehlen auch hier objektivierbare Unterlagen.

Einige Untersuchungen beziehen sich auf Haemaccel, ohne aber neue
Gesichtspunkte zu bringen [19, 98, 877].

HARRFELDT [654] beschreibt 1 Patienten, bei dem nach Infusion von
500 ml OPG Blutdruck und Puls wieder meßbar wurden.

ARTZ [79] berichtet über die Erfahrungen mit 200 Flaschen 3% MFG
im Koreakrieg. 100 Flaschen wurden im Divisionsbereich verwendet, die
restlichen in rückwärtigen Spitälern. ARTZ schreibt, daß sich MFG bei der
Behandlung dieser kleinen Serie von Verwundeten bewährt zu haben
scheine, betont aber, daß die durchschnittliche Evakuationszeit nur $3^1/_2$ Std
betrug.

Auch aus der Arbeit von FRAWLEY [464], der über die gleichen Fälle
berichtet wie ARTZ, kann nicht mehr Information gewonnen werden, da
alle Patienten anschließend an die Gelatinebehandlung massiv Blut erhielten und keine Daten über den weiteren Verlauf vorliegen.

w) Zusammenfassung und Schlußfolgerungen:
Volumenersatz durch Gelatine

1. Gelatinelösungen werden seit 1915 als Plasmaersatzstoffe verwendet. Die wichtigsten der heute erhältlichen Präparate lassen sich in 3 Gruppen einteilen:

Oxypolygelatine (OPG, Gelifundol), modifizierte flüssige Gelatine (MFG, Plasmagel, Physiogel) und durch Harnstoffbrücken vernetzte Gelatine (Haemaccel).

2. Früher verwendete Präparate waren meist stärker konzentriert als die heute gebräuchlichen, bei letzteren variieren Konzentration, Elektrolytgehalt und MG von Präparat zu Präparat beträchtlich. Auch hier lassen sich die mit einer bestimmten Lösung erzielten Resultate nicht ohne weiteres auf andere übertragen. Im folgenden werden die Eigenschaften der heute erhältlichen Präparate berücksichtigt.

3. Die physikalisch-chemischen Eigenschaften von Gelatine i. a. sind weniger genau bekannt als diejenigen der Dextrane. Die durchschnittlichen Molekulargewichte ($\overline{M}_w$ und $\overline{M}_n$) für Gelatine sind tiefer; ungefähr 70—90% der Moleküle liegen unter der Nierenschwelle.

4. Der Hauptanteil einer Gelatinelösung wird deshalb in wenigen Stunden im Urin ausgeschieden, über Plasmakonzentrationen und den Abbau der im Körper verbleibenden Gelatine ist nichts Sicheres bekannt, da spezifische Nachweismethoden fehlen.

5. Gelatinepräparate führen bei normo- und hypovolämischen Individuen zu einer Diuresesteigerung; sichere Anhaltspunkte für eine irreversible nierenschädigende Wirkung gibt es nicht.

6. Die nach Gelatine-Infusionen beobachteten histologischen Veränderungen in der Niere sind wahrscheinlich funktioneller und vorübergehender Natur.

7. Gelatinepräparate wirken klinisch i. a. nicht antigen. OPG kann beim Menschen ausnahmsweise antigen wirken, nicht aber MFG und Haemaccel.

8. Allergische Nebenerscheinungen sind selten.

9. Gelatinepräparate vom Typus MFG gelieren bei 7—10° C.

10. Infusion von OPG, Haemaccel und MFG steigern in dieser Reihenfolge die Senkungsreaktion in zunehmendem Maß.

11. Gelatinen üben keine disaggregierende Wirkung aus, sondern führen bei niedrigerer Konzentration und geringerem MG als Dextran zu einer Zellaggregation.

12. Über die Beeinflussung der Blutviscosität durch Gelatinepräparate im Bereich der im Capillargebiet vorkommenden Schergrade liegen beim Menschen keine Daten vor.

13. Unter Standard-Untersuchungsbedingungen haben Gelatinepräparate keinen Einfluß auf die Blutgruppenbestimmung.

14. Gelatine-Infusionen führen weder zu einer Beeinflussung der Infektabwehr noch der unspezifischen Resistenz des menschlichen Organismus; sie wirken nicht cancerogen.

15. Die Beeinflussung der Blutgerinnung durch Gelatinelösungen entspricht wahrscheinlich dem Verdünnungseffekt.

16. Spezifische pharmakologische Eigenschaften für Gelatinelösungen sind nicht bekannt.

17. Über eine Beeinflussung von Laboruntersuchungen liegen keine Untersuchungen vor.

18. 4jährige Lagerung von Physiogel beeinträchtigt die Stabilität des Präparates nicht. Über andere Präparate sind keine Angaben erhältlich.

19. Der Volumeneffekt von Gelatinelösungen bei hypovolämischen Personen entspricht initial nicht ganz der infundierten Menge und nimmt dann rasch ab, wobei die Wirkung von Haemaccel und OPG wahrscheinlich wenig besser ist als diejenige von MFG. Die Volumenwirkung liegt etwa zwischen den Werten, die nach Verabreichung gleicher Mengen von Elektrolytlösung oder Plasma beobachtet werden.

20. Gelatine-Infusionen können bei hypovolämischen Personen zu einer Normalisierung des Blutdrucks führen. Die steigernde Wirkung auf das Herzminutenvolumen ist für MFG und Haemaccel spärlich, für OPG überhaupt nicht untersucht worden. Die für MFG und Haemaccel erhältlichen Daten zeigen, daß der Effekt demjenigen von Plasma nicht entspricht. Unterlagen für eine spezifische strömungsverbessernde Wirkung von Gelatinelösungen liegen nicht vor.

21. Nur wenige experimentelle Resultate lassen bei der Behandlung von schweren Schockzuständen eine mit Plasma vergleichbare therapeutische Wirkung annehmen. Diese Resultate wurden fast durchwegs mit älteren, 5%igen oder noch höher konzentrierten Lösungen von OPG erzielt. Nur vereinzelte Untersuchungen mit 3% MFG an einigen wenigen Hunden zeigen eine mit Plasma vergleichbare Wirkung. Bei diesen Experimenten handelt es sich aber nicht um Schockversuche, sondern um Bestimmungen des Blutungsindexes. Für die heute erhältlichen Präparate liegen entweder gar keine verwertbaren Resultate von Schockversuchen beim Hund und anderen größeren Tieren vor, oder die verwendeten Schockmodelle beim Kaninchen erlauben keine Schlußfolgerungen in bezug auf die therapeutische Wirksamkeit bei hypovolämischen Patienten.

22. Eindeutige, kontrollierbare Daten über die klinische Brauchbarkeit von Gelatinepräparaten bei der Behandlung von schweren Schockzuständen fehlen. Im Vergleich zu Plasma und Dextran liegen spärliche Angaben vor; auf Grund mehrerer Publikationen ist anzunehmen, daß sich Gelatinepräpa-

Tabelle 11. *Vor- und Nachteile von Dextran- und Gelatinepräparaten in der klinischen Schockbehandlung*

	Gelatine	Dextran
Physikalisch-chemische Eigenschaften	nicht ausreichend untersucht	bekannt
Wasserbindungs- kapazität	in vivo nicht bekannt	20—25 ml/g in Zirkulation
Abbau im Organismus	nicht genau bekannt	vollständig
Nierenfunktion	keine Beweise für schädigende Wirkung	
Histologie	keine Beweise für schädigende Wirkung	
Antigenicität	keine Beweise für klinische Konsequenzen	
Allergische Reaktionen	weniger häufig als nach Plasmainfusionen	
Senkungserhöhung	+ bis +++	Dextran 40: bewirkt Erniedrigung Dextran 70: (+)
Aggregierende Wirkung	+	—
Disaggregierende Wirkung	—	Dextran 40: ++ Dextran 70: —
Senkung der gesteigerten Blutviscosität	nicht genügend untersucht	Dextran 40: ja Dextran 70: wenig
Gelierpunkt	MFG bei 7—10 °C	—0,6 °C
Blutgruppenbestimmung	keine Beeinflussung	keine Beeinflussung
Infektabwehr	keine Beeinflussung	keine Beeinflussung
Cancerogenität	—	—
Beeinflussung der Blutgerinnung	entsprechend Verdünnung	in klinischer Dosierung (bis 1,5 g/kg KG) ohne Konsequenzen
Antithrombotischer Effekt	nicht bekannt	+++
Beeinflussung von Laboruntersuchungen	nicht untersucht	gewisse Methoden: ja
Stabilität	wenig bekannt Physiogel: während 4 J. gut	während 10 Jahren gut
Volumeneffekt	schlechter als Plasma	Dextran 40: initial sehr stark, kürzer als Dextran 70 Dextran 70: wie Plasma, initial etwas stärker
Beeinflussung der Hämodynamik	wenig untersucht	Dextran 70: ungefähr wie Plasma
Therapeutische Wirkung	wenig untersucht	Dextran 70: ungefähr wie Plasma
Therapeutische Wirksam- keit bei der Verbrennungs- behandlung	wenig bekannt	Dextran 70: initial wie Plasma

rate bei der Behandlung leichterer Schockzustände bewährt haben. Die Erfahrungen der Amerikaner mit 200 Flaschen 3%/o MFG im Koreakrieg zeigen, daß bei durchschnittlichen Evakuationszeiten von $3^{1}/_{2}$ Std unter idealen Bedingungen (totale Luftüberlegenheit) mit Gelatinepräparaten befriedigende Resultate erzielt werden können, wenn bereits im Feldspital Blut in genügender Menge zur Verfügung steht. Von allen Gelatinelösungen ist das Präparat Haemaccel am besten dokumentiert, aber auch hier fehlen vergleichende Statistiken über seine Wirksamkeit, insbesondere bei der Verbrennungsbehandlung. Für Physiogel gibt es nur 1 klinische Arbeit über die Behandlung von 29 Patienten, die aber fast alle unmittelbar anschließend massive Bluttransfusionen erhielten. Untersuchungen über die Behandlung von Verbrennungen mit diesem Präparat gibt es nicht.

23. *Tabelle 11* vermittelt einen Vergleich der wichtigsten Vor- und Nachteile von Dextran 70 und den heute erhältlichen Gelatinepräparaten.

3. Polyvinylpyrrolidon (PVP)

a) Definition

Im Gegensatz zu Dextran und Gelatine ist Polyvinylpyrrolidon (PVP) nicht das Produkt einer *biologisch* vorkommenden Substanz, sondern ein vollständig *synthetisches Polymer von Vinylpyrrolidon (Abb. 17)*.

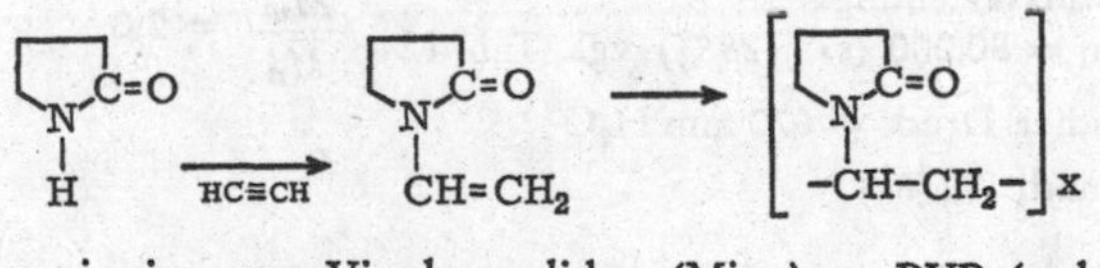

Abb. 17. Polymerisation von Vinylpyrrolidon (Mitte) zu PVP (rechts). Links die Pyrrolidonformel

Da diese Substanz im Organismus überhaupt nicht abgebaut werden kann, wird sie heute praktisch nicht mehr verwendet.

Große Mengen von PVP wurden im 2. Weltkrieg von der deutschen Wehrmacht gebraucht, und einige grundsätzliche Probleme der Verwendung synthetischer Kolloide als Plasmaexpander sind an diesem Beispiel gründlich untersucht worden. Es soll deshalb im folgenden an Hand der Literatur ein kurzer Überblick über einige diesbezüglich interessante Fragen gegeben werden, obschon ihnen vom praktischen Gesichtspunkt aus bei uns nurmehr historische Bedeutung zukommt. Immerhin werden in verschiedenen Entwicklungsländern noch größere Vorratslager an PVP gehalten und dieser Ersatzstoff in bescheidenerem Umfang auch noch klinisch verwendet. Wir selber haben in der Schweiz keine praktischen Erfahrungen mit PVP sammeln können.

Einige europäische Länder stellen noch immer PVP her, das aber haupt-
sächlich für den Export bestimmt ist. In USA dürfte PVP nur bei vitaler
Indikation verwendet werden, wenn überhaupt keine anderen Kolloide zur
Verfügung stehen. Dabei sind pro Patient im ganzen nie mehr als 1000 ml
zulässig. Da diese Bestimmung auf jeder Flasche zu stehen hat, ist PVP in
USA überhaupt nicht in den Handel gekommen.

1939 standen in Deutschland als Volumenersatzmittel nur Vollblutkon-
serven und Kristalloidlösungen zur Verfügung. Deshalb wurden zuerst ausgedehnte Versuche mit *Polyvinylalkohol* unternommen, diese Substanz aber
fallen gelassen, weil sie zu einer sekundären Anämie führt. Darauf prüften
HECHT u. WEESE [684] das zuerst als *Hämodyn* bezeichnete Polyvinylpyrrolidon und brachten es dann unter dem Namen *Periston* in den Handel.

b) Die verschiedenen Präparate

Periston (Bayer, Leverkusen).

Konz.	NaCl	KCl	g/100 ml CaCl$_2$	MgCl$_2$	NaHCO$_3$
4%	0,7	0,042	0,005	0,0005	0,025

$\overline{M}_w = 25\,000$ (30 000, [551]) $\overline{M}_n = 15\,000$.

Molekulargewichtsverteilung:
Spitzenfraktion = 80 000 (s. [1288]) vgl. Tab. 12 $\dfrac{\overline{M}_w}{\overline{M}_n} = 2,0$

Kolloidosmotischer Druck = 670 mm H$_2$O

pH   = ca. 6 (nach [1176])

η_{rel} = 2

Vor 1952 hatte Periston ein $\overline{M}_w$ von ca. 50 000 und war auch als Kollidon (BASF,
Ludwigshafen) im Handel.

6% *Periston N* (Bayer, Leverkusen) hat ein $\overline{M}_w$ von 12 600.
(η_{rel} = 1,6).
Tabelle 12 vermittelt eine Übersicht über die wichtigsten Präparate.

c) Stoffwechsel

WILLENEGGER [1523] nahm an, daß PVP mit einem mittleren Molekulargewicht von 25 000 zu 95% durch den Urin ausgeschieden wird und daß
nur Fraktionen mit einem Gewichtsmittelwert von 140 000 nicht eliminiert
werden können.

RAVIN, SELIGMAN u. FINE [1161] zeigten in einer ausgezeichneten
Arbeit mit Hilfe von ^{131}I-markiertem PVP einwandfrei, daß Moleküle mit
einem MG von weniger als 40 000 im Gewebe nachgewiesen werden können.

Tabelle 12. *Physikalisch-chemische Daten der wichtigsten in der Literatur besprochenen PVP-Präparate*

Bezeichnung	Konzentration	$\overline{M}_w$	Molekulargewichtsverteilung		Elektrolyrgehalt Zusätze	Hersteller
			Niedermol. Fr. 10%	Spitzenfrakt. 10%		
Periston	4%	25 000	4100 [551]	189 000 [551]	NaCl 0,70 g/100 ml KCl 0,042 g/100 ml CaCl$_2$ 0,05 g/100 ml MgCl$_2$ 0,0005 g/100 ml NaHCO$_3$ 0,025 g/100 ml	Bayer, Leverkusen
Periston-N Neo Compensan	6%	~12 000	—	—	NaCl 0,55 g/100 ml KCl 0,042 g/100 ml CaCl$_2$ 0,05 g/100 ml MgCl$_2$ 0,0005 g/100 ml NaHCO$_3$ 0,023 g/100 ml	Bayer, Leverkusen Heilmittelwerke, Wien
Periston (vor 1952) (Hämodyn., Kollidon)	4%	50 000	—	—	—	Bayer, Leverkusen BASF, Ludwigshafen
Plasgen	3,5%	50 000 [551]	9600 [551]	127 000 [551]	NaCl 0,9 g/100 ml KCl 0,042 g/100 ml MgCl$_2$ 0,0005 g/100 ml CaCl$_2$ 0,025 g/100 ml	Kyorin Pharmaceutical Co., Tokyo
Plasgen-L	6%	17 000	—	—	NaCl 0,55 g/100 ml KCl 0,042 g/100 ml CaCl$_2$ 0,025 g/100 ml MgCl$_2$ 0,0005 g/100 ml NaHCO$_3$ 0,023 g/100 ml	Kyorin Pharmaceutical Co., Tokyo

Tabelle 12 (Fortsetzung)

Bezeichnung	Konzentration	M_w	Molekulargewichtsverteilung Niedermol. Fr. 10%	Spitzenfrakt. 10%	Elektrolygehalt Zusätze	Hersteller
Isoplasma	4%	—	—	—	Na$^+$ 144 mval/l K$^+$ 6,7 mval/l Cl$^-$ 150,6 mval/l	Vifor, Genf
Subtosan	3,5%	50 000	—	—	—	Specia, Paris
Parenteral P	3,5%	40 000	—	—	Na$^+$ 140 mval/l K$^+$ 6 mval/l Ca^{++} 4 mval/l Mg^{++} 3 mval/l Cl$^-$ 120 mval/l Acetat$^-$ 33 mval/l	Serag-Wiessner Naila/München
Compensan	4%	30 000	—	—	—	Heilmittelwerke, Wien
Kollosteril	3,5%	30 000	—	—	Na$^+$ 137 mval/l Mg^{++} 2,5 mval/l K$^+$ 4 mval/l Ca^{++} 3,3 mval/l Cl$^-$ 110 mval/l Acetat$^-$ 36,8 mval/l Rutin 0,2 g/l	Dr. Fresenius, Bad Homburg
Elo Compen	4%	24 500	—	—	Rutin 0,25 g/l	Leopold, Graz

Auf Grund der Untersuchungen von HECHT u. SCHOLTAN [685] muß man aber damit rechnen, daß der Organismus sogar rund 20% des neuen PVP-Präparates mit einem durchschnittlichen MG von 25 000 retiniert.

Was geschieht mit den nicht im Urin ausgeschiedenen Anteilen von Periston?

Es gibt keinerlei Anhaltspunkte dafür, daß dieses körperfremde Kolloid im Organismus abgebaut wird [1161, 1381]. Bei Tier und Mensch speichert neben anderen Geweben vor allem das RES die nicht im Urin eliminierten Anteile während mehrerer Jahre [45, 48, 49, 50, 51, 103, 104, 203, 686, 757, 785, 972, 1025, 1161, 1250, 1289, 1464].

Auch eine Schwellung der Tubulusepithelien als Ausdruck eines akuten Speicherungsphänomens der Nieren wurde mehrmals beobachtet; es sei jedoch festgehalten, daß ähnliche Bilder in den Nieren auch nach Applikation von anderen Kolloiden und Zuckerlösungen auftreten [107, 280, 468, 903, 1450, 1451, 1453, 1560].

Während man einerseits glaubt, daß diese Speicherungsphänomene nur vorübergehender Natur und ohne jegliche funktionelle Bedeutung seien [903], gibt es anderseits mehrere Autoren, welche die Ablagerung von PVP als irreversibel betrachten [468, 757, 785, 1161, 1289]. Nach HÜSSELMANN [757] kommt es schon bei Verabreichung klinischer Mengen zu solchen Ablagerungen.

Große Schwierigkeiten in der Interpretation dieser Arbeiten ergeben sich dadurch, daß die Veränderungen oft erst mehrere Monate nach Infusion festzustellen sind. Es ist deshalb entscheidend, in welchem Zeitpunkt die histologische Untersuchung durchgeführt wird [490, 903].

Wenn auch verschiedentlich behauptet wurde, es entstehe keine funktionelle Beeinträchtigung des RES durch die PVP-Ablagerung, so finden andere Forscher [1386, 1497] bei Verwendung eines PVP-Präparates mit einem $\bar{M}_w$ von ca. 40 000 eine Verminderung der phagocytotischen Aktivität.

Einiges Aufsehen haben seinerzeit die Tierversuche erregt, nach denen Periston *cancerogene Eigenschaften* besitzen soll [755, 930]. HUEPER selbst konnte aber seine Versuche später [756] nicht reproduzieren, und es liegen keine Beweise dafür vor, daß PVP beim Menschen jemals ein Carcinom erzeugt hat [902].

Da PVP zahlreiche Stoffe an sich binden kann, wurde der Begriff der „Serum- und Zellwäsche" geprägt [1287, 1290, 1291, 1292, 1293] und in der Folge eine spezielle Form des PVP, das sog. *Periston „N"*, in die Therapie eingeführt [153]. Das mittlere Molekulargewicht dieses 6%igen Periston liegt bei 12 600. Überzeugende Beweise für eine spezifische antitoxische Eigenschaft dieses Präparates finden sich aber nicht, und diese Therapie ist deshalb heute kaum mehr gebräuchlich.

d) Volumeneffekt

RAVIN u. Mitarb. [1161] haben mit Hilfe von ^{131}I-markiertem PVP dessen Verweildauer im Kreislauf gemessen und gefunden, daß sie proportional zur Molekülgröße ist. Fraktionen von 25 000 und weniger verlassen die Zirkulation sofort und ergeben deshalb praktisch keinen Volumeneffekt.

HECHT u. SCHOLTAN [685] fanden 18% des verabreichten PVP im Urin, bevor die Infusion beendet war. 3 Std nach Abschluß der Infusion wurden im Harn 48,3% nachgewiesen. Gegen die Untersuchungen von KORTH u. HEINLEIN [837] ist einzuwenden, daß sie die Volumensubstitution beim Hund erst 15 Std nach Aderlaß vornahmen, d. h. als bereits weitgehende spontane Wiederauffüllung erfolgt war.

Auf die zahlreichen weiteren Arbeiten zu diesem Thema und alle therapeutischen Resultate möchten wir hier nicht näher eingehen, da PVP, wie bereits erwähnt, praktisch nicht mehr verwendet wird. Kein Kliniker übernimmt gern die Verantwortung für ein Präparat, das im menschlichen Organismus nicht abgebaut wird, und nach allem, was wir heute über die Rolle des reticuloendothelialen Systems in der Schockpathogenese wissen, möchten wir es keinen zusätzlichen Belastungen aussetzen. Gelänge die Herstellung von Präparaten mit derart reinen Fraktionen, daß kein PVP im Organismus zurückbliebe (was produktionstechnisch kaum möglich sein dürfte), käme der Volumeneffekt ungefähr demjenigen einer reinen Elektrolytlösung gleich. Da PVP auch gegenüber Dextran und Gelatine keine Vorteile aufweist, bestehen keine Gründe für die weitere Verwendung dieses Präparates.

e) Zusammenfassung: Polyvinylpyrrolidon

Das synthetische Polymer Polyvinylpyrrolidon (PVP) wird im menschlichen Organismus nicht abgebaut; der Körper speichert die nicht im Urin ausgeschiedenen Anteile auf unbegrenzte Zeit. Wenn ein Kolloid aber als Volumenersatzstoff dienen soll, muß es Fraktionen enthalten, deren MG über der Nierenschwelle liegt. Die Mehrzahl der Kliniker verwendet deshalb PVP-Präparate heute nicht mehr, da sie neben dem schweren Nachteil der dauernden Speicherung gegenüber Dextran und Gelatine keine Vorzüge aufweist.

4. Stärke (Hydroxyäthylstärke)

a) Definition

Hydroxyäthylstärke, deren Strukturformel aus *Abb. 18* ersichtlich ist, wurde 1957 durch WIEDERSHEIM [1511] als Plasmaersatzstoff eingeführt. Nicht modifizierte Stärke ist zu diesem Zweck nicht geeignet, da sie durch die Serum-Amylase sofort abgebaut wird. Deshalb testete man seither verschiedene Modifikationen [1283], von denen sich Hydroxyäthylstärke bis heute am besten bewährt hat. (Im folgenden verstehen wir unter HO-Äthyl-Stärke, wo nichts Besonders vermerkt, immer eine 6%ige Hydroxyäthylstärke in 0,9% Kochsalzlösung.)

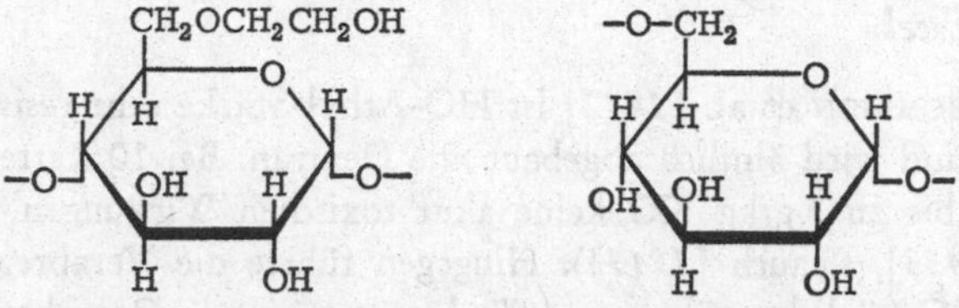

Abb. 18. Vergleich der Formeln für Stärke und Dextran. Das HO-Äthyl-Stärke-Molekül ist stark verzweigt, dasjenige von Dextran linear. Bei HO-Äthyl-Stärke liegen hauptsächlich α-1—4-Bindungen, bei Dextran α-1—6-Bindungen vor. (Nach Russell [1232].)

Der Erprobung dieses Plasmaersatzstoffes liegen folgende Erwägungen zu Grunde [389]: Gemäß vorläufigen Tierversuchen soll die therapeutische Wirksamkeit von Stärke ungefähr derjenigen von Dextran 75 entsprechen. Stärke ist ein billiges, leicht erhältliches Rohmaterial, das in USA im Gegensatz zu Dextran nicht in Lizenz hergestellt werden muß. Die hauptsächlichen Vorteile bestehen nach Ansicht ihrer Anhänger darin, daß HO-Äthyl-Stärke weder toxisch noch antigen sei und keine Blutgerinnungsstörungen verursache.

Schoch [1283] gibt eine Übersicht über die physikalisch-chemischen Eigenschaften des bisher verwendeten Materials. Lediglich auf Grund der Bestimmungen von $|\eta|$ (ca. 0,27) wird angenommen, daß das erhältliche Präparat ähnliche Eigenschaften wie Dextran 75 haben müsse (s. auch [357]). Vorläufige Untersuchungen [269] lassen annehmen, daß $\bar{M}_w$ um 400 000 und $\bar{M}_n$ weit unter 100 000 liegt; d. h., es handelt sich um eine stark polydisperse Lösung.

b) Herstellung

Die Amylopectinfraktion von Stärke (verwendet werden sog. „waxy starches", die in Reis und Getreide vorkommenden genetischen Varianten, die nur stark verzweigte Moleküle aufweisen) wird in Wasser suspendiert und mit verdünnter Salzsäure versetzt, bis der gewünschte Hydrolysegrad erreicht ist. Dieser ist so festgesetzt, daß das Endprodukt dieselbe Viscosität besitzt wie Dextran 75. Das neutralisierte Material wird mit verdünnter Natronlauge versetzt und mit Äthylenoxyd behandelt, bis 90% der Glucoseeinheiten substituiert sind. Das Präparat wird von MacGaw Laboratories Inc., Glendale, Calif., hergestellt und trägt auf der Etikette den Aufdruck: „Nur für Tierversuche zugelassen!"

HO-Äthyl-Stärke ist nicht im Handel erhältlich; an der Johns-Hopkins-Universität befaßt man sich mit den ersten klinischen Versuchen.

c) Stoffwechsel

Nach Thompson et al. [1432] ist HO-Äthyl-Stärke sehr resistent gegen α-Amylase und wird ähnlich abgebaut wie Dextran. Bei 10 Ratten konnten in Mengen bis zu 3 g/kg KG keine akut toxischen Wirkungen festgestellt werden ([1433], s. auch [1511]). Hingegen führte die Verabreichung von 25 ml/kg KG täglich während 4 Wochen zu einem Gewichtsabfall der Kaninchen, was auf toxische Eigenschaften schließen läßt [1199].

d) Plasmakonzentration

Nach Entnahme von 30 ml Blut/kg KG und Ersatz durch die gleiche Menge einer Stärke-Ringer-Lösung ergaben sich beim Hund nach 4 Std gleiche Plasmakonzentrationen wie nach Zufuhr von Dextran 75 [1431, 1432]. Nach 24 Std beträgt der Plasmaspiegel (Dosis 25 ml/kg KG) beim Hund 38,2 ± 1,4% [1483] (vgl. auch unter „Volumeneffekt", S. 144 f.).

Bei 2 Freiwilligen (A und B) waren nach Infusion von 1 Liter HO-Äthyl-Stärke folgende Plasmawerte in Prozent festzustellen [101]:

	A	B
10 min	100	100
1 Std	90	87
4 Std	82	67
10 Std	64	77 (?)
24 Std	63	50

e) Nierenfunktion

Untersuchungen von
Kreatinin-Clearance,
PAH-Clearance,
maximaler tubulärer Rückresorption von Glucose,
maximaler tubulärer Sekretion von PAH
und weiterer Größen der Nierenfunktion ergaben beim Hund keine Unterschiede zu klinischem Dextran [1433].

Nach Zufuhr von 25 ml/kg KG sind in 24 Std 31,5 ± 1,4% im Urin ausgeschieden [1483].

SILK [1340] hat gezeigt, daß sowohl HO-Äthyl-Stärke als auch Dextran 75 die Nierendurchblutung erhöhen, wobei der Effekt von Dextran 75 größer ist.

MURPHY [1066] hat nach Austauschtransfusionen mit HO-Äthyl-Stärke, 6%igem Dextran 75 und physiologischer Kochsalzlösung bei 39 Hunden Nierendurchblutung, Widerstand, Druck und Hämatokrit in den Nierengefäßen sowie Urinausscheidung gemessen. Die Hkt-Werte bewegten sich zwischen 5—30%. Die Wirkung von HO-Äthyl-Stärke und Dextran war vergleichbar; da HO-Äthyl-Stärke die Diurese nicht vermindert, läßt sich eine spezifische vasodilatatorische Wirkung vermuten.

Bei den erwähnten Freiwilligen waren 24 Std nach Zufuhr 12% resp. 20% der verabreichten HO-Äthyl-Stärke im Urin nachweisbar. Plasmaelektrolytveränderungen wurden nicht festgestellt [101].

f) Histologische Untersuchungen

Die einzigen beim Hund nach Zufuhr von 7,8—60 g HO-Äthyl-Stärke/kg KG festgestellten morphologischen Veränderungen waren Schwellung und Vacuolisierung der proximalen Tubuli, die allerdings keine funktionellen Folgen zeitigten. 6 Tage nach der letzten Verabreichung waren diese Phänomene verschwunden [1483].

g) Beeinflussung der Blutgerinnung

Als einziger Unterschied zu Dextran 75 ließ sich beim Hund in bezug auf Blutungszeit und Albumin/Gesamtproteinquotient feststellen, daß HO-Äthyl-Stärke den Fibrinogenspiegel nicht beeinflußt [1433].

CHENG et al. [274] fanden nach Verabreichung von 10—20 ml HO-Äthyl-Stärke bei Hunden einen starken Abfall des Fibrinogens. Da das Modell von GARZON [493] (tiefe Hautschnitte bis auf die Fascie) verwendet wurde, gelten die gleichen Bedenken, die im Kapitel Dextran für eine ähnliche Studie vorgebracht werden mußten; die dabei beobachteten verlängerten Blutungszeiten und der gesteigerte Blutverlust scheinen uns nicht direkt auf klinische Verhältnisse übertragbar (vgl. auch [535 a]).

LEWIS et al. [885] haben beim Hund nach starker Hämodilution (Hkt 20% des Ausgangswertes!) mit HO-Äthyl-Stärke, Dextran 40 und Dextran 75 Blutungszeit, Plättchenzahl und Gerinnungsfaktoren gemessen. Bei den verwendeten hohen Dosen zeigten sich für alle 3 Substanzen eine verlängerte Blutungszeit, eine Verminderung der Plättchenadhäsivität und ein fibrinoplastischer Effekt. Ein signifikanter Unterschied ergab sich in bezug auf die Plasmaproteinkonzentrationen, die nach Dextran 40 schneller anstiegen als nach HO-Äthyl-Stärke (s. auch [1416]). Die Unterschiede zu den Werten nach Dextran 75 waren statistisch nicht signifikant.

Bei den zwei von BALLINGER untersuchten Freiwilligen trat ein Abfall des Fibrinogenspiegels ein, die Blutungs- und Gerinnungszeit nahm zu [101].

h) Immunologische Untersuchungen

Vorläufige Untersuchungen von MAURER [977] ergaben weder beim Kaninchen noch beim Menschen irgendwelche Anhaltspunkte für antigene Eigenschaften von HO-Äthyl-Stärke.

BRICKMAN et al. [210] haben bei 7 Freiwilligen nach Infusion von 3 Liter HO-Äthyl-Stärke in vitro immunologische Untersuchungen durchgeführt und nehmen auf Grund ihrer Resultate an, daß HO-Äthyl-Stärke wenig antigen wirke; sie betonen aber, daß Schlußfolgerungen erst gezogen werden können, wenn sich die Erfahrung auf Millionen von Infusionen stütze.

i) Beeinflussung der Senkungsgeschwindigkeit

Eine 6% HO-Äthyl-Stärkelösung verhält sich ähnlich wie Dextran 75, für höher konzentrierte Stärke ist die Senkungsbeschleunigung größer.

Wenn Erythrocyten gewaschen werden, bewirkt die Beimischung von HO-Äthyl-Stärke und Dextran 40 oder 75 zur Waschflüssigkeit nur einen geringgradigen Anstieg der Fibrinogen-, α- und γ-Globulinbindung an die Zelloberfläche. Elektrophoretische Untersuchungen des Plasma-Polysaccharidgemisches, welches mit Erythrocyten inkubiert wird, ergeben einen geringeren, aber signifikanten Abfall der Fibrinogenkonzentration und einen Anstieg der α_1- und α_2-Globulinkonzentration [1436].

k) Pharmakologische Eigenschaften

Die antithrombotische Wirkung von HO-Äthyl-Stärke wurde von RUSSELL et al. [1232] mit derjenigen von Dextran 40 und 75 verglichen. Während die Dextrane eine signifikante Schutzwirkung ergaben, konnten für HO-Äthyl-Stärke keine sicheren Schlüsse gezogen werden.

Nach Zufuhr von HO-Äthyl-Stärke muß die zur Erzeugung eines Thrombus notwendige Stromstärke nur unwesentlich erhöht werden, während sie nach Dextran stark gesteigert werden muß [147].

l) Volumeneffekt

Gemessen am Blutungsindex ließ sich beim Hund zwischen HO-Äthyl-Stärke, Dextran 75 und Blut kein Unterschied feststellen ([1432], vgl. auch [1416]). Auch Blutvolumenzunahme, Atemfrequenz, Puls, Blutdruck, Pulsamplitude, Hämatokrit- und Hämoglobin-Veränderungen sind im hämorrhagischen Schock mit den nach Infusion einer gleichen Menge von Dextran 75 gefundenen Werten vergleichbar [1433].

In bezug auf pH, TCO_2 und pCO_2 ergaben sich zwischen diesen beiden Kolloiden ebenfalls keine Unterschiede von Bedeutung (s. auch [1434, 1435]). TAKAORI [1414] fand jedoch in Hämodilutionsversuchen mit HO-Äthyl-Stärke eine signifikante Acidose, nicht aber mit Dextran.

m) Therapeutische Resultate

Tierversuche: In irreversiblen hämorrhagischen Schockmodellen beim Hund erwies sich HO-Äthyl-Stärke gegenüber Dextran 75 als leicht überlegen, die Differenzen waren statistisch aber nicht signifikant [100, 1345].

In einem eigenen, neuen Schockmodell beim Hund haben VINEYARD et al. [1470] 5 verschiedene Ersatzlösungen sorgfältig miteinander verglichen. Die zu verabreichenden Mengen wurden aber lediglich auf Grund des arteriellen Blutdrucks und des Venendrucks bestimmt. In der Gruppe, die HO-Äthyl-Stärke erhielt, überlebten signifikant mehr Tiere als in derjenigen, die Dextran 75 bekam. Um aber die Tiere überhaupt am Leben zu erhalten, waren wesentlich größere Mengen an HO-Äthyl-Stärke als an Dextran nötig, wodurch auch der Hämatokrit stärker abfiel. Gegenüber Dextran 40 ergaben sich in bezug auf die Überlebensrate keine signifikanten Unterschiede, und die Wirkung von Plasma und Ringerlösung entsprach derjenigen von HO-Äthyl-Stärke. Wesentlich an diesem Modell scheint uns, daß alle Tiere neben den Testlösungen 200 ml ihrer eigenen Erythrocyten rücktransfundiert erhielten. Die Bedeutung dieser Maßnahme bleibt unklar, und es fehlen jegliche Vergleichsmöglichkeiten. Der Verdacht besteht jedoch, daß vor allem die Tiere mit HO-Äthyl-Stärke oder Ringerlösung von dieser Maßnahme profitierten (s. o. betr. Hämatokrit-Senkung!).

DEFALCO [345] fand im hämorrhagischen Schock bei Hunden folgende Mortalitätszahlen:

0,9% NaCl-Lösung plus Blut (1 : 1)   30%,
Blut   40%,
HO-Äthyl-Stärke plus Blut (1 : 1)   60%.

Bei vorläufigen Untersuchungen am Schwein erwies sich HO-Äthyl-Stärke gegenüber Blut als unterlegen ([478, vgl. auch [357]).

DILLON et al. [352] konnten in ihrem Modell am Hund mit einer 7% HO-Äthyl-Stärke-Ringerlösung überhaupt keine Überleber erzielen.

Versuche am Menschen: BALLINGER [101] berichtet über die ersten Resultate bei 15 Patienten, die in hypovolämischem Zustand eingewiesen wurden. Verträglichkeit der HO-Äthyl-Stärke-Infusionen ausnahmslos gut, sofortiger Anstieg des Blutdrucks, Therapieerfolg der mit Dextran 75 erzielten Wirkung vergleichbar. Aus einem späteren Bericht [389] geht hervor, daß

bisher insgesamt 60 Patienten, davon 49 im Blutungsschock, jeweils mit
500—1500 ml HO-Äthyl-Stärke erfolgreich behandelt wurden; weitere Angaben sind nicht erhältlich.

n) Zusammenfassung: HO-Äthyl-Stärke

1. In USA wird zur Zeit eine noch nicht im Handel erhältliche 6%ige
Lösung von Hydroxyäthylstärke plus 0,9% Kochsalz ausgedehnt geprüft.
Auf Grund der bisherigen spärlichen Befunde darf angenommen werden,
daß diese Stärke-Lösung beim Hund wie beim Menschen zu vergleichbaren
therapeutischen Resultaten führt wie Dextran 75; bei gewissen Präparaten
wurden jedoch *toxische Eigenschaften* beobachtet.

2. Über die physikalisch-chemischen Eigenschaften dieser Substanz ist
noch wenig veröffentlicht worden. Lediglich auf Grund von Viscositäts-
bestimmungen wird angenommen, daß das Molekulargewicht ähnlich demjenigen von Dextran 75 sei. Diese Annahme ist aber nicht berechtigt, da
HO-Äthyl-Stärke eine andere Molekularstruktur aufweist. Verschiedene Befunde sprechen dafür, daß das Präparat sehr hochmolekulare Fraktionen enthält und stark polydispers ist.

3. Wesentliche Vorteile gegenüber Dextran ergeben sich bis jetzt nicht,
da die Antigenicität von Dextran bei den heutigen Präparaten keine Rolle
mehr spielt.

4. In bezug auf die Beeinflussung der Blutgerinnungsverhältnisse scheinen sich HO-Äthyl-Stärke und Dextran 75 ungefähr gleich zu verhalten.

5. Über die antithrombotischen Eigenschaften läßt sich noch nichts Sicheres aussagen.

6. Hinsichtlich der Beeinflussung der Erythrocytenaggregation und
Durchströmungsverbesserung sind ebenfalls noch keine Daten erhältlich.

7. Die Abklärung aller Probleme, die bei der Einführung eines neuen
Plasmaersatzstoffes zu berücksichtigen sind, wird ohne Zweifel noch einige
Jahre in Anspruch nehmen. Am Beispiel des Dextrans hat sich gezeigt, daß
manche Fragen erst nach jahrelanger, weltweiter Anwendung auftauchen,
verstanden und abgeklärt werden. Der Vorteil eines Ersatzstoffes auf
Stärkegrundlage wäre sicher das relativ billige Ausgangsmaterial, das überall und in genügend großen Mengen vorhanden ist.

5. Alginon

Unter dem Namen Plasmaflex wird in der Schweiz eine 3,36%ige,
Alginon enthaltende Plasmaersatzlösung verkauft (Laboratoires Vifor S.A.,
Genf). Der Hersteller gibt an, daß Alginon (Natriumsalz der Polymannu-
ronsäure) mit einem durchschnittlichen MG von 20 000 durch teilweise
Hydrolyse von Na-Alginat, einem aus Meeralgen extrahierten Polysaccha-
ridderivat, gewonnen werde. Alginonzufuhr bewirke keine Hämoglobin-

verdünnung im Blut, da die Hämoglobinfreisetzung aus der Milz gefördert werde! Auch die übrigen Angaben im Prospekt sind schwer verständlich. 50% der zugeführten Menge sind 1 Std nach Infusion bereits ausgeschieden. Es wird auf 5 japanische Referenzen aus den Jahren 1945—1957 verwiesen; wir selber haben im europäischen Schrifttum eine einzige Notiz von TAKAYAMA [1418] gefunden. Auf Grund dieser spärlichen Angaben kann man sich kaum entschließen, dieses Präparat als Plasmaersatzstoff zu empfehlen (s. auch [683, 1064] und HARTMANN, in [355]).

6. Levan

1963 publizierte SCHECHTER [1251, 1252] eine vorläufige Mitteilung über die mögliche Verwendung von Levan als Plasmaersatzstoff. Resultate über die klinische Verwendung dieses Fructose-Polymers ($\bar{M}_n = 28\,000$, $\bar{M}_w = 115\,000$) liegen nicht vor.

D. Volumenersatz durch kolloidfreie Lösungen

I. Elektrolytlösungen

1. Allgemeine Vorbemerkungen

Die Idee der Verwendung kolloidfreier Flüssigkeiten zur Behandlung von Volumenverlusten besticht durch ihre Einfachheit. Da die zu diesem Zweck verwendeten Lösungen durchwegs körpereigene Substanzen enthalten, erübrigen sich Ausführungen über Toxicität, Stoffwechsel, histologische und immunologische Untersuchungen, allergische Reaktionen usw.

KRONIGER u. SANDER konnten schon 1879 zeigen, daß stark ausgeblutete Hunde mit Hilfe von Kochsalzinfusionen am Leben erhalten werden können (zit. in [848], vgl. auch [352 a]), und LANDERER hat 1886 beim Menschen die erste Kochsalzinfusion erfolgreich durchgeführt (zit. in [848]). Zur gleichen Zeit wurden aber bereits auch Stimmen *gegen* die Verwendung von Kochsalzlösungen im hämorrhagischen Schock laut, fanden doch COHNHEIM u. LICHTHEIM (1877) nach Infusionen von Elektrolytlösungen hochgradige Ödeme der Magenwand (zit. in [1514]).

SCHEGA [1253, 1254, 1255, 1256] hat das Problem der Ödembildung nach Infusion von Elektrolytlösungen bei hypovolämischen Tieren eingehend studiert. Er nimmt an, daß Elektrolytlösungen das Gefäßsystem im Magendarmtrakt mit gleicher Geschwindigkeit verlassen, wie sie infundiert werden. Auch nach Applikation von PVP traten Ödeme auf, nicht aber nach Infusionen von 6% Dextran (s. auch [1296]). Es scheint, daß es in traumatisierten Gewebebezirken besonders leicht zu Ödembildung kommt. So ließ sich kürzlich bei der Ratte und beim Hund nach Abdominaltrauma oder Blutverlust eine Sequestrierung von eiweißreicher Flüssigkeit im Intestinaltrakt, und zwar sowohl in der Wandung als auch im Lumen, nachweisen [458, 528 a].

Die Angaben zu diesem Thema variieren jedoch sehr stark. Mehrere Autoren warnen vor der Gefahr einer Ödemerzeugung [43, 216, 463]; andere wiederum haben bei normovolämischen Individuen in Narkose keine nachteiligen Wirkungen auf rasche Infusion von Elektrolytlösungen gesehen [83]. Auch nach starken Gewebetraumen, wie u. a. bei Verbrennungen [1054], wurden nach Zufuhr sehr großer Mengen von Elektrolytlösungen bei Tier und Mensch weder Gehirn- und Lungenödeme noch Herzinsuffizienzen beobachtet [21, 462, 846, 1214]. Wahrscheinlich spielt hier der Zustand der Nierenfunktion eine entscheidende Rolle.

CRAWFORD u. LUDEMANN [310] haben bei Gesunden 1—3 Liter 0,9% oder 0,5 Liter 5% NaCl-Lösung infundiert, ohne daß Veränderungen der Nierendurchblutung aufgetreten wären. Diese Autoren weisen ferner darauf hin, daß der Mensch im Gegensatz zum Hund einen Natriumüberschuß nur langsam ausscheiden kann (vgl. [491]), doch ist auch beim Hund das Auftreten eines Lungenödems stark vom Zustand der Nierenfunktion abhängig [659].

HOLM [722] nimmt an, daß die nach Infusion von Elektrolytlösungen auftretende Hypoalbuminämie z. T. durch eine Verzögerung des Albuminrücktransportes in den Intravasalraum erklärt werden kann.

Daß dem verlorenen Volumen entsprechende Elektrolytinfusionen einen gewissen therapeutischen Effekt ausüben, ist den meisten experimentellen Untersuchungen zu entnehmen, die in den vorhergehenden Kapiteln erwähnt sind. In vielen dieser Arbeiten wurde der Effekt der Trägerlösung an einer mit 0,9% Kochsalzlösung behandelten Gruppe von Tieren kontrolliert. Wie aus vielen Publikationen hervorgeht, sind jedoch die Behandlungsresultate bei volumengleichem Ersatz verglichen mit Plasma und guten Kolloiden trotz vorübergehender Erholung [1257] relativ schlecht [42, 244, 352, 405, 542, 578, 684, 769, 780, 809, 925, 957, 1048, 1071, 1115, 1117, 1155, 1214, 1494].

Andererseits haben COLEMAN et al. [290] kürzlich gezeigt, daß schon die Infusion von reinem Wasser im irreversiblen Schock des Hundes eine protektive Wirkung ausübt und daß eine 0,45% NaCl-Lösung die Hämolyse verhindert und nicht schlechter wirkt als 0,9% Kochsalzlösung. TABOR [1413] hatte für die Verabreichung von Wasser bei Mäusen allerdings keine Wirkung gesehen.

Daß dem Wasser *und* dem Natrium-Ion [410] in der Behandlung aller hypovolämischen Schockzustände eine entscheidende Bedeutung zukommt, war schon früh erkannt worden [835, 1213, 1413].

S. M. ROSENTHAL u. R. C. MILLICAN [1214], zwei Pioniere auf diesem Gebiet, haben 1954 ihre eigenen Erfahrungen und die Resultate der Literatur zusammengestellt (287 Referenzen) und gefolgert, daß die Therapie des hämorrhagischen Schocks mit Elektrolytlösungen nur dann Aussicht auf Erfolg hat, wenn davon frühzeitig ein Mehrfaches des verlorenen Volumens verabreicht wird. Im folgenden sind deshalb nur Untersuchungen erwähnt, die diesen Grundsatz befolgen.

2. Volumeneffekt

Nach Blutverlusten von 3% des Körpergewichtes kann das Blutvolumen *beim Hund* durch Verabreichung von 2,5mal der entsprechenden Menge 0,9% Kochsalzlösung aufrecht erhalten werden [378].

Bei normovolämischen *Versuchspersonen* ist 2 Std nach Infusion eines Liters physiologischer Kochsalzlösung praktisch keine Volumenzunahme mehr nachweisbar [151, 505].

Bei leicht hypovolämischen, voll hydrierten Rekruten haben wir nach Infusion von 500 ml Ringerlactatlösung verglichen mit Kontrollpersonen nur einen unwesentlich schnelleren Anstieg des Blutvolumens gefunden ([601, 604], s. Abb. 6; vgl. auch [14, 376, 1106]).

Die Verwendung großer Mengen von Ringerlactatlösung zur Behandlung des hämorrhagischen Schocks wurde in den letzten Jahren u. a. durch die Arbeiten von SHIRES und seiner Gruppe immer wieder propagiert (Übersicht bei [1332], s. auch [352 a]). Diese Autoren haben eine Methode zur simultanen Messung des Erythrocyten- und Plasmavolumens sowie der interstitiellen Flüssigkeit entwickelt [1328, 1329]. Nach Blutverlusten von 10% des BV beim Hund entspricht die Verminderung des Extracellulärraumes (ECR) der entnommenen Blutmenge [1332], nach Blutungen von 25% des BV aber ist eine Reduktion des ECR von 18—26% festzustellen (gemessen mit der $^{35}SO_4$- und anderen Methoden [1331]), für die eine nicht meßbare Umverteilung der Flüssigkeit des ECR verantwortlich gemacht wird [1329]. Erhielten Hunde in einem irreversiblen Schockmodell zusätzlich zum entnommenen Blut Ringerlactat in einer Menge von 5% des KG, zeigte sich keine Verminderung des ECR, wohl aber, wenn Blut allein oder Blut plus 1% des KG an Plasma gegeben wurde ([1330], vgl. auch [984 a]).

Praktisch identische Resultate wurden beim Menschen gesehen [311], allerdings handelte es sich um Blutverluste von durchschnittlich nur 1131 ml. Eine andere Arbeit empfiehlt, den Patienten eine balancierte Elektrolytlösung in der Dosierung „verlorenes Blut plus 10 ml/kg KG" zu verabreichen [786].

Neue Untersuchungen von MOORE [1044] lassen annehmen, daß die Beobachtungen von SHIRES an stark dehydrierten Individuen gemacht wurden. Bei MOORE erhielten 6 Patienten nach 4stündiger Hypovolämie

(Blutverluste zwischen 10,5 und 14,3% des BV) in 4 Std 3,5mal die Menge des verlorenen Blutes an physiologischer Kochsalzlösung infundiert. Dadurch wird das Plasmavolumen vorübergehend normalisiert, weil etwa ¼ der zugeführten Elektrolytmenge intravasal verbleibt. Flüssigkeitszufuhr per os hat einen ähnlichen Effekt.

Während der hypovolämischen Phase und nach Infusion entsprechen die Veränderungen des ECR genau den Erwartungen. Es konnten keinerlei unerklärliche Defizite festgestellt werden. Der Einstrom von Albumin wird durch Infusion von Kochsalzlösung nicht beeinträchtigt; er beträgt etwa 4 g/Std. Die Albuminkonzentrationen am Schluß der Versuchsperiode waren bei den behandelten Individuen größer als bei den Kontrollpersonen. Die Globuline jedoch wurden während der Infusionsdauer stark verdünnt, während im Gegensatz dazu bei den durstenden und fastenden Kontrollpersonen eine Hyperglobulinämie entstand (vgl. auch S. 7). MOORE schließt aus diesen Versuchen, daß eine *Ersatztherapie in dieser Form* (infundierte Menge an Elektrolytlösung = 3,5mal Blutverlust) *nach ca. 6 Std wiederholt werden muß, wenn in der Zwischenzeit keine kolloidhaltigen Lösungen gegeben werden.* Auch in experimentellen Studien von SERKES u. LANG [1321] konnten die Resultate von SHIRES weder im hämorrhagischen noch im Tourniquet-Schock reproduziert werden, das heißt, daß auch hier die Abnahme des ECR dem verlorenen Blutvolumen entsprach und keine unerklärlichen Defizite auftraten. (S. auch [723].)

Die Gruppe um MOYER [352] nimmt an, daß im schweren Schock Extracellulärflüssigkeit an die Grundsubstanz „gebunden" werde; endgültige Beweise für diese Theorie können aber nicht vorgebracht werden.

3. Therapeutische Resultate

a) Isotone Lösungen

Während FRANK et al. [463] sowie NASTUCK u. BEATTY [1073] auf zusätzliche Gaben von Glucose- oder Elektrolytlösungen in den Spätstadien des hämorrhagischen Schocks beim Hund keine Wirkung sahen, konnten WOLFMAN et al. [1548] beim gleichen Tier die Mortalität von 80% auf 20% senken, wenn außer Blut Ringerlactatlösung in einer Dosierung von 25% des ECR infundiert wurde (s. auch [1214, 1513]).

In dem auf S. 149 beschriebenen irreversiblen Schockmodell stellte SHIRES [1330] bei Retransfusion von Blut allein eine Überlebensrate von 20% und nach Blut plus kleinen Mengen Plasma eine solche von 30% fest; nach Zufuhr von Blut plus großen Mengen von Ringerlactatlösung überlebten 70% der Tiere.

Bei frühzeitig einsetzender Behandlung mit großen Mengen (bis zu 50% des KG!) von Elektrolytlösungen ohne Kolloide sahen folgende Autoren tierexperimentell gute Resultate bei der Behandlung von akuten Hypovolämien und hämorrhagischen Schockzuständen: [*21, 22, 108 b, 202 a, 462, 535 a, 1083, 1117, 1182, 1229 a, 1229 b, 1229 c, 1245, 1413, 1470*].

Übersichten finden sich bei EICHHOLTZ [*394*] und ROSENTHAL [*1214*].

Keine dieser Arbeiten erbringt aber den Beweis dafür, daß eine Therapie mit Elektrolytlösungen allein zu besseren Resultaten führt als die Behandlung mit Blut, Albumin und modernen Dextranpräparaten in Dosierungen, die zu einem identischen Volumeneffekt führen und den normalen Bedürfnissen an Wasser und Elektrolyten (unsichtbarer Verlust, bei Beatmung etc.) Rechnung tragen.

Wo in bestimmten Situationen eine bessere Wirkung als mit Plasma oder künstlichen Kolloiden vorzuliegen scheint, handelt es sich um experimentelle Situationen, die den klinischen Verhältnissen nicht entsprechen [*462, 1413*]; in anderen Studien wurden Kolloide mit starken Nebenwirkungen verwendet [*21, 22, 1117*] oder eine Kombination von Schock und Dehydrierung untersucht [*202 a*]. Schließlich gibt es Fälle, wo die Tiere massiv übertransfundiert wurden [*1229 c*]. Einige der Autoren versuchen gar keine Überlegenheit von Elektrolytlösungen über Kolloide nachzuweisen, sondern zeigen lediglich, daß die frühzeitige Verabreichung großer Mengen von Elektrolytlösungen bei leichten bis mittelschweren Schockzuständen zu erstaunlich guten Resultaten führt [*1182*]; dabei fehlen aber entsprechende Kontrollversuche mit guten Kolloiden [*1083, 1182, 1245*].

Die Möglichkeit, hämorrhagische Schockzustände mit großen Mengen von Ringerlactatlösung zu behandeln, wurde in letzter Zeit besonders von DILLON et al. [*351, 352, 352 a*] aus dem Arbeitskreis von MOYER eingehend studiert. Da in diesen Untersuchungen alle diesbezüglichen Fragen eingehend diskutiert und wesentliche Schlußfolgerungen gezogen werden, verdienen sie eine eingehendere Betrachtung.

Die Durchführung aller Experimente dieser Gruppe erstreckte sich, mit Intervallen, über die letzten 17 Jahre [*352*]. Man hielt sich bei den Versuchen an weit über 100 Hunden an eine modifizierte Wiggers-Technik, wobei alle unbehandelten Kontrolltiere sterben und diejenigen, die ihr eigenes Blut reinfundiert erhalten, zu 50% überleben. In einer derartigen Konzeption läßt sich eine Verbesserung oder Verschlechterung der Überlebenschancen durch die zu testende Infusionslösung sehr gut beobachten.

Folgende Therapieformen wurden geprüft (Anzahl Tiere/verstorbene Tiere):

1. *Kontrollen*, keine Behandlung (6/6).
2. Rücktransfusion des entnommenen *Blutes* (24/12).
3. Wie 2, plus die gleiche Menge *RL-8* (12/3). RL-8 ist eine Ringerlactatlösung, deren pH durch Zugabe von 0,1 n NaOH auf 8,2—8,5 eingestellt ist.
4. Wie 2, plus 3mal die gleiche Menge 5% *Glucoselösung* (7/6).
5. Wie 2, plus die gleiche Menge 10% *Mannitollösung* (6/6).

6. Rücktransfusion der *Hälfte* des entnommenen Blutes plus *RL-8 nach Formel* (8/1).

Die Formel lautet: Volumen der entnommenen Blutmenge + [(Volumen der entnommenen Blutmenge in ml)×(0,035×Hkt des entnommenen Blutes)].

Beispiel: Ein Hund dieser Gruppe mit einem Hkt von 40, dem 1 Liter Blut entzogen wurde, erhält 500 ml Blut+[1000+(1000×0,035×40) ml Ringerlactatlösung] = 500 ml Blut+2400 ml Ringerlactatlösung.

Die Menge Ringerlösung entspricht also folgendem Mehrfachen der entnommenen Blutmenge:

> bei Hkt 50: 2,75mal,
> bei Hkt 40: 2,4mal,
> bei Hkt 30: 2mal.

7. Rücktransfusion der *Hälfte* des entnommenen Blutes +*RL-8 in einer Menge, die dem entnommenen Blut entspricht* (14/8).

8. Rücktransfusion der *Hälfte* des entnommenen Blutes plus *6⁰/₀ Dextran (MG?) in 0,9⁰/₀ NaCl-Lösung in einer Menge, die dem entnommenen Blut entspricht* (d. h. die Hunde wurden massiv übertransfundiert!) (13/7).

9. Rücktransfusion der *Hälfte* des entnommenen Blutes plus *6⁰/₀ Dextran (MG?) in 10⁰/₀ Fructose in einer Menge, die dem entnommenen Blut entspricht* (s. unter 8!) (8/6).

10. *RL-8 nach Formel* (20/10).

11. *RL-6 nach Formel* (7/6). RL-6 ist im Handel erhältliche Ringerlösung (Na = 130, Cl = 109, Lactat = 28, K = 4, Ca = 3 mval/l) mit einem pH von 6,5.

12. *6⁰/₀ Dextran (MG?) in 0,9⁰/₀* Kochsalzlösung in einer Menge, die dem entnommenen Blut entspricht (9/7).

13. *7⁰/₀ Hydroxyäthylstärke* in Ringerlösung in gleicher Dosierung wie 12 (9/9).

Die statistische Auswertung ergibt folgendes:
Blut-Rücktransfusion (2) resultiert

  i. vgl. mit 1, 4, 5, 11, 13 in einer signifikant erniedrigten Mortalität,
  ii. vgl. mit 3, 7, 8, 9, 10, 12 in einer vergleichbaren Mortalität,
  iii. vgl. mit 6 in einer erhöhten Mortalität.

Die angegebene „Formel" beruhe auf Experimenten bei Hund und Mensch, die zeigten, daß die Plasmavolumenzunahme nach massiver Wasser-Salz-Zufuhr

$$0,077 \times H_2O\text{-Belastung} + 1,152 \times val \text{ Na-Belastung}$$

betrage [*352*].

In einer anderen Arbeit des gleichen Autors [351] wird eine andere „Formel" angegeben:

(Entnommene Erythrocytenmenge) $\times 4 +$ entnommene Menge Plasma (in ml).

Trotzdem die Autoren theoretisch sehr hohe Anforderungen an Schockprotokolle zur Prüfung verschiedener Therapieformen stellen, übersehen sie in ihren eigenen Versuchen folgende wesentliche Punkte:

1. Das Gewicht der Versuchstiere schwankt zwischen 12—28 kg.

2. Die Anzahl Versuchstiere pro Gruppe schwankt zwischen 6 und 24.

3. Ein Vergleich der Zahlen von unbehandelten (6) und mit Eigenblut retransfundierten Tieren (24) zeigt, daß diese Kontrollen nicht simultan mit allen andern Therapieformen durchgeführt wurden.

4. Im Verlauf von 17 Jahren änderten sich verschiedene äußere Versuchsbedingungen, wie aus dem Abschnitt „Methodik" hervorgeht.

5. Es wird angenommen, daß alle Hunde ein BV von 8⁰/o haben, obschon dieses *nicht* gemessen wurde.

6. Die Tiere in den Dextrangruppen wurden durchwegs übertransfundiert, da die rasche Infusion von 6⁰/o Dextran 70 auch bei volumengleichem Ersatz initial zu einem wesentlich größeren Blutvolumen führt.

Da die Autoren ihre Daten noch weiter statistisch auswerten und selbst dort, wo sich keine signifikanten Unterschiede ergaben, ihre Schlüsse ziehen, sei noch auf folgende Punkte aufmerksam gemacht: Genauere Angaben über die verwendeten Dextranpräparate fehlen; eventuell handelte es sich (vor 17 Jahren!) um alte Produkte mit hohen Spitzenfraktionen. Die Autoren meinen auf die Zufuhr von Kolloiden in der Schockbehandlung überhaupt verzichten zu dürfen, da man heute weiß, daß es Personen ohne Plasma-Albumin gibt, deren Blutvolumen trotzdem normal ist. Solche Menschen haben aber andere Proteine mit kolloidosmotischen Eigenschaften, und es existieren keine Untersuchungen über den Einfluß dieser Anomalie im Schock. Die Angaben widersprechen sich z. T.; im Text heißt es, daß Stärke in Ringerlösung verwendet wurde, in der Zusammenfassung dagegen ist von Stärke in NaCl die Rede.

So bleiben einige Punkte in diesen Arbeiten offen, doch zeigt sich immerhin folgendes: Die Überlebensraten in diesem hämorrhagischen Schockmodell sind die gleichen, ob nun das entnommene *Blut* zurücktransfundiert oder Ringerlactatlösung in der 2—3fachen Menge geben wird, und dies, obschon die Tiere in der Elektrolytgruppe Hämatokritwerte von 15⁰/o, Hämoglobinwerte von ca. 6 g-⁰/o und eine Hypoproteinämie von 50⁰/o aufwiesen. DILLON nimmt an, daß das BV in den Elektrolytgruppen nicht normalisiert wurde, gibt aber keine verwertbaren Meßresultate an. Die Versuche zeigen im weiteren die Überlegenheit von Elektrolytlösungen gegenüber Glucose- und anderen Kristalloidlösungen.

Interessant sind in diesem Zusammenhang die Resultate von RUSH [1229 c] und TAKAORI [1417], wonach eine starke Hämodilution mit großen Mengen von Elektrolytlösungen im Gegensatz zu Kolloiden nicht zu Langzeitüberlebern führt (vgl. auch [1415, 1416]).

Zuverlässige Daten über Behandlungserfolge von Patienten im schweren hämorrhagischen Schock mit großen Mengen balancierter Elektrolytlösungen liegen bis heute nicht vor; diese Methode wird zur Zeit von den Amerikanern im Vietnamkrieg erprobt (s. [616]). Leichtere Blutverluste können auch beim Menschen durch die Zufuhr der 2—3fachen Menge an Elektrolytlösungen erfolgreich behandelt werden [1229 b]; vom Preis abgesehen sind aber keinerlei Vorteile dieses Verfahrens bekannt (vgl. [1044 a]).

Über die Behandlung von Verbrennungen mit großen Mengen von Elektrolytlösungen dagegen liegen statistisch ausgewertete Arbeiten vor. Auf Grund der Untersuchungen von MARKLEY [952], MOYER [1054] und WILSON [1533] ist anzunehmen, daß eine solche Elektrolyttherapie in der initialen Behandlung des Verbrennungsschocks beim Erwachsenen, nicht aber beim Kind, zu mit Plasma vergleichbaren Resultaten führt; eine Überlegenheit über die herkömmlichen Therapieformen mit Kolloiden und Elektrolytlösungen konnte aber bisher nicht nachgewiesen werden (s. auch [617]).

b) Hypertone Lösungen

BROOKS et al. [216] haben in einem 90 min dauernden hämorrhagischen Schockmodell (BD 40 mm Hg) beim Hund die Wirkung einer Infusion von 2,74% Natriumbicarbonat (332 mval/l) oder 1,8% NaCl-Lösung *während* der Hypotoniephase mit dem Effekt von 10% Glucose und isotonischer Kochsalzlösung verglichen. Während in diesem Modell unbehandelte Kontrolltiere sowie Empfänger hypertonischer Glucose- oder physiologischer Kochsalzlösung meist nicht überlebten, erholten sich die Tiere, welche die gegenüber Plasma doppelt osmolaren Lösungen infundiert bekamen. Die Autoren empfehlen auf Grund dieser Experimente, bei der Behandlung hämorrhagischer Schockzustände die Plasmaosmolalität durch Infusion hypertoner Lösungen zu heben, den Extracellulärraum zu vergrößeren und Störungen im Säure-Basen-Haushalt zu beheben. Als Erläuterung ist die Krankengeschichte eines auf diese Weise behandelten Patienten angeführt. Die Experimente von BROOKS sind aber deshalb nicht unanfechtbar, weil

1. die Infusionstherapie hier eine Vorbehandlung darstellt,
2. die verschiedenen Gruppen in der Anzahl Versuchstiere nicht übereinstimmen,
3. ein Teil der Tiere mit Antibiotica behandelt wurde,
4. Kontrollen mit Kolloiden fehlen.

In Briefen an den Herausgeber des Lancet wurden diese Versuche noch aus weiteren Gründen kritisiert: Kontrollen mit einer doppelten Menge von isotonischer Kochsalzlösung fehlen [727], die BV-Wirkung der verschiedenen Infusionslösungen ist nicht bekannt [988]. J. B. WALKER [1475] bemerkt, daß sie schon 1936 die günstige Wirkung hochprozentiger Salzlösungen bei Patienten im Schock beschrieben habe. BROOKS Antwort [217] auf diese Briefe vermag die berechtigten Zweifel am Wert der Arbeit nicht zu zerstreuen (s. auch [386]).

BERGENTZ u. BRIEF [136] haben in ihrer Versuchsanordnung, bei der physiologische (0,3molare) und hypertone (0,6molare) Kochsalzlösung sowie Trispuffer (0,6molar) verglichen wurden, die Bedeutung der Osmolalität aber ebenfalls nachgewiesen. In Übereinstimmung mit den Resultaten von BROOKS brachte die Korrektur der Acidose durch THAM gegenüber 0,6 m Kochsalzlösung keine Vorteile (s. auch [1513]). Interessant ist, daß auch in diesen Experimenten der starke Abfall des Hkt in den mit hypertonen Lösungen behandelten Gruppen die Überlebenschancen nicht beeinträchtigt.

BÜCHERL [230] sah beim hämorrhagischen Schock des Hundes keine Wirkung von hypertonen Lösungen, während REINERT [1173] an einer kleinen Serie von Ratten nach Zufuhr von 1,8% NaCl-Lösung eine Erhöhung der Überlebensraten beobachtete. MESSMER [1007] hat nachgewiesen, daß die Infusion hypertoner Zucker- oder Elektrolytlösungen im Splanchnicusgebiet zu einer starken Durchblutungszunahme führt. Im schweren hämorrhagischen Schock der Ratte bewirkten hypertone Lösungen zusammen mit Rücktransfusion des entnommenen Blutes eine signifikante Verlängerung der Überlebenszeit und -rate gegenüber Rücktransfusion plus isotonen Lösungen, wobei die chemische Struktur der gelösten Substanz offenbar keine Rolle spielte. MESSMER [1007] nimmt wie BERGENTZ [136] an, daß der protektive Effekt von hypertonen Lösungen nicht auf der Anwesenheit von Na-Ionen, sondern auf der Erhöhung der Osmolalität beruht (s. auch [108 a, 162 a]).

BRAND [202 a] verwendete ein Elektrolyt-Glucose-Gemisch mit einer Osmolalität von 360 mosm. Seine Tiere wurden aber vor Versuchsbeginn stark dehydriert, weshalb nicht erstaunt, daß alleinige Blut- oder Kolloidzufuhr schlechter ausfiel als Verabreichung der leicht hypertonen Lösung.

II. Nicht-Elektrolytlösungen

Wenn auch feststeht, daß isotonische Glucoselösungen bei der Behandlung hypovolämischer Schockzustände jeder Art eine minimale protektive Wirkung ausüben, wird heute doch von niemandem mehr bezweifelt, daß natriumhaltige Lösungen immer zu besseren Resultaten führen (vgl. Kontrollexperimente in den vorhergehenden Kapiteln sowie [1214]).

Der Wert einer Gabe hypertonischer Nicht-Elektrolytlösungen als Zusatz zum Blutersatz ist noch nicht geklärt; die Resultate sind widersprüchlich (vgl. [*352, 1007*]). Entsprechende Untersuchungen beim Menschen liegen nicht vor.

III. Zusammenfassung und Schlußfolgerungen: Volumenersatz durch kolloidfreie Lösungen

1. Wird ein Blutverlust, der keine spontane Erholung zuläßt, durch die gleiche Menge einer Elektrolytlösung ersetzt, tritt trotz vorübergehender Erholung nach einigen Stunden in den meisten Fällen der Tod ein.

2. Untersuchungen bei Tier und Mensch zeigen, daß das Blutvolumen nach Ersatz der verlorenen Blutmenge durch das 2—3fache Volumen einer isotonischen Elektrolytlösung während einiger Stunden knapp aufrecht erhalten werden kann. Bei Hypovolämie verbleibt ein relativ größerer Anteil der zugeführten Elektrolytlösung intravasal als bei Normovolämie.

3. Manche Autoren nehmen an, daß im hypovolämischen Schock eine unproportional starke Reduktion des interstitiellen Raumes (IR) erfolge. Wohin diese Flüssigkeit verschwinden soll, ist nicht klar; eventuell wird sie an die Grundsubstanz gebunden. In anderen Untersuchungen dagegen ließ sich beim hypovolämischen Menschen keine unproportional starke Reduktion des IR nachweisen.

4. Der frühzeitige Ersatz einer verlorenen Blutmenge durch *große* Volumina von Elektrolytlösungen oder Kolloide führt im hämorrhagischen Schock tierexperimentell zu ebenso guten Resultaten wie der Ersatz durch Blut, Plasmaderivate oder künstliche Kolloide. Beweise für eine Überlegenheit dieser Therapieform gibt es nicht; Resultate von sorgfältigen, vergleichenden Untersuchungen beim Menschen fehlen.

5. Es gibt Anhaltspunkte dafür, daß Bluttransfusion plus zusätzliche Verabreichung von Ringerlactatlösung mit einem pH von 8 in der 2- bis 3fachen Menge des verlorenen Blutes im hämorrhagischen Schock des Hundes zu besseren Resultaten führt als alleiniger Blutersatz; diesbezügliche Untersuchungen beim Menschen liegen aber nicht vor.

6. Bei intakter Herz- und Nierenfunktion scheint bei Zufuhr großer Mengen von Elektrolytlösungen keine Gefahr für Ödembildung zu bestehen; genaue Daten über dieses Risiko bei schockierten Patienten mit Herz- und Nierenschädigungen gibt es nicht.

7. Die zusätzliche Verwendung hypertoner Lösungen (unabhängig von der gelösten Substanz) neben der Bluttransfusion wirkt sich hämodynamisch günstig aus; über den therapeutischen Wert beim Menschen ist nichts bekannt, im Tierexperiment sind die Resultate widersprüchlich.

8. Zur Erhöhung der Überlebenschancen ist im Tierexperiment die Aufrechterhaltung einer normalen Plasmaosmolalität wichtiger als die Korrektur der metabolischen Acidose.

9. Elektrolythaltige Lösungen sind bei der Behandlung aller hypovolämischen Schockzustände wesentlich wirksamer als Glucoselösungen. Es sei deshalb betont, daß auch sämtliche kolloidalen Substanzen bei der Schockbehandlung *immer in elektrolythaltigen Medien* infundiert werden sollen (also kein salzfreies Albumin oder Dextran in 5% Glucose verwenden!).

DRITTER TEIL

Diskussion

Es besteht kein Zweifel darüber, daß die möglichst frühzeitige und vollständige Wiederherstellung des zirkulierenden Blutvolumens bei größeren Blutverlusten und allen Formen des hypovolämischen Schocks die wichtigste therapeutische Maßnahme darstellt. Während dieses *Prinzip* nicht bestritten wird, gehen die Ansichten über verschiedene Detailfragen, so z. B. über den günstigsten *Applikationsweg* für die Volumenzufuhr auseinander.

A. Perorale Therapie

Die einfachste Methode zum Volumenersatz ist sicher die *perorale Zufuhr von hypotonen Salzlösungen.* Isotone Salzlösungen wären wünschenswert, können aber von den Patienten aus geschmacklichen Gründen meist nicht eingenommen werden. Die p. o. Therapie eignet sich aber *nur für die Behandlung leichterer Volumenverluste* (bis höchstens 30⁰/o des BV) *oder als zusätzliche Maßnahme* bei unvollständigem Ersatz auf i. v. Wege. Es scheint an sich sinnvoll, die spontane Wiederauffüllung des Gefäßsystems durch eine solche Maßnahme zu unterstützen. Oft sind polytraumatisierte Verletzte aber nicht in der Lage, Flüssigkeit peroral zu sich zu nehmen (Bewußtlosigkeit!), und eine derartige Therapie sollte nur eingeleitet werden, wenn sich *Verletzungen des Verdauungstraktes mit Sicherheit ausschließen lassen und* die Therapie sofort nach dem Volumenverlust eingesetzt werden kann. Es besteht insofern ein *Risiko,* als die für solches Vorgehen in Frage kommenden Patienten oft zu *Brechreiz* neigen und daher der Gefahr einer Aspiration ausgesetzt sind. Auch vom Standpunkt des Anaesthesiologen aus ist diese Maßnahme nicht wünschenswert, wenn eine *Narkose und Operation* kurz nach der Schockbehandlung durchgeführt werden muß.

Die Wirksamkeit einer peroralen Flüssigkeitszufuhr ist dadurch begrenzt, daß nach Trauma die Resorption von Wasser verlangsamt ist. Dies trifft auch für Flüssigkeiten zu, die per Klysma verabreicht werden. GOLDBERG u. FINE [533] haben 1945 nachgewiesen, daß beim Tier die intestinale Resorption von Wasser und Glucose im hämorrhagischen Schock schon früh stark gestört ist, während die Aufnahme von physiologischer Kochsalzlösung erst in späteren Stadien beeinträchtigt wird. TINCKLER [1443] konnte kürzlich zeigen, daß durch eine *Sonde* direkt ins Jejunum gelangendes Wasser auch nach Trauma resorbiert wird, nicht aber getrunkene Flüssigkeit (mangelnde Darmmotilität). So ist denn auch aus Verbrennungsversuchen [15, 1212] bekannt, daß die frühzeitige (vor Eintritt der Zentralisation einsetzende) perorale Verabreichung hypotoner Elektrolytlösungen das Plasmavolumen in leichten Fällen (bis zu 20% Verbrennungen) aufrecht zu erhalten vermag. Diese Methode wurde von ALLGÖWER [35] schon früher erfolgreich angewendet. Sie scheint *als Erste-Hilfe-Maßnahme da sinnvoll, wo keine oder keine ausreichende i.v. Flüssigkeitszufuhr möglich ist* und wo keine Kontraindikationen bestehen. Besonders in Situationen, wo der *Volumenverlust* relativ *langsam* erfolgt, wie z. B. bei Verbrennungen unter Kriegs- und Katastrophenbedingungen, kann diese Therapieform empfohlen werden. Man muß aber wissen, daß dabei die Volumenauffüllung verglichen mit i. v. Zufuhr beim Menschen nur langsam erfolgt und daß der Organismus auf die Mobilisierung körpereigener Kolloidreserven angewiesen ist. *Da die Zufuhr von Wasser und Elektrolyten bei jeder Volumenersatztherapie den wesentlichsten Faktor darstellt, besteht kein Zweifel darüber, daß die perorale Verabreichung von hypotonen Elektrolytlösungen, eventuell per Sonde, wesentlich besser ist als gar keine Therapie.*

B. Intraarterielle Infusion

Immer wieder erscheinen Empfehlungen für eine *intraarterielle Zufuhr* von Infusionslösungen im schweren hämorrhagischen Schock [949, 1236, 1364, 1449, 1580]. Dieses Problem wurde 1955 von GURD [624] gründlich abgeklärt. Er konnte zeigen, daß der *Infusionsort* keine Rolle spielt, solange pro Zeiteinheit genügend Volumen angeboten werden kann (s. auch [640]). Aus diesen Untersuchungen geht ferner hervor, daß zu rasche Infusion bei bald erreichter Normovolämie oder Übertransfusion die Prognose verschlechtert. Intraarterielle Infusionen werden denn klinisch zur Schockbehandlung auch kaum verwendet, da es meist viel schwieriger und zeitraubender ist, einen guten Zugangsweg zu einer Arterie zu finden als zu einer oder mehreren Venen. Anderseits spricht nichts gegen die intraarterielle Infusion, wenn eine Arterie z. B. intra- oder postoperativ bereits katheterisiert ist. Eine *bessere Wirkung von i. a.* gegenüber i. v. Infusion kann man da annehmen, wo der Druck in der Aorta *in terminalen Stadien* bereits soweit gefallen ist, daß eine ausreichende *Perfusion der Coronarien* nicht mehr möglich ist; *in allen übrigen Situationen gibt es keine guten Unterlagen, welche die Überlegenheit von i. a. gegenüber i. v. Infusionen belegen würden, solange die Möglichkeit besteht, pro Zeiteinheit gleich viel Volumen zuzuführen.*

Unter klinischen Verhältnissen empfiehlt es sich daher, bei schockgefähr-deten Patienten frühzeitig (d. h. zum Beispiel bereits präoperativ) Venen-katheter percutan oder blutig einzulegen, damit bei Bedarf *rasch* und in ge-nügenden Mengen infundiert werden kann. Das Risiko eines kunstgerecht (aseptisch) eingelegten Venenkatheters ist sicher geringer als die Gefahr, die einem schwer schockierten Patienten aus der Unmöglichkeit rechtzeitigen und genügenden Volumenersatzes erwächst.

C. Hämoglobin, Sauerstofftransport

Neben der Volumenauffüllung sind alle Maßnahmen vorzukehren, die eine ausreichende Versorgung der Gewebe mit Sauerstoff gewährleisten (vgl. [*1095*]). Die den Sauerstofftransport beeinflussenden Faktoren gliedern sich in drei große Kategorien [*119*]:

I. Die Atemphase

Dabei läßt sich eine weitere Unterteilung vornehmen; die Kolonne rechts nennt die für jeden Punkt anzustrebenden

	Idealbedingungen
Einatmungsluft	genügender pO_2
Luftwege	keine Verlegung, niedriger Widerstand
Lungen	normales Volumen, Kapazität und Elastizität
alveoläre Ventilation	zur Aufrechterhaltung eines normalen pCO_2 ausreichend; gleichmäßige Verteilung und lokale Anpassung an die capilläre Perfusion

II. Die Blutphase

	Idealbedingungen
Arterieller pO_2	Zur vollen Ausnützung der O_2-Transportfähigkeit des Blutes ausreichend

Für alle diese Punkte sind bei der Behandlung schockierter und schwer-kranker Patienten im allgemeinen möglichst ideale Bedingungen pari passu mit dem Volumenersatz anzustreben (Beatmung mit Sauerstoff!), weil die nachstehenden Größen, welche die Blutphase der Sauerstoffversorgung ent-scheidend bestimmen, durch den primären Blutverlust bereits in negativem Sinne beeinflußt sind.

Sauerstoffgehalt	abhängig von Hb-Konzentration und pO_2
Herzminutenvolumen	erniedrigt
Blutvolumen	erniedrigt
Flow-Verteilung	gestört
Lungenzirkulation	erniedrigt, weil vom BV abhängig; auch die Anpassung an die alveoläre Ventilation ist gestört.

Ein normaler Sauerstofftransport des Blutes ist ferner abhängig vom „milieu intérieur", das durch die *Isoionie* (konstante Ionenzusammensetzung und Ionenmenge), die *Isotonie* (konstanter osmotischer Druck) und die *Isohydrie* (konstante Wasserstoffionenkonzentration) gewährleistet wird, wobei auch die *Temperatur* und die Menge der vorhandenen *Puffersubstanzen* eine Rolle spielen.

III. Die Gewebephase

Zu dieser Kategorie gehören die Capillaren und die Gewebe, die durch normale Permeabilität und Stoffwechsel eine ausreichende Sauerstoffversorgung garantieren; auch diese Phase ist im Schock gestört. Im Idealfall, d. h. wo keine Veränderungen der lebenswichtigen Organe vorbestehen, können beim frühzeitigen Ersatz der verlorenen Blutmenge durch eine erythrocytenfreie Lösung außer dem von der Hb-Konzentration abhängigen O_2-Gehalt alle Faktoren normalisiert werden. Daß die Menge des zirkulierenden Hb den limitierenden Faktor für die Schockbehandlung mit erythrocytenfreien Lösungen darstellt, geht aus Tabelle 13 sowie Abb. 19 hervor (aus [119]).

Tabelle 13

| | | Atmung von | |
		Zimmerluft art. pO_2 100 mm Hg [*]	100% O_2 art. pO_2 650 mm Hg
	Hb O_2	19,60 ml	20,10 ml
15 g Hb	gelöster O_2	0,30 ml	1,95 ml
	Total	19,90 ml	22,05 ml
	Hb O_2	13,00 ml	13,40 ml
10 g Hb	gelöster O_2	0,30 ml	1,95 ml
	Total	13,30 ml	15,35 ml
	Hb O_2	6,50 ml	6,70 ml
5 g Hb	gelöster O_2	0,30 ml	1,95 ml
	Total	6,80 ml	8,65 ml

[*] Es wird eine Hb-Sättigung von 97% angenommen.

| Hb-Normalwerte: | Männer | 14,5—18,1 g-% |
| | Frauen | 12,5—16,7 g-%. |

Die Abhängigkeit des O_2-Transportes in ml/min vom Herzminutenvolumen (normal 5—6 l/min) und verschiedenen Hb-Konzentrationen ist
aus Tabelle 14 ersichtlich (aus [119]):

Tabelle 14

| | Hämoglobin | | | | | |
| | 15 g | | 10 g | | 5 g | |
HMV	Zimmer-luft	100% O_2	Zimmer-luft	100% O_2	Zimmer-luft	100% O_2
10 l	1990	2205	1330	1535	680	865
5 l	995	1103	665	768	340	433
2,5 l	498	552	333	383	170	217

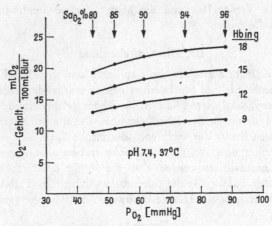

Abb. 19. Die O_2-Transportfähigkeit des Blutes hängt von der Hb-Konzentration
sowie vom arteriellen Sauerstoffpartialdruck ab. Sa_{O_2} = Sauerstoffsättigung des
arteriellen Blutes; P_{O_2} = Sauerstoffpartialdruck. (Aus BENDIXEN et al. [119]).

Aus diesen Angaben geht hervor, daß sich ein Absinken des Hb auf
10 g-% durch eine relativ geringe Steigerung des HMV kompensieren läßt,
besonders wenn der Patient mit reinem Sauerstoff beatmet wird.

Es wird auch klar, daß man bei vorher gesunden, jungen Leuten Blutverluste bis zu ca. 30% des BV ohne Gefahr durch erythrocytenfreie
Lösungen ersetzen darf, wenn diese die anhaltende Auffüllung des Blutvolumens und eine Steigerung des Herzminutenvolumens gewährleisten.
Anderseits ist jedoch zu beachten, daß folgende Faktoren die Kompensationsfähigkeit des Kreislaufs auf Hypoxie limitieren [119]:

Hohes Alter, Coronarsklerose, Herz-Lungen-Erkrankungen, Fett-
sucht, Acidose, Hyperthyreose und Fieber. Auch Antiadrenergica, Seda-
tiva, Narkotica und Anaesthetica haben eine ähnliche Wirkung.

Bei Schwerverletzten ist zudem oft die Lungenfunktion primär geschädigt, so daß die Atemphase auch durch ideale Beatmungsmaßnahmen nicht normalisiert werden kann. Es sei deshalb in diesem Zusammenhang nochmals daran erinnert, daß das Fehlen einer Cyanose das Bestehen einer schweren Anoxie nicht ausschließt (s. *Abb. 20*).

Wie aus Abb. 20 hervorgeht, erscheint eine *Cyanose* bei einem Hb von 15 g-% bei einer arteriellen O_2-Sättigung von 80—85%, oder bei einem arteriellen pO_2 von 45 mm Hg. Beträgt die Hb-Konzentration aber nur 10 g-%, wird eine Cyanose erst sichtbar, wenn die O_2-Sättigung auf 70 bis 75% abgesunken ist oder der pO_2 nurmehr 35 mm Hg beträgt. Bei Verdoppelung des „Flow" tritt bei Patienten mit einer Hb-Konzentration von 10 resp. 15 g-% eine Cyanose erst bei 60—70% O_2-Sättigung auf. Allgemein ausgedrückt wird eine Cyanose bei jenen Patienten besonders spät sichtbar, die bei bestehender Hypoxie den „Flow" erhöhen können. Eine solche Situation liegt z. B. nach größeren Blutverlusten vor, wenn das Volumen nur mit erythrocytenfreien Lösungen aufgefüllt wurde. Bei einem Hb von 10 g-% kann ein solcher Patient eine lebensgefährliche Anoxie aufweisen, ohne daß je eine Cyanose zu beobachten wäre. Bei verlangsamter Durchströmung der Gewebe anderseits ist der Sauerstoffgehalt des Capillarblutes annähernd so niedrig wie derjenige des venösen Blutes, und es tritt frühzeitig eine Cyanose auf. Ist die Sauerstoffaufnahme des Gewebes groß und die Strömungsgeschwindigkeit sehr niedrig, so kann also eine Cyanose auftreten, trotzdem eine arterielle Sauerstoffsättigung von 100% besteht.

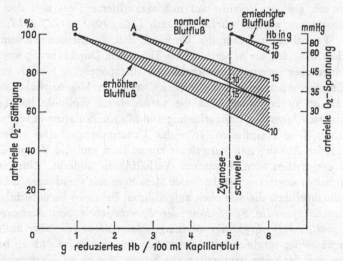

Abb. 20. Beziehung zwischen art. O_2-Sättigung, O_2-Spannung und Gehalt des Capillarblutes an reduziertem Hb bei Hb-Konzentrationen von 10 oder 15 g/ 100 ml Blut

Es wird angenommen, daß eine Cyanose bei einem Gehalt von 5 g-% reduzierten Hämoglobins in den Capillaren auftritt (Cyanoseschwelle).

A: Verhältnisse bei normalen Strömungsbedingungen, unter der Annahme, daß sich das Capillarblut aus ca. $^2/_3$ venösen und $^1/_3$ arteriellen Blutes zusammensetze und die a.v. Differenz an reduziertem Hb 3,76 g-% betrage.

B: Verhältnisse bei Verdoppelung des HMV, wobei angenommen wird, daß das Capillarblut je zu 50% art. und venös sei und die a.v. Differenz an reduziertem Hb 1,9 g-% betrage.

C: Gibt einen sog. „low-flow"-Zustand wieder. Stromzeitvolumen auf $^1/_3$ der Norm reduziert; es wird angenommen, daß die Capillaren ungefähr 90% venöses und nur 10% arterielles Blut enthalten, die a.v. Differenz an reduziertem Hb ung. 5,6 g-% betrage. (Aus BENDIXEN et al. [119].)

D. Schockmodelle

Es ist außerordentlich schwierig, aus Tierversuchen über den hämorrhagischen Schock therapeutische Schlußfolgerungen für den Menschen zu ziehen [1329], da *folgende Faktoren die Mortalität im experimentellen hämorrhagischen Schock beeinflussen:*

Species, Geschlecht, Alter, Jahreszeit, Tageszeit, Raumtemperatur, Feuchtigkeitsgehalt der Luft, endemische Krankheiten (Würmer, Cysticercen), Ernährungs- und Hydratationszustand.

Von größter Bedeutung sind ferner Prämedikation und *Narkoseart.* So schreibt RUSHMER [1230], daß an anaesthesierten Tieren gewonnene Resultate nur mit größter Vorsicht auf nichtnarkotisierte Tiere und den Menschen übertragen werden dürfen (s. auch [106, 1092, 1177, 1359, 1363, 1426]). Wesentlich ist ferner der Umstand, daß die meisten Versuche aus technischen Gründen an *heparinisierten* Tieren zur Durchführung kommen. Damit wird aber bereits ein entscheidender therapeutischer Einfluß auf den Gerinnungsmechanismus und die Verhältnisse in der Mikrozirkulation ausgeübt. Es ist zu bedenken, daß die verschiedenen Kolloide beim nichtheparinisierten Menschen Blutgerinnung und Mikrozirkulation in sehr unterschiedlicher Weise beeinflussen. In vielen Untersuchungen sind zudem die Probleme der *Atmung* nur mangelhaft kontrolliert, und die Versuchsbedingungen entsprechen den klinischen Verhältnissen schlecht. Nur wenige Autoren haben simultane, vergleichende Messungen mit verschiedenen Ersatzstoffen durchgeführt, die alle oben aufgeführten Faktoren berücksichtigen.

Wesentlich für die Beurteilung der Brauchbarkeit von Plasmaersatzstoffen sind deshalb sorgfältige Messungen beim Menschen, aber auch darüber liegen wenig vergleichende Untersuchungen vor. Es ist auch zu berücksichtigen, daß der reine hämorrhagische Schock, wie er im Tierversuch verwendet wird, beim Menschen relativ selten vorkommt (Metzgerverletzungen, gastrointestinale Blutungen). Meist liegen gleichzeitig mehr oder weniger ausgedehnte Gewebeverletzungen, Quetschungen, Frakturen, Operationstraumen und Krankheitsprozesse vor; alle diese Faktoren wiederum üben auf den Schock, insbesondere durch die Beeinflussung der Gerinnungsvorgänge, ihren Einfluß aus.

Der traumatische Schock ist aber tierexperimentell nur schwer standardisierbar; anderseits ist bekannt, daß auch hier dem Volumeneffekt die entscheidende Bedeutung zukommt, und gerade deshalb lohnt sich das Studium des hämorrhagischen Schocks und seine therapeutische Beeinflussung beim Tier trotz den geäußerten Bedenken. In einem gut standardisierten Tierversuch kann nämlich die Bedeutung des Volumenfaktors an sich beurteilt werden. In modernen Laboratorien lassen sich Faktoren wie Raumtemperatur und Feuchtigkeitsgehalt weitgehend standardisieren; die Veterinärmedizin ist heute in der Lage, einheitliches Tiermaterial in gutem Ernährungszustand und frei von Krankheiten, zu liefern. Sorgfältig angelegte Versuchsprotokolle können auf Faktoren wie Jahres- und Tageszeit sowie Hydratationszustand Rücksicht nehmen. Werden zudem Narkoseart, Beatmungstechnik und Anticoagulation in allen Fällen gleich gehandhabt, vermögen solche Tierversuche Wesentliches auszusagen. Wichtig bleibt aber die sorgfältige Übertragung dieser Resultate auf die Verhältnisse in der Klinik im Vergleich mit den beim Menschen erhobenen Befunden.

Ein weiteres Problem, das sowohl die experimentelle Schockforschung als auch die klinische Schockbehandlung betrifft, stellt die *Berücksichtigung der täglichen Bedürfnisse des Organismus an Wasser, Elektrolyten und Calorien* dar. Nur wenige Untersucher tragen dem Umstand Rechnung, daß die oft langdauernden Schockexperimente eine parenterale Zufuhr von Wasser und Elektrolyten erfordern, wenn nicht gleichzeitig die Wirkung einer Dehydrierung studiert werden soll, wie dies z. B. für Versuche sinnvoll erscheint, wo kriegsähnliche Bedingungen nachgeahmt werden. Nur sollten dabei die wesentlichen Unterschiede in bezug auf die spontane Wiederauffüllung des Gefäßsystems zwischen Tier und Mensch berücksichtigt werden. Beim Menschen verläuft diese ja wesentlich langsamer als bei den gebräuchlichen Labortieren. In der Klinik läßt sich immer wieder beobachten, daß nach intensiver Schockbehandlung die normalen täglichen Bedürfnisse eines Patienten an Wasser und Elektrolyten weitgehend oder sogar gänzlich vergessen gehen. Dies betrifft oft Patienten, bei denen eine perorale Ernährung theoretisch möglich ist, die aber nach schwerem Trauma nur geringe Mengen zu sich nehmen können. Viele Schwierigkeiten bei der Wiederherstellung einer normalen Nierenfunktion nach schweren Blutverlusten beruhen einfach darauf, daß man zu spät realisiert, daß der Patient während vieler Stunden seinen normalen Wasserbedarf nur ungenügend decken konnte, ganz abgesehen von zusätzlichen Flüssigkeitsverlusten, die bei solchen Kranken durch Sonden, Fisteln, Tracheotomie usw. häufig vorkommen.

Zu einer guten Schockbehandlung gehört deshalb neben dem ausrei-chenden Volumenersatz die Verordnung genügender Mengen an Wasser, Elektrolyten und Calorien zur Deckung des normalen Tagesbedarfes, all-fälliger vorbestehender Defizite und möglicher zusätzlicher Verluste.

E. Probleme der Blutvolumenbestimmung

Wegen der großen Bedeutung des Volumenfaktors in der Schockbehand-lung sollten exakte Bestimmungsmethoden des Blutvolumens zur Beurtei-lung der therapeutischen Wirksamkeit von Plasmaersatzstoffen beim Men-schen mit Mortalitätsstudien im Tierexperiment Hand in Hand gehen. Eine große Zahl von Büchern, Übersichtsartikeln und Originalarbeiten der letzten Jahre sind methodischen Fragen der BV-Bestimmung gewidmet; einige der wichtigsten Publikationen auf diesem Gebiet sind am Schluß des Literaturverzeichnisses zusammengestellt. Aus diesen Arbeiten kann folgen-des geschlossen werden:

1. BV-Bestimmungen sind beim Menschen mit den heute bekannten Methoden in einem Fehlerbereich von ± 5% möglich [*36, 328, 593, 1527*]. Unter idealen Bedingungen liegt die Fehlergrenze um ± 3%.

2. Die Messung des BV als Summe von Erythrocyten- und Plasmavolu-men (EV+PV) durch 2 unabhängige Markiersubstanzen liefert die genaue-sten Resultate [*328, 1319*].

3. Wird nur eine Markiersubstanz verwendet, so ergibt Erythrocyten-markierung bei gestörter Capillarpermeabilität zuverlässigere Resultate als Plasmamarkierung. Im hämorrhagischen Schock wird die Capillarper-meabilität für RIHSA nicht geändert [*1319*].

4. Die gebräuchlichsten, zuverlässigsten und am einfachsten zu hand-habenden Markiersubstanzen sind ^{51}Cr für die Erythrocyten und $R^{131}IHSA$ oder $R^{125}IHSA$ zur Bestimmung des Plasmavolumens. Evansblue (= T 1824) läßt sich ebenfalls verwenden, doch ist die Methode wesentlich komplizierter, wenn sie genaue Resultate liefern soll.

5. Die Verwendung eines halbautomatisch arbeitenden, elektronischen Meßgerätes vom Typ Volemetron und einer radioaktiven Plasmamarkier-substanz gemessen im abzentrifugierten Plasma führt zu gleichen Resultaten wie die herkömmlichen Meßmethoden [*272, 273*], sofern die nötigen Kor-rekturfaktoren für den Hkt berücksichtigt werden ([*615*], eigene unver-öffentlichte Resultate). Verglichen mit den Summationsmethoden liegen die Werte systematisch höher.

6. Zur Sicherstellung einer vollständigen Durchmischung in allen Fällen ist die Entnahme mehrerer Blutproben nach Injektion der Markiersubstanz wichtig, wenn die Kreislaufverhältnisse nicht stabil sind und/oder die Capil-larpermeabilität für die Markiersubstanz gesteigert ist. In allen anderen

Situationen genügt für Plasmamarkiersubstanzen die Entnahme einer 10-Minuten-Probe. Extrapolation auf die Zeit 0 vermittelt keine größere Genauigkeit als die Verwendung von Durchschnittswerten von 10- bis 30-Minuten-Proben [66].

7. Bei der Entnahme der Blutproben nach völliger Durchmischung der Markiersubstanzen darf kein Stauschlauch verwendet werden [328]. Gleichzeitig mit jeder BV-Bestimmung ist eine Hkt-Messung durchzuführen. Zur Injektion von Isotopen soll jedesmal eine Vene frisch punktiert werden. Der Gebrauch von Plastic-Kathetern und Dreiweghahnen führt zu Fehlern (Verlust von Markiersubstanz!).

8. Es wurde nachgewiesen, daß die alleinige Plasmamarkierung mit RIHSA auch nach Blutung (30% des BV) und Transfusionen bei Entnahme einer einzigen 5—10-Minuten-Probe [160, 1489] zu verläßlichen Resultaten führt (vgl. [66]).

9. Markierung von Albumin mit ^{125}I oder ^{131}I oder von Gammaglobulin mit ^{131}I [1528] oder der Erythrocyten mit ^{59}Fe oder ^{51}Cr ergibt bei stabilen Kreislaufverhältnissen die gleichen Resultate [1036].

Es ist deshalb anzunehmen, daß die von uns zur BV-Bestimmung nach Blutentnahme von 400—500 ml und Infusion verschiedener Blutersatzstoffe verwendete Methode zuverlässige Resultate liefert. Wir benützten durchwegs R^{131}IHSA als Markiersubstanz, das Volemetron als Meßgerät und 10-Minuten-Entnahmen. Bei den Untersuchungen mit Infusionen von homologem Plasma verwendeten wir nie einen Stauschlauch; bei jeder BV-Bestimmung maßen wir die Radioaktivität sowohl im Vollblut als auch im Plasma, wobei unter Berücksichtigung der Hkt-Korrekturfaktoren gleiche Werte resultierten (s. [615]; die ausführliche Beschreibung dieser Daten bildet Gegenstand einer gesonderten Arbeit).

Die Richtigkeit der Resultate unserer BV-Bestimmungen wird auch durch die Untersuchungen zahlreicher anderer Autoren bestätigt, die z. T. mit anderen Methoden arbeiteten (s. Tab. 5, 6, 9, 10).

F. Kolloidosmotischer Druck, Filtration, interstitieller Druck

Vor mehr als hundert Jahren (1859) hat CLAUDE BERNARD (zit. bei [363]) die Bedeutung der Kolloide für die Aufrechterhaltung eines normalen BV erkannt, und die klassischen Arbeiten von STARLING [1379] um die Jahrhundertwende haben den Grundstein für unsere Vorstellungen über den onkotischen Druck gelegt. Seine Ansichten haben im großen und ganzen auch heute noch Gültigkeit; er hatte realisiert, daß auch Proteine die Capillarendothelien zu passieren vermögen, nahm aber an, daß diese Menge zu vernachlässigen sei. Heute wissen wir, daß auch gesunde Capillaren je nach Region für mehr oder weniger große Mengen von Proteinen durchlässig sind, daß aber gleichzeitig vergleichbare Quantitäten über das Lymphgefäßsystem in den Kreislauf gelangen [1044].

Beim transcapillären Transport von Makromolekülen (MG größer als 10 000) handelt es sich entweder um *Pinocytose oder Cytopemsis*. Unter Pinocytose versteht man einen transcellulären vesiculären Transport von Flüssigkeitseinschlüssen, unter Cytopemsis denjenigen von Makromolekülen durch eine Membran zwischen zwei extracellulären Phasen [1179]. Zur Erklärung dieser Phänomene werden u. a. sog. „Porentheorien" herangezogen, wonach verschieden große Poren, deren größte wahrscheinlich auf der venösen Seite des Capillarbettes zu finden sind, den Durchtritt von Molekülen unterschiedlicher Größe ermöglichen sollen (s. auch [1021]). Bei diesen Theorien handelt es sich aber weitgehend um Arbeitshypothesen, die noch der Bestätigung beim Menschen unter Normalverhältnissen und bei pathologischen Zuständen bedürfen.

Etwas besser geklärt sind die physikalisch-chemischen Verhältnisse. So ist bekannt, daß die Filtration in den Capillaren eine Funktion von Blutdruck (P_B), Gewebedruck (P_G), extravasalem (t_G) und intravasalem (t_B) kolloidosmotischem Druck ist [715], wobei folgende Formel gilt:

$$\text{Filtration} = k \ (t_B - t_G + P_G - P_B).$$

Der *Druck im interstitiellen Gewebe* ist in den letzten Jahren durch GUYTON [627] intensiv studiert worden. Er nimmt an, daß im Interstitium unter normalen Umständen ein negativer Druck von etwa —6,4 mm Hg vorliege, der nur bei Entstehung von Ödemen positiv wird. Diese Resultate werden auch beim Menschen bestätigt; PERREN (1967, Lab. f. exp. Chir., Davos-Platz, pers. Mitt.) findet im Interstitium des Unterschenkels negative Druckwerte der gleichen Größenordnung, die nach Operation von Unterschenkelfrakturen aber positiv werden. GUYTON [628] konnte ferner zeigen, daß die Elastizität der Interstitialflüssigkeit bei negativen Drucken sehr niedrig ist, um bei Erreichung positiver Werte stark anzusteigen, was auch die klinische Erfahrung mit Ödempatienten bestätigt (Fingerdruck!). Er nimmt an [629], daß die interstitielle Flüssigkeit im Normalzustand fast zu 100% an die gelatinöse Matrix der Grundsubstanz gebunden ist und erst mobil wird, wenn der interstitielle Druck positive Werte annimmt, d. h. über 1 Atmosphäre steigt.

Diese Befunde vermögen eventuell teilweise die *Wirksamkeit großer Mengen von balancierten Elektrolytlösungen bei der Behandlung des hämorrhagischen Schocks zu erklären*. Nach Ansicht von DILLON [352] und SHIRES [1322] ist die Aufrechterhaltung des kolloidosmotischen Druckes bei der Behandlung des hämorrhagischen Schocks völlig bedeutungslos. Wir glauben aber, daß noch viel zu wenig sorgfältige Untersuchungen beim Menschen durchgeführt wurden, um die Übernahme dieses Konzepts in die

Klinik zu rechtfertigen. Da die transcapilläre und eventuell auch die Wiederauffüllung über das Lymphsystem bei Labortieren viel rascher vor sich gehen als beim Menschen, ist es denkbar, daß die guten Laborresultate klinisch nicht in vollem Umfang reproduziert werden können. Die von SHIRES [1322] mitgeteilten günstigen Befunde beim Menschen sind nicht erstaunlich, wenn man bedenkt, was wir weiter oben über die täglichen Bedürfnisse an Wasser und Elektrolyten ausgeführt haben. *Der Beweis dafür, daß die übermäßige Zufuhr von Elektrolytlösungen gegenüber einer Ersatztherapie mit Kolloiden plus Wasser und Elektrolyten zur Deckung des tatsächlichen Bedarfes in der klinischen Schockbehandlung von Vorteil sei, ist bis jetzt nicht erbracht worden.* Nach Ansicht der meisten Kliniker sollen unsere therapeutischen Bemühungen dahin gehen, möglichst rasch wieder normale Verhältnisse im „milieu intérieur" herzustellen.

WEESE [1495] nimmt an, daß der Organismus bei der Behandlung mit künstlichen Kolloiden die Fremdkolloide als Stabilisator des kolloidosmotischen Druckes benutzt und seine *Eiweiße in die Depots abschiebt;* dabei werden Harnstickstoff und Rest-N nicht vermehrt und die Blutaminosäuren nicht verändert [1464].

Eine mögliche Erklärung für die Wirksamkeit großer Mengen von Elektrolytlösungen sehen wir darin, daß der extravasale kolloidosmotische Druck fällt, während der intravasale wegen des raschen, massiven Albumineinstroms nicht so stark abnimmt, wie vielfach angenommen wird. Es ist auch denkbar, daß durch die Zufuhr großer Mengen von Elektrolytlösungen die Lymphzirkulation und damit der Einstrom von Wasser, Elektrolyten und Proteinen gesteigert wird (vgl. [535 a]).

G. Vergleich der verschiedenen Möglichkeiten, die uns zum Ersatz eines Blutverlustes zur Verfügung stehen

Blut bleibt weiterhin das wichtigste Therapeuticum zur Behandlung schwerer Blutverluste. Hingegen hat der Grundsatz, daß Blut *immer* durch Blut zu ersetzen sei, sicher einige Einschränkungen nötig. Da heute feststeht, daß die Gesamthepatitisrate (anikterische plus ikterische Fälle) nach Bluttransfusionen wesentlich höher liegt, als bisher angenommen wurde, ergibt sich die Forderung, Blut nur dann zu verabreichen, wenn die Sauerstoffversorgung des Organismus dies unbedingt erfordert. Bei Patienten ohne vorbestehende Herz-Lungen-Erkrankungen darf ein Absinken des Hkt auf etwa 30% (oder des Hb auf 10 g-%) nach Wiederauffüllung des Gefäßsystems auf Grund der klinischen Erfahrung und vieler tierexperimenteller Untersuchungen in Kauf genommen werden, wenn einwandfreie Lungenfunktion sichergestellt ist und kein wesentlich erhöhter Sauerstoffbedarf besteht. Dies bedeutet, daß bei „normal" gebauten Männern Blutverluste bis zu etwa 1½ Litern (d. h. in der Größenordnung von etwa 30% des BV) durch erythrocytenfreie Lösungen ersetzt werden dürfen, wenn keine Anämie vorbesteht. Der andere wichtige Grund, welcher eine Modifikation der oben zitierten Regel nahelegt, ist die Tatsache, daß einem Patienten ja nicht sein eigenes Blut rücktransfundiert werden kann. Die Gefahren immunologischer Komplikationen werden immer deutlicher, und neuerdings ist bekannt, daß diese unter Umständen auch funktionelle Konsequenzen im Sinne eines raschen Plasmaverlustes haben können.

Wegen der Gefahr der Hepatitisübertragung sollten heute in der Schockbehandlung auch keine nicht-pasteurisierten *Plasmapräparate* mehr verwendet werden. Es kommen daher nurmehr PPL oder Albumin in Frage. Da diese aber nur in beschränktem Maß erhältlich und außerordentlich teuer sind, drängt sich sehr häufig die Verwendung künstlicher kolloidaler Lösungen auf. Über die Möglichkeit der alleinigen Verwendung von *Elektrolytlösungen* kann heute noch kein endgültiges Urteil abgegeben werden. Es ist denkbar, daß wir in Zukunft unsere Vorstellungen über die Bedeutung des kolloidosmotischen Druckes revidieren müssen; anderseits ist bis jetzt nicht einzusehen, warum nicht ein normaler onkotischer Druck aufrechterhalten werden soll, wo immer dies möglich ist.

Von den *künstlichen kolloidalen Lösungen* stehen heute im deutschen Sprachraum nurmehr zwei Vertreter zur Diskussion: *Dextran und Gelatine.* In Amerika, Kanada, England und den meisten skandinavischen Ländern sind nur Dextranpräparate zum Verkauf zugelassen. *PVP* wird praktisch nicht mehr verwendet, weil es im Organismus überhaupt nicht abgebaut werden kann, über *Stärke* und *Levan* liegen erst vorläufige Mitteilungen vor; im Handel sind noch keine entsprechenden Präparate erhältlich. *Alginon* schließlich kann nicht als wirksamer Plasmaersatzstoff bezeichnet werden. *Im nächsten Kapitel sei deshalb die Frage diskutiert, ob es gute Gründe zur Bevorzugung von Präparaten aus der Dextran- oder aber aus der Gelatine-Gruppe gibt.*

Zuerst sei aber nochmals auf die *Nachteile* hingewiesen, die *allen künstlichen kolloidalen Lösungen* gegenüber Blut und Plasma gemeinsam sind: Sie enthalten keine Enzyme, Antikörper und Gerinnungsfaktoren, besitzen nur eine geringe oder keine physiologische Pufferkapazität und können die Transportfunktionen der Körpereiweiße nicht übernehmen. Es sei aber betont, daß gerade die besten Plasmapräparate, wie PPL und Albumin, ebenfalls wenig oder keine Antikörper enthalten, da ja die Gammaglobulinfraktion abgetrennt ist. Die Pasteurisierung führt zu weiteren Veränderungen, die bewirken, daß diese Plasmapräparate auch in bezug auf Enzymgehalt, Gerinnungsfaktoren usw. nicht mehr mit Frischblut identisch sind.

Es gibt bisher keine Unterlagen darüber, daß sich diese mehr theoretischen Nachteile bei der initialen Schockbehandlung negativ auswirken würden. Am ehesten fällt das Fehlen von Gerinnungsfaktoren ins Gewicht, was aber klinisch kaum eine Rolle spielt, da der Verabreichung künstlicher Kolloide durch die fehlende Sauerstofftransportfähigkeit ohnehin Grenzen gesetzt sind und der Organismus im allgemeinen genügend Reserven für die Kompensation einer Blutverdünnung in dieser Größenordnung besitzt. Ein vollwertiger Ersatz ist nicht einmal mit *autologem* Frischblut möglich, da auch hier immer irgendwelche Anticoagulantien zugesetzt werden müssen und jede Aufbewahrung von Blut in vitro entscheidende Veränderungen der Gerinnungsvorgänge mit sich bringt. Außerdem können heute einzelne Plasmafraktionen wie Gammaglobulin oder Fibrinogen in den Fällen verabreicht werden, wo ein entsprechendes Defizit besteht oder eine therapeutische Wirkung anzunehmen ist.

H. Dextran oder Gelatine?

GRÖNWALL [575] stellte 1957 die *Anforderungen* zusammen, die von künstlichen kolloidalen Infusionslösungen zu erfüllen sind (s. S. 51). Wir konstatieren, daß Dextran 70 diesen Bedingungen weitgehend entspricht, während Gelatine Punkt 6 betreffend die Verweildauer nicht erfüllt. Auch dem das gleiche Problem betreffenden Punkt der vom amerikanischen „National Research Council" [1074] im Jahr 1963 aufgestellten Bedingungen wird Gelatine in keiner Weise gerecht: „It should be retained to the extent of 50% of the infused volume for at least 6, and preferably for 12 hours."

Ob dies der einzige Grund ist, weshalb Gelatinepräparate in USA nicht zum Verkauf zugelassen sind, ist uns nicht bekannt (s. [1500 a] S. 40 und 300); möglicherweise spielt auch das Fehlen genügender Unterlagen über den Abbau im Organismus und die therapeutische Wirksamkeit eine Rolle. LUNDSGAARD [925 b] zitiert eine Bemerkung von PENNELL [1122 a], wonach die heute in Europa handelsüblichen Gelatinepräparate die amerikanischen Anforderungen an Plasmasubstitute erfüllen. In einem persönlichen Schreiben vom 31. 5. 1967 teilt uns R. B. PENNELL, Boston, Chairman Committee on Plasma and Plasma Substitutes, N.R.C., folgendes mit: „The statement should probably have been qualified by the phrase: (Physiogel is) acceptable for emergency stockpiling. We would accept your statement that dextran is probably preferable to gelatin if dextran is freely available. Dextran and human serum albumin are the only two agents for plasma volume expansion currently stockpiled in our country."

Tatsache bleibt also, daß Gelatinepräparate in USA nicht gebräuchlich sind.

Schon 1944 hatte SWINGLE [1407] geschrieben: „According to most investigators, gelatin is not as effective as plasma, but more efficacious than saline", und wenig später äußerte sich WILLENEGGER [1520]: „Ähnlich

schlecht wie Salzlösungen wirkt Gelatine", und „Auch hat man die Gelatinelösungen, deren ungenügende Wirkung schon lange ein erledigtes Problem
ist, wieder aufgegriffen . . . ". Trotzdem wurden anfangs der Sechzigerjahre
in Deutschland und in der Schweiz erneut Gelatinelösungen in den Handel gebracht!

Gerechtfertigt erschiene dieser Schritt dann, wenn inzwischen *tierexperimentell* im hämorrhagischen Schock die Gleichwertigkeit dieser neuen Gelatinepräparate mit Plasma ausreichend nachgewiesen worden wäre. Wir
haben die diesbezüglich in der Literatur mitgeteilten Befunde im Abschnitt
über therapeutische Resultate, S. 125 ff., zusammengestellt. Es ergibt sich, daß
einige wenige Untersuchungen [578, 1048, 1115] im *schweren* hämorrhagischen Schock die Gleichwertigkeit von 5% und noch höher konzentrierten
Lösungen [882 a] von *OPG* und Plasma zeigen; über 3% *MFG* liegt eine
Untersuchung an 5 Hunden vor [1117]. Daneben finden sich die 1967 publizierten Untersuchungen von LUNDSGAARD [925 b] an Kaninchen. Über
Haemaccel existieren keine derartigen Angaben (vgl. [432 b]; die Experimente von LUTZ [937] beziehen sich auf ein leichtes Schockmodell (1 Std
Hypotonie). Untersuchungen über die therapeutische Beeinflussung des
hämorrhagischen und anderer Schockformen mit Expandern sollten auch bei
irreversiblen Modellen durchgeführt werden, da sich nur hier eventuell spezifische, vom Volumeneffekt unabhängige Eigenschaften eines Ersatzstoffes feststellen lassen. Solche Untersuchungen bestehen für Dextran (z. B.
[100, 426, 891, 996, 1103, 1345, 1547]), nicht aber für Gelatine.

Auf die fragliche Aussagekraft von Experimenten zur Bestimmung des
Blutungsindexes haben wir bereits hingewiesen (s. S. 127).

Eine ganze Reihe von Arbeiten befaßt sich mit anderen Schockformen
und weist die Unterlegenheit von Gelatine gegenüber Plasma nach:

1. *Gewehrschußverletzung* (SWINGLE [1408]).

2. *Tourniquetschock:* Der gleiche Autor fand im Gegensatz zu GRODINS
[569] beim Hund eine einmalige Injektion von 5% (!) Gelatine unwirksam und schreibt: „The gelatin was apparently not retained in the circulation but rapidly passed through the injured capillaries in the limb." (S. auch
[434]). KLEINBERG [828] fand Gelatine etwa gleichwertig oder weniger
wirksam als physiologische Kochsalzlösung, während SERKES [1317] die
Überlegenheit von Plasma über physiologische Kochsalzlösung nachgewiesen hat (s. auch [636]). Nur SCOTT et al. [1305] stellten bei Hunden nach
Zufuhr von 7% Gelatinelösungen eine gleiche Wirksamkeit wie mit Frischplasma fest.

Am wichtigsten scheinen uns

3. *Verbrennungsexperimente,* wo die Unterlegenheit von Gelatine
gegenüber Plasma oder anderen Ersatzstoffen aus mehreren Untersuchungen
deutlich wird [238, 527, 984, 1115, 1214].

Aus all dem geht hervor, daß keine Tierexperimente existieren, welche die therapeutische Anwendung von Gelatine im hämorrhagischen Schock an Stelle von Dextran gerechtfertigt hätten.

Es wäre deshalb zu erwarten, daß sorgfältige hämodynamische *Untersuchungen am Menschen* ihre Wirksamkeit bestätigen. Wie im ersten Teil dargelegt, müßten solche Studien vor allem zeigen, daß Gelatine in der Lage ist, bei hypovolämischen Patienten das Herzminutenvolumen wirksam zu heben und die Durchblutung in der Mikrozirkulation zu steigern. Die Wirkung von Physiogel auf das HMV wurde weder am Tier noch am Menschen untersucht, und die einzige Studie über Haemaccel zeigt eine ausgesprochen schlechte Wirkung. Auch für OPG liegt nur eine derartige Untersuchung vor. Kontrollierbare Angaben über den Effekt auf die Mikrozirkulation verglichen mit Plasma oder Albumin sind für keinen der drei Gelatinetypen erhältlich.

Für eine schlechte hämodynamische Wirkung von Gelatine spricht die Beobachtung von LUNDY [*927*], der zur Aufrechterhaltung eines genügenden Blutdrucks häufiger Vasopressoren anwenden mußte, wenn er an Stelle von 6% Dextran Gelatine (MG 43 000, Upjohn) brauchte.

Von den Befürwortern des Physiogels [*925*] wird auf die günstigen Erfahrungen mit Gelatine im *Koreakrieg* hingewiesen. Dabei kamen insgesamt nicht mehr als 200 Flaschen, davon nur 100 im Divisionsbereich, zur Anwendung. Von einem Vergleich mit den 4000 Flaschen Dextran, die in Korea verbraucht wurden, kann deshalb kaum die Rede sein. Unter Zitierung von ARTZ [*78*] wird ferner erwähnt [*924*], daß während der Wintermonate in Korea mit MFG wegen des *hohen Gelierungspunktes* keine Schwierigkeiten verzeichnet wurden. ARTZ selber betont aber [*78*], daß keine Unterlagen darüber vorliegen, ob Kälteeinflüsse die Verabreichung von Gelatine erschwerten. SCHMIDT [*1263*] stellt fest, daß der hohe Gelierungspunkt auch unter Friedensverhältnissen heute noch einen praktischen Nachteil darstellt.

Es wird auch argumentiert, daß sich für den *Volumeneffekt* von Gelatine- und Dextranpräparaten nach größeren Blutverlusten praktisch kein Unterschied ergebe [*924*]. Daß sich dies beim Menschen nicht so verhält, geht aus Tab. 9 (S. 120) hervor; außerdem muß berücksichtigt werden, daß die 3 zugunsten der Gelatine angeführten Arbeiten aus den Jahren 1951 und 1952 stammen. Die zu jener Zeit verwendeten Gelatinepräparate sind mit den heutigen nicht identisch (meist handelte es sich um höher konzentrierte OPG).

Als *Nebenwirkung der Dextrane* wird die Beeinflussung der Blutgerinnung erwähnt [*925, 925 a, 295 b*], wobei jeweils die nicht schlüssige Arbeit von GARZON [*493*] angeführt wird. Im Abschnitt über Dextran haben wir diese Frage ausführlich besprochen. Es wird heute allgemein anerkannt, daß eine Substitutionstherapie mit erythrocytenfreien Kolloiden nur bis zu

einem maximalen Volumen von 1500 ml erwünscht ist. Die klinisch erwiesenermaßen bedeutungslose leichte Beeinflussung der Blutgerinnung (s. auch
[668]) tritt bei einem normalen Erwachsenen erst bei Dosen von über ca.
1500 ml/24 Std ein. Sie spielt demnach keine Rolle, da größere Mengen aus
Gründen der Sauerstoffversorgung nur in Ausnahmesituationen ohne gleichzeitige Blutzufuhr transfundiert werden. Dazu ist zu bemerken, daß höhere
Dosen von Dextran 70 infundiert werden *können*, v. a. wenn während der
Ersatztherapie weitere Blutverluste auftreten, weil dann ja auch Dextran
verloren geht. In Notfallsituationen, wo kein anderes Kolloid zur Verfügung steht, stellt eine erhöhte Blutungstendenz das geringere Risiko dar als
eine unbehandelte Hypovolämie, weshalb in solchen Fällen die Dosis ausnahmsweise gesteigert werden darf. Von einer wesentlichen Einengung der
therapeutischen Breite von Dextran [673, 674, 925] wegen seines Einflusses
auf die Hämostase kann deshalb kaum die Rede sein, zumal gewisse Autoren [668, 674] annehmen, daß Verbrauchscoagulopathien im Schock oft
vorkommen, und deshalb die Verabreichung von Heparin und Fibrinolysin
empfehlen.

Wenn die sogenannte *blutlose Chirurgie* (massive Hämodilution) in Zukunft praktische Bedeutung erlangen sollte, wären selbstverständlich Kolloide erwünscht, die auch bei sehr hohen Dosierungen keinen Einfluß auf
die Blutgerinnung ausüben.

Nach den bis heute vorliegenden Resultaten ist eine starke *Hämodilution* mit Dextran und Stärke möglich. Die bisherigen Erfahrungen mit
Gelatine (K. MESSMER, pers. Mitt. 1967 [1008]) ergeben eine fast 100%ige
Mortalität, während eine gleich starke Hämodilution mit Dextran 70 zu
regelmäßigem Überleben führt. MESSMER verwendete für seine Versuche
Haemaccel oder Physiogel; die Autopsie der Gelatinetiere ergab stets massive Liquoransammlung im Subdural- und Ventrikelraum, in einigen Fällen
ein Gehirnödem. Entsprechende Untersuchungen mit OPG sind nicht publiziert worden.

Daß eine starke Hämodilution mit Dextran 70 auch beim *Menschen*
möglich ist, geht aus einer Arbeit von FITTS [447 a] hervor, der einen Zeugen Jehovas wegen Colon-Carcinoms operierte. Der anämische Patient
verweigerte jegliche Bluttransfusion. Sein Blutvolumen wurde postoperativ
wegen einer schweren Magenblutung mit Dextran aufrechterhalten, wobei
das Hämoglobin auf 2,4 g-% absank. Der Patient konnte in gutem Allgemeinzustand entlassen werden.

Es ist sehr wohl möglich, daß die guten Resultate mit Dextran bei
Hämodilutions- und Schockversuchen auf den *antithrombotischen Effekt*
zurückzuführen sind, wobei sich eine vermeintliche Nebenwirkung gerade-
zu als Vorteil herausstellen würde. Substanzen zu finden, welche die Blutgerinnung überhaupt nicht beeinflussen und gleichzeitig wirksame antithrombotische Eigenschaften aufweisen, dürfte sehr schwierig sein.

Im weiteren wird angeführt [*924, 925 a, 925 b*], daß *Dextrane* „mit fraglichen Nebenwirkungen auf die *Nierenfunktion* behaftet seien". Wie wir weiter oben dargelegt haben (s. S. 73 ff.), geben sorgfältige Untersuchungen keine derartigen Hinweise, sofern die Grundregeln der Wasser- und Elektrolyttherapie berücksichtigt werden (was auch für die Therapie mit allen anderen natürlichen und künstlichen Kolloiden gilt). Es sei in diesem Zusammenhang nochmals betont, daß für den Volumenersatz Kolloide in Elektrolytlösungen und nicht in Glucoselösungen verwendet werden sollen und daß die Verabreichung von Mannitol, Sorbit oder ähnlichen osmotischen Diuretica eine genaue Kenntnis der dadurch erzeugten Veränderungen bedingt [*330*]; nämlich vorübergehende Plasmavolumenzunahme; zuerst Absinken, dann kontinuierlicher Anstieg des Serumnatriums; Verminderung des Gesamtkörperwassers; unvollständige spontane Wiederauffüllung des Gefäßsystems nach Blutverlust und Mannitolverabreichung.

Die Verwendung von *niedermolekularem Dextran* (Dextran 40) steht in diesem Zusammenhang nicht zur Diskussion, da es nicht als Plasmaersatzstoff im eigentlichen Sinne, sondern als Pharmakon betrachtet wird. Weil aber immer wieder Verwechslungen vorkommen, sei noch auf folgende Arbeiten hingewiesen:

Couch [*304*] und Collins [*293*] haben kritische Übersichtsarbeiten über niedermolekulares Dextran geschrieben. Beide enthalten aber leider zahlreiche Fehler, und die Literatur ist mangelhaft verarbeitet. Die aufgeworfenen Fragen sind in unserer Arbeit in den entsprechenden Kapiteln besprochen.

Man begegnet auch der Ansicht [*666*], daß PPL hinsichtlich disaggregierender Wirkung dem niedermolekularen Dextran ebenbürtig sei, doch fehlt der Hinweis auf entsprechende Unterlagen. Dagegen hat Groth [*586, 587*] gezeigt, daß Albuminlösungen mit gleichem onkotischem Effekt in mancher Hinsicht ähnliche Wirkungen hervorrufen wie Dextran 40; er nimmt aber daneben spezifische Eigenschaften für Rheomacrodex an.

Die Befürworter der *Gelatine* [*668, 671, 673, 674, 924, 925, 925 a, 925 b*] machen im allgemeinen *gegenüber Dextran folgende Vorzüge* geltend:

1. Gelatine sei *nicht antigen.* Dies trifft für MFG zu, nicht aber für OPG. Die heute verwendeten Dextranpräparate wirken beim Menschen ebenfalls nicht antigen.

2. Gelatinepräparate sollen *keinen Einfluß auf den Hämostasemechanismus* ausüben. Dies trifft wohl zu für kleine Dosen, ist aber für große Infusionsmengen beim hypovolämischen Menschen noch nicht genügend belegt.

3. Gelatine sei *pharmakologisch inert.* Man muß sich fragen, ob diese Tatsache wirklich unter allen Umständen einen Vorteil bedeutet. Für Haemaccel wird Schock infolge Thromboembolie und Fettembolie als

Kontraindikation bezeichnet. Die pharmakologischen Eigenschaften von Dextran (antithrombotischer Effekt) könnten sehr wohl auch in der Schockbehandlung teilweise für die guten Resultate verantwortlich sein.

4. Selbst bei Zufuhr mehrerer Liter würden *keine Nebenwirkungen* beobachtet. Aus der Literatur geht hervor, daß Nebenwirkungen auch nach Gelatinezufuhr vorkommen. Es fällt schwer, genaue Angaben über die relative Häufigkeit solcher Reaktionen zu machen, da Gelatinepräparate im Vergleich zu Dextran ungleich seltener angewendet werden. Fest steht, daß die Nebenwirkungsquote für Dextran kleiner ist als für Plasmapräparate.

5. Der geringe nicht durch die Nieren ausgeschiedene Rest an Gelatine werde *durch körpereigene Proteasen in Aminosäuren* zerlegt. Es ist uns aber keine Arbeit bekannt, welche diese Behauptung, z. B. durch Markierung von Gelatine mit radioaktiven Substanzen, untermauern würde. Da alle Gelatinepräparate chemisch beeinflußt sind, scheint es nicht ausgeschlossen, daß sie durch körpereigene Proteasen nicht vollständig abgebaut werden können. Auch über die *Abbaurate* werden keine Unterlagen vorgelegt. Solche Untersuchungen sind sicher schwierig durchzuführen, da es für den Gelatinenachweis in den Geweben, im Blut und im Urin keine spezifischen Methoden gibt. Die nicht ausgeschiedenen Dextrananteile anderseits werden im Organismus erwiesenermaßen vollständig abgebaut.

6. Gelatinepräparate werden wegen ihres kleineren mittleren Molekulargewichtes sehr *rasch durch die Nieren ausgeschieden* und bewirken eine *osmotische Diurese.* Es kommt wohl nicht von ungefähr, daß sowohl die englischen wie auch die amerikanischen Behörden eine möglichst lange Verweildauer fordern. Es wird argumentiert, daß eine längere Verweildauer unter zivilen Verhältnissen nicht nötig sei; damit sind aber auch ökonomische Aspekte eng verbunden (s. unten). Zudem fehlen exakte quantitative Angaben über das Ausmaß der *osmotischen Diurese,* wie sie beim Menschen im hämorrhagischen Schock durch Gelatinepräparate erzeugt werden soll. In der Klinik wird eine osmotische Diurese, wenn indiziert, i. a. durch Substanzen mit wesentlich niedrigerem MG, wie Mannit oder Sorbit, herbeigeführt. Ob Gelatine eine osmotische Diurese der gleichen Größenordnung auszulösen imstande ist, scheint fraglich. Eindeutige Beweise für eine günstige Wirkung der osmotischen Diurese im hämorrhagischen Schock des Menschen fehlen; auf die Gefahren der Anwendung osmotischer Diuretica haben wir bereits hingewiesen.

7. Gelatinepräparate seien in vitro *weniger viscös* als Dextran. Diese Tatsache hat mit der Viscositätsbeeinflussung in vivo nichts zu tun; diese hängt vor allem davon ab, inwieweit der Hkt gesenkt werden kann. Über die Beeinflussung einer pathologisch gesteigerten Viscosität durch Gelatinepräparate beim Menschen liegen keine genügenden Untersuchungen vor. Dextran 40 senkt eine gesteigerte Blutviscosität.

8. *Urinabflußbehinderungen* seien nicht zu befürchten. Bei klinischer Dosierung und Beachtung der Grundprinzipien des Wasser- und Elektrolythaushaltes muß auch nach Applikation von Dextran 40 und 70 nicht damit gerechnet werden.

9. Hervorgehoben wird auch der *niedrigere Preis* von Gelatine, doch ist der Unterschied zu Dextran 70 minimal. Da man beim Kauf einer kolloidhaltigen Lösung in erster Linie am Volumen- oder kolloidosmotischen Effekt und nicht primär an der Wassermenge interessiert ist, erhebt sich der Einwand, daß eine Volumenersatztherapie mit Gelatinepräparaten teurer zu stehen kommt als eine solche mit Dextran 70. Es wurde an Kaninchen gezeigt [*925*], daß zur Erzielung eines gleichen therapeutischen Effektes etwa doppelt so viel Physiogel wie Dextran 70 benötigt wird. Die Mengen an Humantrockenplasma, PPL oder Albumin, die für eine mit Dextran 70 vergleichbare Volumenwirkung nötig sind, kosten in den meisten Ländern wesentlich mehr.

Wenn zur Erzielung der gleichen Volumenwirkung deutlich mehr Gelatine als Dextran 70 erforderlich ist, sind auch größere Vorratsmengen anzulegen, was besonders beim Militär oder Zivilschutz nicht zu unterschätzende *Raumprobleme* mit sich bringt und ebenfalls mit großen Kosten verbunden ist. Aus den gleichen Gründen ist das *Transportproblem* erschwert; auch daraus ergeben sich finanzielle Konsequenzen.

10. Nach 4jähriger *Lagerung* trete bei Physiogel keine Flockenbildung auf, während eine solche in gewissen Flaschen der Dextranreserven der amerikanischen Armee beobachtet wurde. Diese Flockenbildung beruht auf großen Temperaturschwankungen und/oder Defekten in den Glasflaschen und Deckeln. Dextranlösungen bleiben bei korrekter Lagerung während 10 Jahren erwiesenermaßen haltbar; Dextrantrockensubstanz ist unbeschränkt lagerfähig. Angaben über die Lagerfähigkeit von anderen Gelatinepräparaten als Physiogel liegen nicht vor.

Neben der mangelnden toxikologischen Prüfung (für Physiogel liegt eine Arbeit mit Resultaten von 119 Mäusen vor), dem zu geringen und zu kurzdauernden Volumeneffekt (vgl. [*613*]), den ungenügenden hämodynamischen Untersuchungen beim Menschen und den ökonomischen Aspekten müssen auch die folgenden *Nachteile von MFG-Präparaten und Haemaccel* berücksichtigt werden:

1. Der *Calciumgehalt* dieser Lösungen verhindert, daß anschließend an eine Gelatine-Infusion durch das gleiche Besteck ACD-Blut transfundiert werden kann. Die rasche Infusion größerer Mengen kann bei geschädigtem Myokard, besonders bei digitalisierten Patienten, gefährlich sein.

2. Der *Chloridgehalt* ist in Haemaccel zu hoch (162,2 mval/l).

3. Der *Natriumgehalt* von 120 mval/l in Plasmagel (in Physiogel?) ist zu niedrig.

4. Die Gelatinepräparate vom MFG-Typ *gelieren bei 7—10° C, was militärmedizinisch gesehen einen schweren Nachteil darstellt.*

5. *Physiogel* ist bei einem pH von 6,83 *gepuffert* [*1382*].

Die Befürworter von MFG als Kolloide zur Schockprophylaxe und -therapie [*668, 671*] haben kürzlich festgestellt: „Die Bestrebungen müssen dahin gehen, ein *optimales Gelatinepräparat zu entwickeln*" [*925, 925 a*]. Sie sind also von den heutigen Präparaten nicht befriedigt, obwohl nicht zu bestreiten ist, daß sie an sich durchaus verwendbar sind.

Unsere vergleichende Betrachtung der beiden wichtigsten Arten von Ersatzkolloiden kann wohl durch keinen besseren Kenner der Materie abgeschlossen werden als den von LUNDSGAARD et al. [*925 a*] zitierten Kronzeugen: „Wo Dextran verfügbar ist, soll es wohl der Gelatine vorgezogen werden. Dextran und Humanalbumin sind jedenfalls die einzigen Plasmaersatzstoffe, von denen in unserem Lande (USA) ein Vorrat angelegt wird" (PENNELL 1967, s. S. 171).

I. Praktische Schlußfolgerungen

1. Als Plasmaersatzstoffe für Katastrophenvorräte stellen pasteurisierte Plasmaproteinlösungen (PPL), Albumin und Dextran 70 heute die besten Präparate dar. Da PPL und Albumin nur in beschränktem Maß herstellbar und außerordentlich teuer sind, scheint es angezeigt, für die Bedürfnisse der Armee und des Zivilschutzes größere Vorräte an Dextran 70 einzulagern; in Friedenszeiten können diese Bestände ohne weiteres auf dem Zivilsektor umgesetzt werden.

2. In der täglichen Praxis und in der Klinik ist Dextran 70 für Volumenverluste bis zu ca. 1000—1500 ml bei vorher gesunden Normalpersonen der Plasmaersatzstoff der Wahl. Durch Dextran 70 wird gleichzeitig eine wirksame antithrombotische Prophylaxe eingeleitet. Wo der Eiweißverlust im Vordergrund steht, empfiehlt sich die Verwendung von PPL oder Albumin. Bei Gebrauch aller erythrocytenfreien Lösungen ist darauf zu achten, daß der Hämatokrit nach Volumenauffüllung nicht unter 30% absinkt. (Vorbestehende Anämie nicht übersehen!) In solchen Fällen und bei größeren Blutverlusten sind Vollbluttransfusionen absolut indiziert. Neben dem Volumenersatz stellt in der Initialphase der Schockbehandlung die Sicherstellung einer optimalen Lungenfunktion zur vollen Ausnützung der vorhandenen O_2-Transportkapazität die wichtigste Maßnahme dar. Der Prophylaxe von hypovolämischen Zuständen kommt zur Verbesserung der Resultate in der Schockbehandlung eine große Bedeutung zu. Es empfiehlt sich, in Situationen, die Volumenverluste voraussehen lassen, mit dem Volumenersatz frühzeitig einzusetzen und nicht zuzuwarten, bis die ersten Zeichen einer Hypovolämie auftreten. Bei allen größeren operativen Eingriffen wird deshalb bei Einleitung der Narkose mit dem Volumenersatz in Form von Dextran-70-Infusionen begonnen; wo dies aus Gründen der

Sauerstoffversorgung des Organismus nötig ist, kommen als Ergänzung Bluttransfusionen hinzu.

J. Schlußbemerkungen

Unsere Ausführungen ergeben, daß der Schockforschung auf dem Gebiet des Blutersatzes noch wesentliche Aspekte zur Bearbeitung offen stehen. Insbesondere sind genaue Stoffwechseldaten über die Frage, inwieweit ein Volumenersatz mit erythrocytenfreien Lösungen beim Menschen möglich ist, sehr erwünscht. Der ganze Problemkreis von *Sauerstoffangebot, -transport und -verbrauch* bei verschiedenen Hkt-Werten unter Schockbedingungen ist beim Menschen noch wenig oder überhaupt nicht untersucht. Über die Bedeutung und Regulation des *kolloidosmotischen Druckes* werden weitere Angaben benötigt. Eng damit verbünden sind die Probleme des *interstitiellen Druckes*, worüber zuverlässige Messungen im Normalzustand und unter verschiedenen pathologischen Bedingungen beim Menschen nicht vorliegen. Die Möglichkeiten des Volumenersatzes mit großen Mengen von *balancierten Elektrolytlösungen* müssen genau studiert und Vor- und Nachteile sowie Risiken dieses Vorgehens abgeklärt werden. Auch über die Bedeutung der *Pufferung* von Elektrolytlösungen ist beim Menschen wenig bekannt. Mehr Unterlagenmaterial über die Rolle einzelner Plasmafraktionen im Schock ist zu sammeln.

K. Ausblick

Solange die Herstellung von Plasmapräparaten von Blutspendern abhängt, sind wir auf die Verwendung *künstlicher kolloidaler Lösungen* angewiesen. Auf Grund der bis heute vorliegenden Resultate scheint es fraglich, daß auf Gelatine- oder Stärkebasis gleichwertige oder bessere Plasmaersatzstoffe als Dextran hergestellt werden können. Sollte es sich zeigen, daß tiefgefrorenen Erythrocyten das Risiko der Hepatitisübertragung nicht anhaftet, wäre die Frage zu prüfen, ob Lösungen von Erythrocyten mit künstlichen Kolloiden verwertet werden können. Die baldige Abklärung dieser Möglichkeit scheint sinnvoll, da in vielen Ländern bei der Plasmaherstellung große Erythrocytenmengen anfallen, die nur zum kleinen Teil klinische Verwendung finden. Es ist auch denkbar, daß in Zukunft künstliche Kolloide entwickelt oder so modifiziert werden können, daß sich eine bestimmte Sauerstofftransport- und -abgabefähigkeit erreichen läßt. Die Entdeckung einer solchen Substanz würde die Herstellung eines nahezu vollwertigen Blutersatzstoffes für die initiale Schockbehandlung ermöglichen. Leider fehlen aber bis heute Anhaltspunkte dafür, daß in nächster Zeit mit dieser Möglichkeit zu rechnen wäre. Bis dahin werden wir die Suche nach neuen Wegen zur Senkung der Risiken von Bluttransfusionen weitertreiben und die Verabreichung von Blut auf solche Fälle beschränken müssen, wo die Indikation dringend gegeben ist.

Zusammenfassung

1. *Kleinere Blutverluste* in der Größenordnung von 500—1000 ml werden vom menschlichen Organismus durch *Mobilisierung von interstitieller Flüssigkeit* und Proteinen in 18—48 Std ausgeglichen. Während der Gesunde dieses Problem ohne Schwierigkeiten löst, können schon relativ kleine Volumenverluste für den kranken Organismus eine starke Belastung darstellen; sie sollen deshalb ersetzt werden.

2. Mäßige Blutverluste können durch perorale Wasser- und Elektrolytzufuhr kompensiert werden. Die Volumenrestitution erfolgt aber langsam. Ist die perorale Therapie nicht wünschenswert oder nicht möglich, führt die Verabreichung von 4⁰/o pasteurisiertem Plasmaprotein (PPL), 5⁰/o Albumin oder einer 6⁰/o Lösung von Dextran 70 (in 0,9⁰/o NaCl) ($\overline{M}_w$ 70 000, Macrodex) auch bei großen Volumenverlusten zu einer Volumenzunahme, welche der verabreichten Menge entspricht und anhält, bis das zirkulierende Blutvolumen durch körpereigene Mechanismen wieder hergestellt ist.

3. Die Verwendung von Frischplasma, Humantrockenplasma und gelagertem Plasma rechtfertigt sich für den Blutersatz *kleiner und mittlerer Verluste* wegen des Risikos der Hepatitisübertragung nicht. Frischplasma gewährleistet zudem aus immunologischen Gründen nicht in allen Fällen einen der infundierten Menge entsprechenden Volumeneffekt.

4. Bluttransfusionen sollen aus den gleichen Gründen (v. a. Hepatitisrisiko) erst dann angeordnet werden, wenn ohne Erythrocytenzufuhr die Sauerstoffversorgung des Organismus bedroht ist. Auf Grund von klinischer Erfahrung und tierexperimentellen Befunden ist anzunehmen, daß beim Erwachsenen der *Ersatz von 1000—1500 ml Blut (ca. 30⁰/o des BV) durch erythrocytenfreie Lösungen* erfolgen kann, wenn keine Anämie vorbesteht und eine ausreichende Lungenfunktion mit Sicherheit angenommen werden darf. Ist letztere gestört, soll sie durch Beatmung mit 100⁰/o Sauerstoff verbessert werden, da eine Erhöhung des Erythrocytenvolumens über die Norm nicht zu einer Verbesserung der Sauerstoffversorgung führt.

5. Nach Wiederherstellung des Blutvolumens mit erythrocytenfreien Lösungen sollte dabei der *Hkt nicht unter ca. 30⁰/o* (das Hb nicht unter ca. 10 g-⁰/o) absinken.

6. Zur Behandlung *größerer Blutverluste* sind *Bluttransfusionen* absolut indiziert.

7. Die heute vorliegenden *Gelatinepräparate* vom Typus Oxypolygelatine (Gelifundol Biotest), modifizierte flüssige Gelatine (Plasmagel Braun oder Roger Bellon, Physiogel SRK) oder Haemaccel (Hoechst) sind physikalisch-chemisch nicht voll abgeklärt; auch toxikologisch sind sie relativ wenig untersucht. Ihre Volumenwirkung entspricht nicht der infundierten Menge, über ihre hämodynamische Wirkung ist zu wenig bekannt, und ihre therapeutische Wirksamkeit ist experimentell und klinisch nicht ausreichend dokumentiert. Die meisten Unterlagen sprechen dafür, daß Gelatinepräparate gleichen Mengen von Plasma und Dextran 70 in der Schockbehandlung unterlegen sind. Ihre Verwendung ist daher unökonomisch. Sie können bei leichten Schockformen verwendet werden, unter erschwerten Bedingungen aber ist Dextran 70 erforderlich.

8. Über OPG und Haemaccel liegen mehr Unterlagen vor als über MFG. *MFG*-Präparate weisen außerdem den militärmedizinischen Nachteil auf, daß sie bei 7—10° C *gelieren*. *OPG* kann beim Menschen *antigen* wirken.

9. Für *militärische Bedürfnisse* eignen sich Gelatinepräparate weniger gut als Dextran 70. Da pasteurisierte Plasmaproteinlösungen und Albuminpräparate nur in beschränktem Maß hergestellt werden können und sehr teuer sind, empfiehlt sich die Schaffung von Reserven an Dextran 70.

10. Auch unter *zivilen Verhältnissen* spricht nur die leichte Herstellbarkeit für Gelatine.

11. Dextran 70 weist im Vergleich zu pasteurisierter Plasmaproteinlösung und Albumin den Vorteil des spezifischen *antithrombotischen Effektes* auf.

12. *Polyvinylpyrrolidon* (PVP, Periston) ist heute nicht mehr zu verwenden, da es im Organismus nicht abgebaut werden kann.

13. *Hydroxyäthylstärke* wird z. Z. auf ihre Tauglichkeit als Plasmaersatzstoff geprüft. Die Ergebnisse müssen noch abgewartet werden. Nach den bisherigen Erfahrungen scheint es fraglich, ob diese Ausgangsbasis zu Präparaten führt, welche dem Dextran 70 überlegen sind.

14. Tierexperimentell lassen sich in der Schockbehandlung mit großen Mengen (2—3mal die verlorene Blutmenge) von *balancierten Elektrolytlösungen* (z. B. mit gepufferter Ringerlactatlösung) gleich gute Resultate erzielen wie mit Blut und Kolloiden. Diese Befunde sind beim Menschen bisher nicht genügend bestätigt worden.

15. *Niedermolekulares 10⁰/o Dextran* (Dextran 40, Rheomacrodex) übt einen sehr starken initialen Volumeneffekt aus, der aber etwas weniger lang anhält als die durch Dextran 70 verursachte Zunahme. Dextran 40

hat disaggregierende Eigenschaften, senkt eine gesteigerte Blutviscosität und verbessert die Durchblutung in der Endstrombahn. Beweise für eine bessere Wirkung in der initialen klinischen Schockbehandlung im Vergleich zu Dextran 70, pasteurisierter Plasmaproteinlösung und Albumin fehlen bis heute.

Eine 10% Dextran-40-Lösung ist also ein starker Expander, *aber kein Plasmaersatzstoff im eigentlichen Sinne*. Eine saubere Nomenklatur in dieser Richtung ist, wie dieses Beispiel zeigt, besonders notwendig.

16. Wir empfehlen, kleinere und mittelgroße Blutverluste durch Dextran 70, pasteurisierte Plasmaproteinlösung oder Albumin zu ersetzen. Wir ziehen Dextran 70 aus ökonomischen Gründen und wegen des zusätzlichen antithrombotischen Effektes vor und reservieren pasteurisierte Plasmaproteinlösung und Albumin für Zustände, die den Eiweißersatz dringend erscheinen lassen. Nur bei größeren Blutverlusten wird zusätzlich Blut verabreicht. Die Zufuhr genügender Wasser- und Elektrolytmengen zur Deckung des täglichen Bedarfes, vorbestehender Defizite und zusätzlicher pathologischer Verluste ist bei der Schockbehandlung von größter Bedeutung.

Literatur

1. ÅBERG, B., W. L. BLOOM, and E. HANSSON: Gastro-intestinal excretion of dextran-C^{14}. Acta physiol. scand. 52, 188 (1961).
2. ABILDGAARD, U.: Acceleration of fibrin polymerization by dextran and ficoll. Interaction with calcium and plasma proteins. Scand. J. clin. Lab. Invest. 18, 518 (1966).
3. ABLAZA, S. G. G., G. T. RABER, G. BLANCO, D. P. MORSE, A. ADAM, and H. T. NICHOLS: Intentional hemodilution. Arch. Surg. 87, 32 (1963).
4. — — —, T. SHEMANSKI, and H. T. NICHOLS: Intentional hemodilution. Arch. Surg. 91, 893 (1965).
5. ADAMKIEWICZ, V. W., and P. J. SACRA: Passive transfer of dextran anaphylactoid reaction in rats. Amer. J. Physiol. 205, 357 (1963).
6. ADANT, M.: Quelques effets de l'injection intraveineuse de dextran et de polyvinylpyrrolidone au chien normal ou hépatectomisé. Bull. Acad. roy. Méd. Belg. 19, 264 (1954).
7. ADASHEK, E. P., and W. H. ADASHEK: The incidence of hepatitis in open heart surgery where massive blood transfusions are used. Bibl. haemat. fasc. 19, 631 (1964).
8. ADELSON, E., W. CROSBY, and W. ROEDER: Further studies of a hemostatic defect caused by intravenous dextran. J. lab. clin. Med. 45, 441 (1955).
9. — Bleeding time prolongation after dextran infusion. Bibl. haemat. fasc. 7, 275 (1958).
10. ADWAN, K. O., and B. J. WILSON: The effect of treatment for chronic anemia on respiratory dynamics. Amer. Surg. 26, 152 (1960).
11. AGERSBORG, H. P. K., JR., R. R. OVERMAN, and C. M. POMERAT: Electrolytes and plasma expanders. Z. ges. exp. Med. 130, 477 (1958).
12. AHNEFELD, F. W., u. M. ALLGÖWER: Der Schock — Entstehung, Verlauf und Therapie. Dtsch. med. Wschr. 87, 425 (1962).
13. — Ergebnisse der Blutvolumenbestimmungen mit dem Volemetron. In: HORATZ, K., u. R. FREY: Schock und Plasmaexpander, p. 114. Berlin-Göttingen-Heidelberg: Springer 1964.
14. —, M. HALMAGYI u. K. UEBERLA: Untersuchungen zur Bewertung kolloidaler Volumenersatzmittel. Anaesthesist 14, 137 (1965).
15. — Die Verbrennungskrankheit — Entstehung, Diagnostik, Therapie. Darmstadt: Wehr und Wissen 1966.
16. ALBERT, S. N.: Blood volume. Springfield, Ill.: Thomas 1963.
17. —, J. SHIBUYA, C. S. JAIN, and N. MINH: Conceptions and misconceptions of blood volume measurements. J. nat. med. Ass. 56, 489 (1964).
18. —, S. C. JAIN, J. SHIBUYA, and C. A. ALBERT: Mean corpuscular volume, osmolality, and viscosity of banked blood. Their significance in blood transfusions. Anesth. Analg. 44, 338 (1965).
19. ALBERTI, A., e A. SARTORE: Studio sull'impiego clinico di un nuovo sostituto plasmatico nel trattamento del „cranioleso". Minerva med. 31, 120 (1965).
20. ALEXANDER, R. S.: The systemic circulation. Ann. Rev. Physiol. 25, 213 (1963).

21. ALEXANDER, K., u. H. G. HORST: Vergleichende Untersuchungen über die Wirkung von physiologischer Kochsalzlösung und Periston beim hämorrhagischen Schock der Katze. Arch. int. Pharmacodyn. 143, 514 (1963).

22. ALLEN, F. M.: Theory and therapy of shock; varied fluid injections. Amer. J. Surg. 62, 80 (1943).

23. ALLEN, J. C.: Effects of dextran, albumin and polyvinylpyrrolidone on the lipids in experimental nephrosis. Clin. Res. 7, 278 (1959).

24. —, J. H. BAXTER, and H. C. GOODMAN: Effects of dextran, polyvinylpyrrolidone and gamma globulin on the hyperlipidemia of experimental nephrosis. J. clin. Invest. 40, 499 (1961).

25. ALLEN, J. G., D. M. ENERSON, E. S. G. BARRON, and C. SYKES: Pooled plasma with little or no risk of homologous serum jaundice. J. Amer. med. Ass. 154, 103 (1954).

26. —, D. DAWSON, W. A. SAYMAN, E. M. HYMPHREYS, R. S. BENHAM, and J. HAVENS: Blood transfusions and serum hepatitis: Use of monochloroacetate as an antibacterial agent in plasma. Ann. Surg. 150, 455 (1959).

27. —, and W. A. SAYMAN: Serum hepatitis from transfusion of blood: epidemiologic study. J. Amer. med. Ass. 180, 1079 (1962).

28. — Post-transfusion hepatitis. Calif. Med. 104, 293 (1966).

29. — The advantages of the single transfusion. Ann. Surg. 164, 475 (1966).

30. ALLEN, P. Z., and E. A. KABAT: Immunochemical studies on dextrans. J. Amer. chem. Soc. 78, 1890 (1956).

31. ALLEN, T. H., R. A. WALZER, K. GREGERSEN, and M. I. GREGERSEN: Blood volume, bleeding volume, and tolerance to hemorrhage in the splenectomized dog. Amer. J. Physiol. 196, 176 (1959).

32. ALLGÖWER, M.: Zur Frage der Zitrat-Toxizität bei Transfusionen mit Zitratblut. Helv. chir. Acta 14, 483 (1947 a).

33. — Über die Wirkung von Heparin, polyanetholsulfosaurem Natrium (Liquoid Roche) und tribasischem Natriumcitrat auf menschliche Leukozyten in vitro. Schweiz. med. Wschr. 77, 131 (1947 b).

34. —, u. W. REIF: Zur Frage der Zitrat-Toxizität mit Zitratblut. Helv. chir. Acta 16, 75 (1949).

35. —, u. J. SIEGRIST: Verbrennungen. Berlin-Göttingen-Heidelberg: Springer 1957.

36. —, u. E. STUDER: Methodik und Ergebnisse einer Schnellbestimmung des Blutvolumens mit Iod[131] in der Klinik. Arch. klin. Chir. 301, 123 (1962).

37. —, u. U. F. GRUBER: Current status of plasma expanders. Rev. int. Serv. Santé Armés 37, 751 (1964).

38. — — Die Rolle von Leber und Darm im Schock. Schweiz. med. Wschr. 95, 1087 (1965).

39. — — Noch einmal: Verbrennung und Rheomacrodex. Bemerkungen zur Arbeit von G. BIRKE u. S. O. LILJEDAHL. Schweiz. med. Wschr. 96, 1692 (1966).

40. — Schock. In: H. HELLNER, R. NISSEN u. K. VOSSSCHULTE: Lehrbuch der Chirurgie, 5. verb. Auflage, p. 85. Stuttgart: Thieme 1967.

41. —, u. U. F. GRUBER: Schockpathogenese und ihre Differentialdiagnose. Chirurg 38, 97 (1967).

41a. — Bemerkungen zum Problem der Plasmaersatzstoffe in der Wehr- und Katastrophenmedizin. Anaesthesist 16, 12 (1967).

41b. —, u. C. BURRI: Schockindex. Dtsch. med. Wschr. 92, 1947 (1967).

42. ALLISON, J. B., W. H. COLE, W. W. WALCOTT, S. GELFAN, W. S. ROOT, and M. I. GREGERSEN: Objective evaluation of transfusion therapy in hemorrhagic shock. Amer. J. Physiol. 156, 191 (1949).

43. ALMGÅRD, L. E., S. O. LILJEDAHL, and B. NYLÉN: Electric burns of the abdomen. Acta chir. scand. 130, 550 (1965).

44. ALSTADTER, R.: Blutersatzmittel. Ärztl. Sammelbl. 49, 31 (1960).

45. ALTEMEIER, W. A., L. SCHIFF, E. A. GALL, J. GISUEFFI, D. HAMILTON, D. FREIMAN, and H. BRAUNSTEIN: Long term studies on the effect of polyvinylpyrrolidone retention in human patients. Surg. Forum 4, 724 (1954).

46. AMBERSON, W. R.: Blood substitutes. Biol. Rev. 12, 48 (1937).

47. American Defense Medical Purchase Description: Dextran injection, 6%, 500 cc. Nr. 5, Sept. 24, 1965. Commanding Officer, U.S. Navy Supply Depot (Code 1051), 5801 Tabor Ave., Philadelphia, Pa., 1965.

48. AMMON, R., u. W. MÜLLER: Der Einfluß hoher Periston-Gaben auf den Kaninchenorganismus unter besonderer Berücksichtigung der Speicherorgane. Dtsch. med. Wschr. 15, 465 (1949).

49. —, u. G. BRAUNSCHMIDT: Das Schicksal von Periston im Organismus. Biochem. Z. 319, 370 (1949).

50. —, u. E. DEPNER: Ausscheidung und Verhalten verschiedener Polyvinylpyrrolidontypen im Organismus. Z. ges. exp. Med. 128, 607 (1957).

51. —, u. G. MOHN: Der fluoreszenzmikroskopische Nachweis des Polyvinylpyrrolidons. Acta histochem. 6, 66 (1958).

52. — Das Vorkommen von Dextranase in menschlichem Gewebe. Enzymologia 25, fasc. 4, 245 (1963).

53. AMSPACHER, W. H., and A. R. CURRERI: Use of dextran in control of shock resulting from war wounds. Arch. Surg. 66, 730 (1953).

53a. ANDERSEN, M. A., J. R. BORDER, and C. V. MOURITZEN: Acidosis, catecholamines and cardiovascular dynamics. Ann. Surg. 166, 344 (1967).

54. ANDERSEN, S. B.: Blood volume in elderly anemic patients following blood transfusions. Lancet I, 717 (1960).

55. —, and T. G. GABUZDA: Simultaneous determination of plasma volume with T-1824 and ^{131}I-labelled autologous and homologous paraprotein. Clin. Sci. 26, 41 (1964).

56. ANDERSON, M. C., R. E. GEURKINK, and D. N. SIMS: Use of low molecular weight dextran to prolong bowel viability in strangulation obstruction. J. Amer. med. Ass. 192, 564 (1965).

57. ANDERSON, R. A., E. HARDENBERGH, and J. T. FULMER: Effect of low molecular weight dextran on freezing injury in the mouse foot. Fed. Proc. 23, 2 P.I. (1964).

58. — — Frostbite treatment in the mouse with low molecular weight dextran. J. surg. Res. 5, 256 (1965).

59. ANDREUCCI, S.: La tipizzazione del sangue e l'uso di un nuovo plasmaexpander: l'Emagel. Minerva anest. 29, 342 (1963).

60. ANGELO, G. J., D', L. M. AMERISO, and J. B. TREDWAY: Survival after mesenteric arterial occlusion by treatment with low molecular weight dextran. Circulation 27, 662 (1963).

60a. ANKENEY, J. L., L. H. COFFIN, and A. S. LITTELL: Experimental evidence that vasoconstriction in hemorrhagic shock does not result in anaerobic metabolism. Ann. Surg. 166, 365 (1967).

61. —, D. S. RENNER, F. L. LEVERETT, and E. M. BEHELER: Hemodynamic changes associated with hemodilution priming of a rotating disk oxygenator. Ann. thorac. Surg. 1, 142 (1965).

61a. APPEL, W., V. WIRMER u. S. EBENEZER: Beeinflussung klinisch-chemischer Untersuchungen durch Dextran. Anaesthesist: im Druck.

61b. APPEL, W., u. V. WIRMER: Quantitative Mikrobestimmung von Dextran in Körperflüssigkeiten. Vortr. VI. int. Kongr. klin. Chemie, München 1966 (i. Dr.).

62. ARBORELIUS, M.: Arteriella cirkulationsrubbningar och gangrän i nedre extremiteterna. Svensk. Läk. Tidn. 60, 4 (1963).

63. ARBULU, A., and A. P. THAL: The hemodynamic effects of alpha- and beta-andrenergic blockade. Surgery 60, 60 (1966).

64. ARDRY, M. R., et O. RISBEC: Les gélatines modifiées utilisées comme substituts du plasma humain. Détermination quantitative. Incidences sur l'exploration des protéines sériques. Ann. pharm. franç. 12, 428 (1954).

65. ARESKOG, N. H., G. ARTURSON, G. GROTTE, and G. WALLENIUS: Studies on heart lymph. Arch. Dis. Childh. 39, 182 (1964).

66. ARMSTRONG, D. J., and D. C. FINLAYSON: The effect of spinal anesthesia on blood volume in man. Anesthesiology: submitted.

67. ARMSTRONG, J. B., J. A. DOWNEY, M. H. FERGUSON, and H. R. WILLIAMS: A comparison of dextran, polyvinylpyrrolidone, and isotonic saline infusion in the human. Canad. J. Biochem. 32, 636 (1954).

68. ARMSTRONG, J. R., and I. COHN: Effect of low molecular weight dextran on experimentally induced tumor implantation of the peritoneum. Surg. Forum 17, 100 (1966).

69. ARN, H.: Über Plasmatransfusionsreaktionen. Blut 4, 137 (1958).

70. ARNDT-HANSER, A.: Serologische Untersuchungen nach Dextraninfusionen. Bibl. haemat. fasc. 5, 181 (1956).

71. ARONSSON, T., G. ARTURSON, and G. WALLENIUS: Determinations of serum protein in the presence of dextran. Scand J. clin. Lab. Invest. 18, 458 (1966).

72. ARTURSON, G.: Pathophysiological aspects of the burn syndrome. Acta chir. scand. suppl. 274 (1961).

73. —, K. GRANATH, L. THORÉN, and G. WALLENIUS: The renal excretion of low molecular weight dextran. Acta chir. scand. 127, 543 (1964).

74. —, and G. WALLENIUS: The intravascular persistence of dextran of different molecular sizes in normal humans. Scand. J. clin. Lab. Invest. 16, 76 (1964 a).

75. — — The renal clearance of dextran of different molecular sizes in normal humans. Scand. J. clin. Lab. Invest. 16, 81 (1964 b).

76. — Capillary permeability in experimental rapid freezing with rapid and slow rewarming. Acta chir. scand. 131, 402 (1966 a).

77. — Dextran: Plasma volume expanders—clinical experience with low molecular weight preparations. Med. postgrad. 4, 28 (1966 b).

78. ARTZ, C. P., J. M. HOWARD, Y. SAKO, A. W. BRONWELL, and T. PRENTICE: Clinical experiences in the early management of the most severly injured battle casualties. Ann. Surg. 141, 285 (1955).

79. — —, and J. P. FRAWLEY: Chemical observations on the use of dextran and modified fluid gelatin in combat casualties. Surgery 37, 612 (1955).

80. —, and T. FITTS: Replacement therapy in shock. J. Trauma 2, 358 (1962).

81. — Volume replacement in shock. Surg. Gynec. Obstet. 122, 112 (1966).

82. ASHWIN, J. G., and L. B. JAQUES: The effect of phosphorus[32], reserpine and stypturon on thrombus formation in rats. Thromb. Diath. haemorrh. 5, 543 (1961).

83. ASKROG, V.: The cardiovascular response of normal anaesthetized man to rapid infusion of saline. Brit. J. Anaesth. 38, 455 (1966).

84. ATIK, M., and R. GUTIERREZ-SAENZ: Production of acute nephrosis by incompatible (heterologous) blood transfusion and the protective effect of low molecular weight dextran. Surg. Forum 12, 48 (1961).

85. ATIK, M., B. MANALE, and J. E. PEARSON JR.: Some hemodynamic aspects of transfusion reaction with special reference to acute renal failure. Surg. Forum 13, 383 (1962).
86. — — — Prevention of acute renal failure. Hemodynamic observations of transfusion reactions. J. Amer. med. Ass. 183, 455 (1963).
87. — Prevention of acute renal failure. Amer. J. Surg. 108, 384 (1964).
88. — Acute renal failure, a preventable complication. J. Trauma 6, 701 (1966).
88a. — Dextran 40 and Dextran 70. Arch. Surg. 94, 664 (1967).
89. AUB, J. C.: Studies in experimental traumatic shock: I. The basal metabolism. Amer. J. Physiol. 54, 388 (1920).
89a. Australian Drug Evaluation Committee: Notes on current drugs: Low molecular weight dextran and oliguria/anuria. Med. J. Austr. i, 648 (1966).
90. BACH, H. G., u. H. GRAEFF: Klinische Daten zur Wirksamkeit des niedermolekularen Dextrans. Geburtsh. Frauenheilk. 24, 506 (1964).
91. BAKER, C. H., and J. W. REMINGTON: Fluid shifts after hemorrhage. Amer. J. Physiol. 201, 910 (1961).
92. — Fibrinogen-I^{131}, T-1824, and red-cell Cr^{51} spaces following hemorrhage. Amer. J. Physiol. 205, 527 (1963).
93. BAKER, R. J., W. C. SHOEMAKER, F. SUZUKI, R. J. FREEARK, and E. L. STROHL: Low molecular weight dextran therapy in surgical shock. Part 1: Control group and shock patients resuscitated prior to low molecular weight dextran therapy. Arch. Surg. 89, 373 (1964 a).
94. —, W. C. SHOEMAKER, F. SUZUKI, R. J. FREEARK, E. L. STROHL, and J. CAREY: Low molecular weight dextran therapy in surgical shock. Part 2: Patients in shock treated with low molecular weight dextran. Arch. Surg. 89, 379 (1964 b).
95. —, J. N. ST. VILLE, F. SUZUKI, and W. C. SHOEMAKER: Evaluation of red cell equilibration in hemorrhagic shock. Arch. Surg. 90, 538 (1965).
96. —, and W. C. SHOEMAKER: Changing concepts in treatment of hypovolemic shock. Med. Clin. N. Amer. 51, 83 (1967).
97. BALATRESI, P., e M. RISTORI: Correlazione tra emotrasfusioni massive ed alterazione di alcuni meccanismi della coagulazione in chirurgia toracica. Acta anaesth. (Padova) 16, 753 (1965).
98. BALDASSARRE, M.: Un plasma-expander a basso peso molecolare: L'Emagel (indagini clinico-sperimentali). Acta anaesth. (Padova) 16, 817 (1965).
99. BALESTRA, L., e G. C. MERETO: Alcuni aspetti dell'emocoagulazione doppo trattamento con Emagel: test di tolleranza all'eparina in vitro e fibrinolisi. Minerva anest. 31, 418 (1965).
100. BALLINGER, W. F., II, T. F. SOLANKE, and W. L. THOMPSON: The effect of hydroxyethyl starch upon survival of dogs subjected to hemorrhagic shock. Surg. Gynec. Obstet. 122, 33 (1966).
101. —, G. F. MURRAY, and E. E. MORSE: Preliminary report on the use of hydroxyethyl starch solution in man. J. surg. Res. 6, 180 (1966).
102. BARDHAN, P. N., B. COYAJI, and M. RAM: Treatment of shock with gelatin as plasma expander. Indian J. med. Res. 51, 871 (1963).
103. BARFUSS, F., u. O. EICHLER: Periston bei wiederholter Darreichung. Arch. exp. Path. Pharmakol. 206, 346 (1949).
104. BARGMANN, W.: Über Milzveränderungen nach Zufuhr des Blutflüssigkeitsersatzes Periston. Virchows Arch. 314, 162 (1947).
105. BARK, J.: Das Verhalten verschiedener Labortests zur Beurteilung der Verträglichkeit eines Plasmaexpanders. In: K. HORATZ u. R. FREY: Schock und Plasmaexpander, p. 106. Berlin-Göttingen-Heidelberg: Springer 1964.

106. BARLOW, G., and D. H. KNOTT: Hemodynamic alterations after 30 minutes of
     pentobarbital sodium anesthesia in dogs. Amer. J. Physiol. 207, 764
     (1964).
107. BARNER, F. R.: Über Eisen- und Periston-(Kollidon-)Speicherung. Z. ges. inn.
     Med. 23, 1074 (1952).
108. BAUE, A. E., G. HERMANN, and R. S. SHAW: Study of bank blood toxicity.
     Surg. Gynec. Obstet. 113, 40 (1961).
108 a. —, E. T. TRAGUS, and W. M. PARKINS: Effects of increased osmolality and
     correction of acidosis on blood flow and oxygen consumption in hemorrhagic
     shock. J. surg. Res. 7, 349 (1967).
108 b. — —, S. K. WOLFSON, A. L. CARY, and W. M. PARKINS: Hemodynamic and
     metabolic effects of Ringer's lactate solution in hemorrhagic shock. Ann.
     Surg. 166, 29 (1967).
109. BAUMGARTL, F., H. ZINTGEN u. F. ZUREDA: Untersuchungen über Blutersatz-
     mittel. Arch. klin. Chir. 285, 353 (1957).
110. — Die Prüfung von Blutersatzmitteln und die physiologische Regeneration
     Dtsch. med. Wschr. 83, 2045 (1958).
111. BAYLISS, W. M.: Methods of raising a low arterial pressure. Proc. roy. Soc. B.
     89, 381 (1916)
112. BECK, W.: Schock- und Kollapsbekämpfung mit Dextran, einem neuen Blut-
     flüssigkeitsersatzmittel. Med. Welt 753, 1951.
113. BEDARIDA, G., P. L. CIPOLLI, B. MAGRASSI, S. MARIGO, e R. TURPINI: Studio
     sperimentale e clinico sopra un plasmaexpander nella terapia di sostituzione
     della massa circolante. Minerva anest. 29, 328 (1963).
114. BEECHER, H. K., F. A. SIMEONE, C. H. BURNETT, S. L. SHAPIRO, E. R. SULLI-
     VAN, and T. B. MALLORY: The internal state of the severly wounded man
     on entry to the most forward hospital. Surgery 22, 672 (1947).
115. — Surgery in World War II. Vol I: The physiologic effects of wounds.
     Office of the Surgeon General, Dpt. of the Army, Washington, D. C.
     1952.
116. BEERHALTER, H., J. HÖLZLE u. G. HARBAUER: Der Einfluß neuartiger Dex-
     trankombinationspräparate auf Kreislauf, Atmung, Urinausscheidung und
     Elektrolyte. Arch. klin. Chir. 316, 620 (1966).
117. BEHRENDS, W., u. N. STEINHARDT: Virushepatitis nach Bluttransfusionen.
     Dtsch. med. Wschr. 86, 207 (1961).
118. BELL, L. G.: Plasma expanders in the armed services of the United States.
     U.S. armed Forces med. J. 5, 1331 (1954).
119. BENDIXEN, H. H., L. D. EGBERT, J. HEDLEY-WHYTE, M. B. LAVER, and H.
     PONTOPPIDAN: Respiratory care. St. Louis: Mosby 1965.
120. BENNETT, P. N., D. P. DHALL, F. N. McKENZIE, and N. A. MATHESON: Effects
     of dextran infusion on the adhesiveness of human blood-platelets. Lancet
     II, 1001 (1966).
121. BENTALL, H. H., B. SMITH, M. AL OMERI, D. G. MELROSE, and S. ALLWORK:
     Blood-loss after cardiopulmonary bypass. Lancet II, 277 (1964).
122. BERGAN, J. J., O. H. TRIPPEL, H. A. KAUPP, and J. C. KUKRAL: Low viscous
     dextran in treatment of severe limb ischemia. J. Amer. med. Ass. 188,
     451 (1964).
123. —, O. H. TRIPPEL, H. A. KAUPP, J. C. KUKRAL, and W. F. NOWLIN: Low mole-
     cular weight dextran in treatment of severe ischemia. Arch. Surg. 91, 338
     (1965).

123 a. BERGAN, J. J., E. TEIXEIRA, P. DORIS, J. ARBIT, and I. MORAES: Augmentation of blood flow during venous occlusion. Surgery 62, 366 (1967).

124. BERGENTZ, S.-E., O. EIKEN, and I. M. NILSSON: The effect of dextran of various molecular weight on the coagulation in dogs. Thromb. Diath. haemorrh. 6, 15 (1961).

125. —, L.-E. GELIN, C.-M. RUDENSTAM, and B. ZEDERFELDT: Indications for the use of low viscous dextran in surgery. Acta chir. scand. 122, 343 (1961).

126. —, and I. M. NILSSON: Effect of trauma on coagulation and fibrinolysis in dogs. Acta chir. scand.. 122, 21 (1961).

127. —, L.-E. GELIN, C.-M. RUDENSTAM, and B. ZEDERFELDT: The viscosity of whole blood in trauma. Acta chir. scand. 126, 289 (1963).

128. —, O. EIKEN, and L.-E. GELIN: Rheomacrodex in vascular surgery. J. cardiovasc. Surg. 4, 388 (1963).

129. —, L.-E. GELIN, and C.-M. RUDENSTAM: Microcirculation in tumors. Acta chir. scand. 125, 443 (1963).

130. — — —, and B. ZEDDERFELDT: Alterations of the viscosity (shear rate:shear stress ratio) of whole blood in trauma. Bibl. anat. 4, 676 (1964).

131. — — — — Experiences of treatment with low viscous dextran in surgery. Bibl. anat. 4, 520 (1964).

132. —, C.-M. FAJERS, L.-E. GELIN, and C.-M. RUDENSTAM: Intravascular aggregation of long duration and its consequences. Bibl. anat. 7, 207 (1965).

133. —, L.-E. GELIN, S.-E. LINDELL, and C.-M. RUDENSTAM: The effect of trauma on equilibration of Cr^{51} tagged red cells. Bibl. anat. 7, 242 (1965).

134. —, och U. F. GRUBER: Central ventrycksmättning vid cirkulations insufficiens. Nord. Med. 74, 868 (1965).

135. —, L.-E. GELIN, I. ISAKSSON, B. JOHANSSON, and S. OLSSON: A report on a burn catastrophy. Acta chir. scand. 129, 257 (1965).

136. —, and D. K. BRIEF: The effect of pH and osmolality on the production of canine hemorrhagic shock. Surgery 58, 412 (1965).

137. —, Å. FRITJOFSSON, and S. OLSSON: The effect of Rheomacrodex and albumin on kidney function in the early post-operative period. Scand. J. clin. lab. Invest. 17, suppl. 86, 128 (1965).

138. —, T. FALKHEDEN, and S. OLSSON: Diuresis and urinary viscosity in dehydrated patients: Influence of dextran 40 000 with and without mannitol. Ann. Surg. 161, 582 (1965).

139. — Pathophysiologie der Mikrozirkulation. In: O. H. JUST u. H. LUTZ: Genese und Therapie des hämorrhagischen Schocks, p. 68. Stuttgart: Thieme 1966.

140. —, and D. DANON: Alterations in red cells of traumatized rabbits. II. Preferential sequestration of old cells. Acta chir. scand. 132, 26 (1966).

141. BERGER, R. L., T. P. BOYD, and P. S. MARCUS: A pattern of blood-volume response to open heart surgery. New Engl. J. Med. 271, 59 (1964).

141a. BERGGREN, A., and K. GRANATH: Dextran 40. Lancet II, 802 (1966).

142. BERGMANN, H.: Zur Frage der posttransfusionellen Hyperbilirubinämie. Wien. klin. Wschr. 76, 207 (1964).

143. BERGSTRÖM, J., H. BUCHT, J. EK, B. JOSEPHSON, and L. WERKÖ: The effect of intravenous infusion of large quantities of dextran solution on kidney function in man. Scand. J. clin. Lab. Invest. 11, 82 (1959).

144. BERK, J. L., J. F. HAGEN, W. H. BEYER, and R. NIAZMAND: The effects of epinephrine on arteriovenous shunts in the pathogenesis of shock. Surg. Gynec. Obstet. 124, 347 (1967).

145. BERLIN, N. I.: Determination of red blood cell life span. J. Amer. med. Ass. 188, 375 (1964).

146. BERMAN, H. J.: Platelet agglutinability as a factor in hemostasis. Bibl. anat. 4, 736 (1964).
147. —, N. E. NIESSEN, and G. P. FULTON: Hemostatic responses in hamsters 24 hours after infusion with hydroxyethyl starch: A preliminary report. In: Third Conference on Artificial Colloidal Agents, p. 99. Nat. Acad. Sci., Nat. Res. Counc., Washington, D. C. 1965.
148. BERNE, C. J.: Diagnosis of compensated hypovolemic shock. Amer. J. Surg. 103, 412 (1962).
149. BERNSTEIN, E. F.: Methods of measurement of red blood cell aggregation. In: Conference on evaluation of low molecular weight dextran, p. 53. Nat. Acad. Sci., Washington, D. C. 1963.
150. BERSON, S. A., and R. S. YALOW: The use of K^{42} or P^{32} labeled erythrocytes and I^{131} tagged human serum albumin in simultaneous blood volume determinations. J. clin. Invest. 31, 572 (1952).
151. BERTRAND, J. J., T. V. FEICHTMEIR, N. KOLOMEYER, J. O. BEATTY, P. L. MURPHY, W. D. WALDSCHMIDT, and E. B. McLEAN: Clinical investigations with a heat-treated plasma protein fraction—Plasmanate. Vox Sang. 4, 385 (1959).
152. BESSELING, J. L., A. B. BULL, J. M. E. DuPLESSIS, and I. M. MASON: The rapid warming of blood for massive transfusion by radiofrequency induction. Sth Afr. med. J. 39, 137 (1965).
153. BEUCHELT, H.: Zur Wirkung von Periston-N. In: Medizin und Chemie „Bayer" Leverkusen, Bd. 5, p. 235. Weinheim/Bergstraße: Verlag Chemie 1956.
154. BEUTL, K., A. ROGGEN, and H. NITSCHMANN: Physiogel; chemische und physikochemische Charakterisierung. Helv. chir. Acta 33, 343 (1966).
155. BICHSEL-WERDER, E., u. A. HÄSSIG: Über die Beeinflussung der Serumbaktericidie durch kolloidale Plasmaersatzlösungen. Path. Microbiol. 28, 713 (1965).
156. — Über die Bedeutung der Blutbaktericidie bei der Konservierung von Vollblut und Erythrocytensedimenten. Schweiz. med. Wschr. 96, 1583 (1966).
157. BIENENSTOCK, J., and E. L. T. HARDING: Low molecular weight dextran (Rheomacrodex) in ischaemic ulceration of the skin. Lancet I, 524 (1964).
158. BIGAZZI, P. L.: Stato attuale della terapia mediante sostituti del plasma. Minerva anest. 29, 319 (1963).
159. BIGELOW, W. G.: The microcirculation. Canad. J. Surg. 7, 237 (1964).
159a. BILLMEYER, F. W., JR.: Measuring the weight of giant molecules. Chemistry 39, 8 (1966).
160. BIRKE, G., S. O. LILJEDAHL, L. O. PLANTIN, and Å. RIEGER: Blood volume and plasma protein. I. Changes in blood volume and plasma proteins after bleeding in the splenectomized dog. Acta chir. scand. 132, 477 (1966).
161. — — Nierenschädigungen bei ausgedehnten Verbrennungen mit Berücksichtigung der Behandlung mit Rheomacrodex. Schweiz. med. Wschr. 96, 525 (1966).
161a. — — Noch einmal: Verbrennung und Rheomacrodex. Schweiz. med. Wschr. 97, 823 (1967).
162. BIRKELAND, S.: The question of the reliability of blood volume determinations in severe pathological states where the circulation is unstable, possibly with manifest clinical shock. Acta chir. scand. suppl. 357, 136 (1966).
162a. BLACK-SCHAFFER, G., E. P. GALL, R. T. SHIMIZU, and H. S. ESPARZA: The pathogenesis of the intestinal lesion of deep hypothermia and a proposed relationship to that of irreversible shock, including a note on a mechanism for the normal turnover of intestinal epithelium. Surgery 61, 904 (1967).

163. BLACKBURN, E. K.: Indications for blood transfusion. Practitioner 195, 174 (1965).

164. BLALOCK, A.: Shock, further studies with particular reference to effects of hemorrhage. Arch. Surg. 29, 837 (1934).

165. BLISS, J. Q., and P. B. STEWART: The selective response of skin to autologous and non-autologous plasma in non-sensitized subjects. Canad. med. Ass. J. 76, 847 (1957).

166. — —, and J. L. FULLER: The selective cutaneous response to autologous and non-autologous plasma in dogs. Brit. J. exp. Path. 39, 30 (1958).

167. —, D. G. JOHNS, and A. S. V. BURGEN: Transfusion reactions due to plasma incompatibility in dogs. Circulat. Res. 7, 79 (1959).

168. —, and J. D. WALKER: Histamine release by homologous plasma in the dog. Canad. J. Biochem. 37, 326 (1959).

169. BLOCH, J. H., C. H. PIERCE, W. G. MANAX, G. W. LYONS, and R. C. LILLEHEI: Experimental cardiogenic shock. Arch. Surg. 91, 77 (1965).

170. — — —, and R. C. LILLEHEI: Treatment of experimental cardiogenic shock. Surgery 58, 197 (1965).

171. — —, and R. C. LILLEHEI: Reduction of external cardiac work in the treatment of cardiogenic shock. Circulation 32, suppl. 2, 52 (1965).

172. —, R. H. DIETZMAN, C. H. PIERCE, and R. C. LILLEHEI: Theories of the production of shock. Brit. J. Anaesth. 38, 234 (1966).

173. BLOCKER, T. G.: Physiology and treatment of shock. Texas St. J. Med. 51, 620 (1955).

174. BLOMBÄCK, B., S. GARDELL, B. LÖFSTRÖM, and E. ZETTERQVIST: Effekt av operationstrauma och infusion av olika dextranfraktioner på blödnings- och koagulationsfaktorer. Nord. Med. 69, 155 (1963).

175. BLOOM, W. L. Intravenous injection of dextran for the expansion of plasma volume. Amer. J. Med. 11, 238 (1951 a).

176. — Present status of plasma volume expanders in the treatment of shock. Arch. Surg. 63, 739 (1951 b).

177. — Plasma volume expansion of clinical trials of dextran fractions of defined molecular weight in normovolemic patients. Bibl. haemat. 7, 277 (1958).

178. —, D. S. HARMER, M. F. BRYANT, and S. S. BREWER: Coating of vascular surfaces and cells. A new concept in prevention of intravascular thrombosis. Circulation 26, 690 (1962).

179. —, N. O. FOWLER, J. A. WARD, and R. H. FRANCH: Hemodilution and changes in hemostasis induced by dextran: An experiment in dogs with and without plasma volume expansion. J. surg. Res. 3, 152 (1963).

180. —, D. S. HARMER, M. F. BRYANT, and S. S. BREWER: Coating of vascular surfaces and cells—A new concept on the prevention of intravascular thrombosis. Proc. Soc. exp. Biol. 115, 384 (1964).

181. BLUDAU, W., u. L. LENDLE: Plasmagel als Plasmaersatzflüssigkeit. Med. Pharm. Mitt. 32, 1705 (1958).

182. BOCK, K. D.: Schock, Pathogenese und Therapie. Berlin-Göttingen-Heidelberg: Springer 1962.

183. BÖHMERT, F., u. I. MÜNCHEN: Schockbekämpfung mit einem neuartigen Plasmaexpander. Chirurg 34, 228 (1963).

184. BOHMANSSON, G., H. ROSENQVIST, G. THORSÉN, and O. WILANDER: Clinical experiences with dextran as a plasma substitute. Acta chir. scand. 94, 149 (1946).

185. BOLLMAN, J. L., R. C. KNUTSON, and J. S. LUNDY: Volemic substances for replacement of blood. Arch. Surg. 63, 718 (1951).

186. BONCHEK, L. I., and N. S. BRAUNWALD: Modification of thrombus formation on prosthetic heart valves by the administration of low molecular weight dextran. Ann. Surg. 165, 200 (1967).

187. BORDEN, C. W., and W. H. HALL: Fatal transfusion reactions from massive bacterial contamination of blood. New Engl. J. Med. 245, 760 (1951).

188. BORDER, J. R., E. GALLO, and W. G. SCHENK: Alterations in cardiovascular and pulmonary physiology in the severly stressed patient: A rational plan for the management of hypotension. J. Trauma 6, 176 (1966).

189. BORGSTRÖM, S., L.-E. GELIN, and B. ZEDERFELDT: The formation of vein thrombi following tissue injury. Acta chir. scand. suppl. 247 (1959).

190. BOROW, M., L. AQUILIZAN, A. KRAUSZ, and A. STEFANIDES: The use of central venous pressure as an accurate guide for body fluid replacement. Surg. Gynec. Obstet. 120, 545 (1965).

191. BOSCHENSTEIN, F. K., J. A. REILLY, M. D. YAHR, and J. W. CORRELL: Effect of low molecular weight dextran on cortical blood flow. Arch. Neurol. 14, 288 (1966).

192. BOUMA, S.: Over het onstaan van acute nierinsufficientie door operaties aan de aorta abdominalis distaal van de nierarterien. Diss. Amsterdam 1963.

192a. BOUNOUS, G., N. G. SUTHERLAND, A. H. MCARDLE, and F. N. GURD: The prophylactic use of an "elemental" diet in experimental hemorrhagic shock and intestinal ischemia. Ann. Surg. 166, 312 (1967).

193. BOUVIER, C. A., O. KORALNIK et J. GRUENDLINGER: Troubles aigue de l'hémostase au cours de états de choc. Schweiz. med. Wschr. 94, 1377 (1964).

194. BOWMAN, H.: Clinical evaluation of dextran as a plasma volume expander. J. Amer. med. Ass. 153, 24 (1953).

195. BOYAN, C. P., and W. S. HOWLAND: Blood temperature: A critical factor in massive transfusion. Anesthesiology 22, 559 (1961).

196. — — Problems related to massive blood replacement. Anesth. Analg. 41, 497 (1962).

197. — — Cardiac arrest and temperature of bank blood. J. Amer. med. Ass. 183, 58 (1963).

198. — Cold or warmed blood for massive transfusion? Ann. Surg. 160, 282 (1964).

199. —, P. S. UNDERWOOD, and W. S. HOWLAND: The effects of operation, anesthesia and plasma expanders on blood viscosity. Anesthesiology 27, 279 (1966).

199a. — Treatment of hemorrhagic shock: Changing concepts. Clin. Med. 33 (1967).

200. BOYD, A. M., F. FLETCHER, and A. H. RATCLIFFE: Supportive therapy. An improved type of dextran. Lancet II, 59 (1953).

201. BOYD, T. F., and E. JOSEPH: Low molecular weight dextran in place of blood transfusion in thoracic surgery. Clin. Res. 11, 392 (1963).

202. BRAASCH, D., u. G. GÖSSLING: Erythrrozytendeformierung und Quellung durch Plasmafaktoren nach schweren Verbrennungen. Pflügers Arch. ges. Physiol. 289, 1 (1966).

202a. BRAND, E. D., T. K. SUH, and M. C. AVERY: Reversal of postoligemic shock in the cat by hypervenobaric massive fluid therapy. Amer. J. Physiol. 211, 1232 (1966).

203. BRASS, K.: Morphologische Befunde bei Mensch und Kaninchen nach wiederholter Periston-(Kollidon-)Zufuhr. Frankfurt. Z. Path. 63, 95 (1952).

204. BRAUDE, A. I., J. F. SANFORD, J. E. BARTLETT, and O. T. MALLERY: Effects and clinical significance of bacterial contaminants in transfused blood. J. lab. clin. Med. 39, 902 (1952).

205. —, D. WILLIAMS, J. SIEMIENSKI, and R. MURPHY: Shock-like state due to transfusion of blood contaminated with gram-negative bacilli; successful treatment with antibiotics and arterenol. Arch. intern. Med. 92, 75 (1953).

206. — Transfussion reactions from contaminated blood; their recognition and treatment. New Engl. J. Med. 258, 1289 (1958).

207. BRECKENRIDGE, I. M., and W. F. WALKER: Blood-loss in open-heart surgery with low-molecular-weight dextran. Lancet I, 1190 (1963).

208. BREWER, D. B.: Renal clearances of dextrans of varying molecular weights. Proc. roy. Soc. Med. 44, 561 (1951).

209. BREWER, S. S.: The sthenoplastic effect of dextran on platelets — the mechanism for prevention of thromboembolism. Xth Congr. int. Soc. Hematology, Abstr. K 13, Stockholm 1964.

210. BRICKMAN, R. D., G. F. MURRAY, W. L. THOMPSON, and W. F. BALLINGER: The antigenicity of hydroxyethyl starch in humans. J. Amer. med. Ass. 198, 1277 (1966).

211. BRIDENBAUGH, L. D., and D. C. MOORE: Local infiltration or peripheral nerve block anesthesia for surgery on the patient in shock. Clin. Anesth. 2, 79 (1965).

212. BRINKMANN, E. R., u. A. KELLERSMANN: Der Schock und seine Behandlung mit dem Plasmaexpander Haemaccel. Med. Klin. 58, 1074 (1963).

213. British Pharmacopoeia: Dextran 150 injection—Dextran 110 injection—Dextran 40 injection. Addendum 1966, 28 (1966).

214. BROCK NEELY, W.: Dextran: Structure and synthesis. In: M. L. WOLFROM, and R. S. TIPSON: Adv. Carbohydr. Chem. vol. 15, p. 341. New York: Academic Press 1960.

215. BROGHAMMER, H., u. W. FRITSCHE: Blutgasanalytische Untersuchungen von Plastikbeutelkonservenblut bei Verwendung von ACD- und IAG-Stabilisator. Klin. Wschr. 44, 519 (1966).

215a. BROHULT, J., and J. GILLQUIST: The effect of low molecular dextran in posttraumatic anemia. Acta chir. scand. 133, 91 (1967).

216. BROOKS, D. K., W. G. WILLIAMS, R. W. MANLEY, and P. WHITEMAN: Osmolar and electrolyte changes in haemorrhagic shock. Hypertonic solutions in the prevention of tissue damage. Lancet I, 521 (1963).

217. —, and W. G. WILLIAMS: Osmolar and electrolyte changes in haemorrhagic shock. Lancet I, 891 (1963).

218. BRONWELL, A., C. P. ARTZ, and Y. SAKO: Evaluation of blood loss from a standardized wound after dextran. Surg. Forum 5, 809 (1955).

219. BRUES, A. M., W. E. COHN, S. S. KETY, I. T. NATHANSON, A. L. NUTT, D. M. TIBBETTIS, P. C. ZAMECNIK, and J. C. AUB: The toxic factors in experimental traumatic shock. II. Studies on electrolyte and water balance in shock. J. clin. Invest. 24, 835 (1945).

220. BRUNSCHWIG, A., N. CORBIN, and C. JOHNSTON: Intravenous gelatin. Ann. Surg. 118, 1058 (1943).

221. BRYANT, M. F., W. L. BLOOM, and S. S. BREWER: Use of dextran in preventing thrombosis of small arteries following surgical trauma. J. med. Ass. Georgia 50, 580 (1961).

222. —, S. S. BREWER, and W. L. BLOOM: Use of dextran in preventing thrombosis of small arteries. Clin. Res. 10, 49 (1962).

223. BRYANT, M. F., W. L. BLOOM, and S. S. BREWER: Experimental study of the antithrombotic properties of dextrans of low molecular weigth. Amer. Surg. 29, 256 (1963).

224. — A new method of preventing postoperative thrombosis in small arteries. Sth med. J. 57, 391 (1964).

225. —, W. L. BLOOM, and S. S. BREWER: Study of the anti-thrombotic properties of dextrans of large molecular weight. J. cardiovasc. Surg. 5, 48 (1964).

226. — — — Use of dextran in thrombophlebitis, experimental and clinical studies. Amer. Surg. 32, 12 (1966).

227. BUCHBORN, E.: Schock und Kollaps. In: G. v. BERGMANN, W. FREY u. H. SCHWIEGK: Handbuch der inneren Medizin, 4. Aufl., p. 952. Berlin: Springer 1960.

228. — Stoffwechselveränderungen im Schock und ihre Bedeutung für die Schockbehandlung. Internist 3, 522 (1962).

229. BÜCHERL, E. S.: Die moderne Differentialtherapie des Schocks. Regensb. Jb. Ärztl. Fortbild. 12, 7 (1964).

230. — Neue Gesichtspunkte zur Pathogenese und Therapie verschiedener Schockformen. Berlin. Med. 15, 695 (1964).

231. BUCKWALTER, J. A., J. L. FERGUSON, R. J. JOHNSON, and R. T. SOPER: Blood volume measurements with a new instrument. Arch. Surg. 86, 874 (1963).

232. BULL, J. P., C. R. RICKETTS, J. R. SQUIRE, W. D'A. MAYCOCK, S. J. L. SPOONER, P. L. MOLLISON, and J. C. S. PATERSON: Dextran as a plasma substitute. Lancet I, 134 (1949).

233. — Historical landmarks in the study and treatment of blood loss. Brit. J. clin. Pract. 10, 743 (1956).

234. — Transfusion fluids. Ann. roy. Coll. Surg. Engl. 33, 175 (1963).

235. — Circulatory responses to blood loss and injury. Progr. Surg. 4, 35 (1964).

236. BUNKER, J. P.: Citric acid intoxication. Anesth. Analg. 36, 82 (1957).

237. BURRI, C., D. DE GASPARO, U. F. GRUBER u. M. ALLGÖWER: Die Wirkung verschiedener Plasmaersatzstoffe im hämorrhagischen und Verbrennungsschock. Helv. chir. Acta 31, 150 (1964).

238. —, u. M. ALLGÖWER: Die Wirksamkeit zweier Plasmaexpander im experimentellen Verbrennungsschock. Schweiz. med. Wschr. 94, 816 (1964).

239. — — Zur Funktion des reticuloendothelialen Systems (RES) nach Plasmaexpandern. Helv. chir. Acta 31, 533 (1964).

240. — — Der therapeutische Effekt verschiedener Plasmaexpander im experimentellen hämorrhagischen Schock. Chirurg 36, 1 (1965).

241. —, W. MÜLLER u. M. ALLGÖWER: Untersuchungen über Venendruck bei Blutverlust und Übertransfusion. Arch. klin. Chir. 316, 655 (1966).

242. —, u. P. MATTER: Die Beeinflussung der Durchblutung im Rundstiellappen durch niedermolekulares Dextran (NMD). Z. ges. exp. Med. 140, 170 (1966).

242a. —, u. M. ALLGÖWER: Klinische Erfahrungen mit der Messung des zentralen Venendruckes. Schweiz. med. Wschr. 97, 1414 (1967).

243. BUSHART, W., u. P. RITTMEYER: EEG-Untersuchungen im Schock. Münch. med. Wschr. 24, 1296 (1966).

244. BUTTLE, G. A. H., A. KEKWIG, and A. SCHWEITZER: Blood substitutes in treatment of acute haemorrhage. Lancet II, 507 (1940).

245. BUTTON, L. N., J. G. GIBSON II, and C. W. WALTER: Simultaneous determination of the volume of red cells and plasma for survival studies of stored blood. Transfusion 5, 143 (1965).

246. Buxton, R. W.: Clinical and metabolic changes following trauma. J. med. Ass. Georgia 53, 3 (1964).
247. Bygdeman, S.: Vascular reactivity in cats during induced changes in the acid basa balance of the blood. Acta physiol. scand. suppl. 222 (1963).
248. —, och R. Eliasson: Dextran — ett medl för profylax och behandling av trombos. Svensk. Läk. Tidn. 63, 2743 (1966 a).
249. — — Effect of dextran in vitro on the adenosine diphosphate induced adhesiveness of human blood platelets. Thromb. Diath. haemorrh. 15, 436 (1966 b).
250. — —, and B. Gullbring: Effect of dextran infusion on the adenosine diphosphate induced adhesiveness and the spreading capacity of human blood platelets. Thromb. Diath. haemorrh. 15, 451 (1966 c).
251. — —, and S. R. Johnson: Lancet: im Druck.
252. Byrne, J. J.: Symposium on shock: Introduction. Amer. J. Surg. 110, 293 (1965).
253. — Current concepts—shock. New Engl. J. Med. 275, 543/659 (1966).
254. Cailar, J. Du, G. Paleirac et B. Roquefenil: Influence du dextran à bas poids moléculaire (environ 40 000) sur les mécanismes de l'hémostase. Ann. Anest. 6, 3 (1965).
255. Campbell, D. H., J. B. Koepfli, L. Pauling, N. Abrahamson, W. Dandliker, G. A. Feigen, F. Lanni and A. le Rosen: The preparation and properties of a modified gelatin (oxypolygelatin) as an oncotic substitute for serum albumin. Texas Rep. Biol. Med. 9, 235 (1951).
256. Caporale, A., e C. Castello: Trattamento del traumatizzato grave e terapia pre- e post-operatoria con un nuovo sostituto del plasma. Minerva anest. 29, 408 (1963).
257. Carbone, J. V., F. W. Furth, R. Scott, and W. H. Crosby: A hemostatic defect associated with dextran infusion. Proc. Soc. exp. Biol. 85, 101 (1954).
258. Carey, J. S., F. Suzuki, R. A. Mladick, R. J. Baker, and W. C. Shoemaker: Hemodynamic effects of low viscosity dextran in surgical shock. Surg. Forum 15, 22 (1964).
259. —, N. W. Woodward, P. A. Mohr, F. Suzuki, R. S. Brown, R. J. Baker, and W. C. Shoemaker: Circulatory response to low viscosity dextran in clinical shock. Surg. Gynec. Obstet. 121, 563 (1965 a).
260. —, R. S. Brown, N. W. Woodward, Y. Tao, and W. C. Shoemaker: Comparison of hemodynamic responses to whole blood and plasma expanders in clinical traumatic shock. Surg. Gynec. Obstet. 121, 1059 (1965 b).
261. —, N. W. Woodward, R. Brown, P. Mohr, P. Seward, and W. C. Shoemaker: Hemodynamic responses to whole blood and blood substitutes in clinical shock. Surg. Forum 16, 31 (1965 c).
261a. —, R. S. Brown, P. A. Mohr, D. O. Monson, S. T. Yao, and W. C. Shoemaker: Cardiovascular function in shock. Responses to volume loading and isoproterenol infusion. Circulation 25, 327 (1967).
262. Cargill, W. H., and H. D. Brunner: Metabolism of C^{14} labeled dextran in the mouse. J. Pharmacol. exp. Ther. 103, 339 (1951).
263. Carrier, O., B. H. Douglas, and J. W. Crowell: Two factors affecting the circulating red cell mass J. surg. Res. 4, 136 (1964).
264. Cartmill, T. B., R. K. Ricks, H. E. Garrett, J. A. Williams, and M. E. de Bakey: Blood volume measurements in cardiovascular surgical patients. Surg. Gynec. Obstet. 121, 1269 (1965).

265. CASBERG, M. A., T. G. BLOCKER, W. C. LEVIN, and E. F. DUNTON: Pasteurized human plasma. Amer. J. Surg. 97, 597 (1959)

266. CASTANEDA, A. R., E. BERNSTEIN, F. BANGSTADT, and R. L. VARCO: The effect of polyvinylpyrrolidone, mannitol, dextrose and of various dextrans on red blood cell charge. Bibl. anat. 7, 262 (1965).

267. CAVAZZA, F., e G. CATANZARITI: Ricerche clinico-sperimentali su un nuovo sostituto del plasma. Minerva anest. 29, 402 (1963).

268. CECCO. L. DE, e F. LUCISANO: Possibilità di impiego di un nuovo sostituto plasmatico in ostetricia e ginecologia. Minerva anest. 29, 421 (1963).

269. CERNY, L. C., C. A. DANIELS, and R. C. GRAHAM: Physicochemical properties of hydroxyethyl starch. In: Third Conference on Artificial Colloidal Agents, p. 20. Nat. Acad. Sci., Washington, D. C., 1965.

270. CHADDUCK, W. M., W. G. CRUTCHFIELD, and M. ROBERTS: Use of dextran for prevention of thrombosis in arterial segments obstructed with gradual occlusion clamps. Surg. Gynec. Obstet. 121, 491 (1965).

271. CHALMERS, T. C., R. S. KOFF, and G. F. GRADY: A note on fatality in serum hepatitis. Gastroenterology 48, 22 (1965).

272. CHAPLIN, H., JR., and P. L. MOLLISON: Correction for plasma trapped in the red cell column of the hematocrit. Blood 7, 1227 (1952).

273. — —, and H. VETTER: The body-venous hematocrit ratio: Its constancy over a wide hematocrit range. J. clin. Invest. 32, 1309 (1953).

274. CHENG, E., B. LERNER, S. LICHTENSTEIN, K. E. KARLSON, and A. A. GARZON: Effect of hydroxyethyl starch on hemostasis. Surg. Forum 17, 48 (1966).

275. CHIEN, S.: Quantitative evaluation of the circulatory adjustments of splenectomized dogs to hemorrhage. Amer. J. Physiol. 193, 605 (1958).

276. —, and S. BILLIG: Effect of hemorrhage on cardiac output of sympathectomized dogs. Amer. J. Physiol. 201, 475 (1961).

277. — Role of sympathetic nervous system in surviving acute hemorrhage. Amer. J. Physiol. 206, 21 (1964).

278. CHRISTOPHERSON, E. B., A. G. MAY, J. A. DE WEESE, and C. G. ROB: Hemodynamic alterations in arteries with critical stenosis during acute hemorrhage. Surg. Gynec. Obstet. 121, 832 (1965).

279. — — — — The hemodynamic effect of low molecular weight dextran in arteries with critical stenosis during acute hemorrhage. Surgery 60, 402 (1966).

280. CLARK, J. H., M. V. SHELANSKI, D. MORSE, W. CHERRY, and C. MORSE: Effects of intravenous polyvinylpyrrolidone-solutions on the circulatory system. J. Philadelphia Gen. Hosp. 2, 35 (1951).

281. CLARKE, R.: Recent advances in haemorrhage and shock. Brit. med. J. II, 721 (1957).

282. —, M. R. FISHER, E. TOPLEY, and J. W. L. DAVIES: Extent and time of bloodloss after civilian injury. Lancet II, 381 (1961).

283. CLAUSS, R. H., H. CHOLLET, S. J. GIANNINI, and A. HENDERSON: A simple method for the pretransfusion removal of potassium from stored whole blood. Surg. Forum 7, 23 (1956).

284. COATES, J. B.: Surgery in World War II. Vol. II: General surgery. Office of the Surgeon General, Dept. of the Army, Washington, D. C., 1955.

285. —, and E. M. McFETRIDGE: Blood program in World War II. Office of the Surgeon General, Dept. of the Army, Washington, D. C., 1964.

286. COHEN, S. N., and W. J. DOUGHERTY: Hepatitis among recipients of blood from narcotic addicts; special report presented at Xth Conf. of Epidemic Intellig. Serv., Commun. Dis. Center, U. S. Publ. Hlth. Serv., Atlanta, 1963.

287. COHN, H. E., and W. F. BALLINGER: Experimental shock. In: W. F. BALLINGER: Research methods in surgery, p. 197. Boston: Little/Brown 1964.

288. COHN, J. N., and M. H. LURIA: Studies in clinical shock and hypotension. J. Amer. med. Ass. 190, 891 (1964).

289. — — Systemic and regional hemodynamic effects of low molecular weight dextran in man. Clin. Res. 13, 59 (1965).

289a. — —, R. C. DADDARIO, and F. E. TRISTANI: Studies in clinical shock and hypotension. Circulation 35, 316 (1967).

289b. — Central venous pressure as a guide to volume expansion. Ann. intern. Med. 66, 1283 (1967).

290. COLEMAN, F., J. W. CROWELL, E. E. SMITH, and R. M. WILSON: A hypotonic solution for emergency blood substitution. Surgery 60, 392 (1966).

291. COLLINS, W. L., and L. W. FABIAN: Halothane anestesia during hypovolemic hypotension. In: L. R. ORKIN: Management of the patient in shock. Clin. Anesth. 2, 119 (1965). Oxford: Blackwell.

292. COLLINS, G. M., and J. LUDBROOK: The intrinsic effect of low molecular weight dextran on resistance to blood flow in man. Surg. Gynec. Obstet. 123, 774 (1966).

293. — — The rheologic properties of low molecular weight dextran: fact or fancy? Amer. Heart J. 72, 741 (1966).

294. Committee on Plasma and Plasma Substitutes: The incidence, mortality and prevention of post-transfusion hepatitis. Nat. Acad. Sci., Nat. Res. Counc., Washington, D. C., 1965.

295. CONWAY, J.: Cardiovascular response to sustained hypervolemia in the unanesthetized dog. Circulation 28, 706 (1963).

296. — Hemodynamic consequences of induced changes in blood volume. Circulat. Res. 18, 190 (1966).

297. COONSE, G. K., P. S. FOISIC, H. F. ROBERTSON, and O. E. AUFRANC: Traumatic and haemorrhagic shock; experimental and clinical study. New Engl. J. Med. 212, 647 (1935).

298. COPE, O., and S. B. LITWIN: Contribution of the lymphatic systems to the replenishment of the plasma volume following a hemorrhage. Ann. Surg. 156, 655 (1962).

299. CORÀ, D., S. DEBIASI, A. MAGGIA, and S. CORTESI: The circulating blood volume as a factor regulating salt excretion in man. Clin. Sci. 22, 239 (1962).

300. CORLEY, R. D., and N. R. JOSEPH: Red cell charge as affected by low viscosity dextran. Proc. soc. exp. Biol. 122, 1171 (1966).

301. CORMIER, J. M., et J. SULZER: Utilisation clinique d'un dextran de faible poids moléculaire. Presse méd. 72, 3429 (1964).

302. COTTIER, H.: Vergleichende histologische Untersuchungen über die Wirkung wiederholter intravenöser Injektionen größerer Mengen von isogenem Blutplasma und Physiogel bei Mäusen. Helv. chir. Acta 33, 376 (1966).

303. COTTIER, P., A. BASEVI u. H. J. SCHAFROTH: Die Wirkung eines Gelatineexpanders Physiogel auf die Nierenfunktion. Helv. chir. Acta 33, 383 (1966).

304. COUCH, N. P.: The clinical status of low molecular weight dextran. Clin. Pharmacol. Ther. 6, 656 (1965).

305. COURNAND, A., R. L. RILEY, S. E. BRADLEY, E. S. BREED, R. P. NOBLE, H. D. LAUSON, M. I. GREGERSEN, and D. W. RICHARDS: Studies of the circulation in clinical shock. Surgery 13, 964 (1943).

306. —, R. P. NOBLE, E. S. BREED, H. D. LAUSON, E. DE F. BALDWIN, G. B. PINCHOT, and D. W. RICHARDS: Chemical, clinical and immunological studies on the products of human plasma fractionation. VIII. Clinical use of concentrated human serum albumin in shock, and comparison with whole blood and with rapid saline infusion. J. clin. Invest. 23, 491 (1944).

307. COX, E. F., C. T. FLOTTE, and R. W. BUXTON: Dextran in the treatment of thrombophlebitis. Circulation 28, 706 (1963).

308. — — — Dextran in the treatment of thrombophlebitis. Surgery 57, 225 (1965).

308a. CRAIG, L. C.: Fractionation and characterization by dialysis. In: P. ALEXANDER, and R. J. BLOCK: A laboratory manual of analytical methods of protein chemistry, vol. I, p. 103. London: Pergamon Press 1960.

309. CRAIG, W., H. K. GRAY, and J. S. LUNDY: Present status of plasma volume expanders in the treatment of shock: Clinical results in surgery. Arch. Surg. 63, 742 (1951).

310. CRAWFORD, B., and H. LUDEMANN: The renal response to intravenous injection of sodium chloride solutions in man. J. clin. Invest. 30, 1456 (1951).

311. CRENSHAW, C. A., P. C. CANIZARO, G. T. SHIRES, and A. ALLSMAN: Changes in extracellular fluid during acute hemorrhagic shock in man. Surg. Forum 13, 6 (1962).

312. CREUTZFELDT, W., H.-J. SEVERIDT, H. SCHMITT, E. GALLASCH, H. J. ARNDT, H. BRACHMANN, G. SCHMIDT, u. U. TSCHAEPE: Untersuchungen über Häufigkeit und Verlauf der ikterischen und anikterischen Transfusionshepatitis. Dtsch. med. Wschr. 91, 1813 (1966).

313. — —, H. BRACHMANN, G. SCHMIDT u. U. TSCHAEPE: Untersuchungen zur Prophylaxe der Transfusionshepatitis durch Gamma-Globulin. Dtsch. med. Wschr. 91, 1905 (1966).

314. CRITZ, J. B., and A. W. MERRICK: Serum electrolyte and hematocrit changes in young rabbits following hemorrhage. Amer. J. Physiol. 196, 173 (1959).

315. CRONBERG, S., S. BELFRAGE, and I. M. NILSSON: Fibrinogen-transmitted hepatitis. Lancet I, 967 (1963).

316. —, B. ROBERTSON, I. M. NILSSON, and J.-E. NILÉHN: Suppressive effect of dextran on platelet adhesiveness. Thromb. Diath. haemorrh. 16, 384 (1966).

317. CROOK, J. A., JR., and E. L. BRACKNEY: Blood volume changes associated with surgery. Amer. Surg. 30, 706 (1964).

318. CROSBY, W. H.: Misuse of blood transfusion. Blood 13, 1198 (1958).

319. — Trends in blood transfusion. Ann. N. Y. Acad. Sci. 115, 399 (1964).

320. CROWELL, J. W., S. H. BOUNDS, and W. W. JOHNSON: Effect of varying the hematocrit ratio on the susceptibility to hemorrhagic shock. Amer. J. Physiol. 192, 171 (1958).

321. —, R. G. FORD, and V. M. LEWIS: Oxygen transport in hemorrhagic shock as a function of the hematocrit ratio. Amer. J. Physiol. 196, 1033 (1959).

322. —, and E. E. SMITH: Oxygen deficit and irreversible hemorrhagic shock. Amer. J. Physiol. 206, 313 (1960).

323. CSEH, G., and I. K. SZABO: Significance of the chemical structure of polysaccharides in the activation of lipoprotein lipase. Acta physiol. Acad. Sci. hung. 25, 117 (1964).

324. CUELLO, L., K. BHANGANADA, J. D. MACK, and C. W. LILLEHEI: Hemodilution in extracorporeal circulation. In: Conference on Evaluation of Low Molecular Weight Dextran, p. 114. Nat. Acad. Sci., Washington, D. C., 1963. (N. B.: Der erste Autor heißt richtig mit vollem Namen L. C. MAINARDI, vgl. MAINARDI 1964, Nr. 945. In dieser Publikation handelt es sich wohl um einen Druckfehler.)

325. CYRUS, A. E., JR., A. S. CLOSE, L. L. FOSTER, D. H. BROWN, and E. H. ELLISON: Effect of low molecular weight dextran on infarction after experimental occlusion of the middle cerebral artery. Surgery 52, 25 (1962).

326. CZOK, G., K. TRAENKNER, G. SIEBERT, W. KIECKEBUSCH u. K. LANG: Biochemische, physiologische und morphologische Untersuchungen über „Modifizierte, flüssige Gelatine (MFG)“, ein Blutersatzmittel. Klin. Wschr. 37, 511 (1959).

327. DAGHER, F. J., and F. D. MOORE: Equilibrium behavior of tagged erythrocytes in experimental "irreversible shock". J. surg. Res. 4, 554 (1964).

328. —, J. H. LYONS, D. C. FINLAYSON, J. SHAMAI, and F. D. MOORE: Blood volume measurement: A critical study. Prediction of normal values: Controlled measurement of sequential changes: Choice of a bedside method. Adv. Surg. 1, 69 (1965). Chicago: Yearbook Med. Publ.

329. — —, J. LISTER, and F. D. MOORE: Hemorrhage in normal man. The effects of angiotensin. J. surg. Res. 6, 66 (1966).

330. — —, M. R. BALL, and F. D. MOORE: Hemorrhage in normal man. II. Effects of mannitol on plasma volume and body water dynamics following acute blood loss. Ann. Surg. 163, 505 (1966).

331. DAHLGREN, S.: Njurförändringar efter infusion med lågvisköst dextran. Nord. Med. 70, 1258 (1963).

332. DANIEL, W. J., S. D. MOHAMED, and N. A. MATHESON: Treatment of mesenteric embolism with dextran 40. Lancet I, 567 (1966).

333. DANOWSKI, T. S., J. R. ELKINGTON, and A. W. WINKLER: Movements of body water in response to acute blood loss. Amer. J. Physiol. 147, 306 (1946).

334. DARGAN, E. L., W. METCALF, E. J. HEHRE, and A. OHIN: Clinical evaluation of a new dextran plasma expander. J. Amer. med. Ass. 179, 203 (1962).

335. DAVIDSOHN, I., and K. STERN: Blood transfusion reactions: Their causes and identification. Med. Clin. N. Amer. 44, 281 (1960)

336. DAVIES, J. W. L., and E. TOPLEY: A critical evaluation of red cell and plasma volume techniques in patients with civilian injuries. J. clin. Path. 12, 289 (1959).

337. —, C. R. RICKETTS, and B. N. WILLIAMS: Plasma volume expansion by rapid infusion of a low molecular weight dextran. Brit. J. Pharmacol. 21, 220 (1963).

338. — Methods of assessment of blood loss in the shocked and injured patient. Brit. J. Anaesth. 38, 250 (1966).

339. DAVIS, R. A.: Shock and allied forms of failure of the circulation. New York: Grune & Stratton 1949.

340. —, L. E. SYPHERS, A. J. LESSER, S. M. GARSTKA, and R. E. ROTHE: Intractable post-operative shock. Western J. Surg. 69, 1 (1961).

341. — Blood volume dynamics. Springfield, Ill.: Thomas 1962.

341a. DAVIS, J. H., J. W. BENSON, M. WOLFE, B. NELSON, and W. E. ABBOTT: The effect of capillary permeability on the maintenance of plasma volume following the administration of dextran and albumin. Surg. Forum 5, 455 (1954).

342. DAVIS, R. B., and M. J. PALMER: Thrombocytopenia and release of platelet amines induced by thrombin and bacterial lipopolysaccharide. Brit. J. exp. Path. 46, 554 (1965).

343. DEAVERS, S., E. L. SMITH, and R. A. HUGGINS: Rate of disappearance from the circulation of multiple injections of T-1824 and I^{131} tagged albumin. Cardiovasc. Res. Center Bull. 2, 43 (1963).

344. —, R. A. HUGGINS, and E. L. SMITH: Influence of autologous and homologous blood exchange on the bleeding volume of dogs. Amer. J. Physiol. 210, 146 (1966).

345. DEFALCO, A. J.: The use of hydroxyethyl starch in the treatment of acute hemorrhagic shock in dogs. In: Third Conference on Artificial Colloidal Agents, p. 104. Nat. Acad. Sci., Washington, D. C., 1965.

346. DERN, R. J., R. P. GWINN, and J. J. WIORKOWSKI: Studies on the preservation of human blood. I. Variability in erythrocyte storage characteristics among healthy donors. J. lab. clin. Med. 67, 955 (1966).

347. DEUTSCH, E.: Die Antikoagulantien in der Therapie der peripheren arteriellen Durchblutungsstörungen. Wien. klin. Wschr. 76, 151 (1964).

348. — Indikationen und Gefahren der Antikoagulantienbehandlung. Wien. med. Wschr. 115, 595 (1965).

349. DEVITT, J. E., F. N. BROWN, and W. G. BEATTIE: Fatal bleeding ulcer. Ann. Surg. 164, 840 (1966).

350. DHALL, D. P., D. R. HARPER, F. N. McKENZIE, and N. A. MATHESON: Aggregation of human platelets by dextran. Nature (London) 210, 745 (1966).

350a. DIETZMAN, R. H., G. W. LYONS, J. H. BLOCH, and R. C. LILLEHEI: Relation of cardiac work to survival in cardiogenic shock in dogs. J. Amer. med. Ass. 199, 825 (1967).

350b. —, J. H. BLOCH, J. A. FEEMSTER, Y. IDEZUKI, and R. C. LILLEHEI: Mechanisms in the production of shock. Surgery 62, 645 (1967).

351. DILLON, J., L. J. LYNCH JR., R. MEYERS, and H. R. BUTCHER: The treatment of hemorrhagic shock. Surg. Gynec. Obstet. 122, 967 (1966).

352. — — — —, and C. A. MOYER: A bioassay of treatment of hemorrhagic shock. I. The role of blood, Ringer's solution with lactate, and macromolecules (dextran and hydroxyethyl starch) in the treatment of hemorrhagic shock in the anesthetized dog. Arch. Surg. 93, 537 (1966).

352a. — Importance of sodium-containing crystalloid solutions in hemorrhagic shock. Med. Ann. D. C. 35, 473 (1966).

353. DINTENFASS, L.: Thixotropy of blood and proneness to thrombus formation. Circulat. Res. 11, 233 (1962).

354. — A preliminary outline of the blood high viscosity syndromes. Arch. intern. Med. 118, 427 (1966).

355. Division of Medical Sciences: Artificial Colloids for Intravenous Use. Nat. Acad. Sci., Washington, D. C., 1962.

356. Division of Medical Sciences: Second Conference on Artificial Colloidal Agents. Nat. Acad. Sci., Washington, D. C., 1963.

357. Division of Medical Sciences: Third Corference on Artificial Colloidal Agents. Nat. Acad. Sci., Washington, D. C., 1965.

358. DOBERNECK, R. C., M. P. REISER, and E. YUNIS: Acute renal failure after hemolytic transfusion reaction. Surg. Gynec. Obstet. 119, 1069 (1964).

359. —, and B. ZIMMERMANN: Early mechanisms of homeostasis after hemorrhage in man. J. surg. Res. 4, 36 (1964).

360. DONOVAN, J. C., C. J. LUND, and L. WHALEN: Simultaneous determinations of blood volumes using Evans blue and sodium radiochromate. Surg. Gynec. Obstet. 119, 1031 (1964).
361. DOW, J. W., J. F. DICKSON III, N. A. HAMER, and H. L. GADBOYS: Anaphylactoid shock due to homologous blood exchange in the dog. J. thor. Surg. 39, 449 (1960).
362. DRAKE, C. T., and F. J. LEWIS: The plasma volume expanding effect of low molecular weight dextran in the hypothermic dog. Surg. Forum 12, 182 (1961).
363. DRUCKER, W. R., W. D. HOLDEN, B. KINGSBURY, N. HOFMANN, and L. GRAHAM: Metabolic aspects of hemorrhagic shock. Metabolic studies on the need for erythrocytes in the treatment of hypovolemia due to hemorrhage. J. Trauma 2, 567 (1962).
364. DRURY, A. N: The treatment of wound shock. Medical Research Council: Committee on Traumatic Shock and on Blood Transfusion. London: H. M. Stationery Office 1940.
365. DUBIEL-TOMASZEWSKI, W., W. R. STERN, and D. P. HALL: The use of low molecular weight dextran (Rheomacrodex) as an anticoagulant in left atrial to femoral artery by-pass. J. thorac. cardiovasc. Surg. 50, 221 (1965).
366. DUBOIS-FERRIÈRE, H.: La maladie post-opératoire et le shock traumatique. Genève: Imprimerie du „Journal de Genève" 1945.
367. DUFF, J. H., H. M. SCOTT, D. I. PERETZ, G. W. MULLIGAN, and L. D. MacLEAN: The diagnosis and treatment of shock in man based on hemodynamic and metabolic measurements. J. Trauma 6, 145 (1966).
368. DUGDALE, M., J. D. NOFZINGER, and F. MURPHEY: Some effects of low molecular weight dextran on coagulation. Thromb. Diath. haemorrh. 11, 118 (1966).
369. DUKE, M., V. D. HERBERT, and W. H. ABELMANN: Hemodynamic effects of blood transfusion in chronic anemia. New Engl. J. Med. 271, 975 (1964).
370. DUMONT, A., et A. GOFFAUX: Détermination du groupe sanguin après perfusion intraveineuse de „dextran". Acta chir. belg. 50, 215 (1951).
371. DUESBERG, R., u. H. SPITZBARTH: Klinik und Therapie der Kollapszustände. Stuttgart: Schattauer 1963.
372. DYBKJAER, E., and F. KISSMEYER-NIELSEN: Undersøgelser over indvirkningen af Rheomacrodex pa plasma in vitro. Ugeskr. Laeg. 125, 715 (1963).
373. —, E. BERG, and F. KISSMEYER-NIELSEN: Coagulation studies in extracorporeal circulation. Acta chir. scand. 128, 350 (1964).
374. —, and P. ELKJAER: The use of heated blood in massive blood replacement. Acta anesth. scand. 8, 271 (1964).
375. EBERLEIN, J., u. H. DOBBERSTEIN: Kreislaufmessungen an Blutspendern bei rascher Infusion eines neuen Plasmaexpanders. Arzneimittelforsch. 12, 494 (1962).
376. EBERT, R. , E. A. STEAD JR., and J. G. GIBSON: Response of normal subjects to acute blood loss. Arch. intern. Med. 68, 578 (1941).
377. EBERT, R. V.: Clinical characteristics of American dextran. Bibl. haemat. fasc. 7, 270 (1958).
378. ECKERT, C., T. E. WEICHSELBAUM, R. SIGHTS, and V. MILLER: Study of the effect of the administration of dextran and physiologic saline solution on the colloidal osmotic pressure of the plasma in splenectomized dogs following hemorrhage. Surg. Forum 4, 731 (1954).
379. ECKSTEIN, M., and J. LINDNER: The histochemistry of the plasma substitution especially with dextran. Ann. histochim. suppl. 2, 163 (1962).

380. Editorial: A transfusion accident. Lancet II, 1204 (1953).
381. Editorial: Alleged fatal blood transfusion. Brit. med. J. II, 1277 (1953).
382. Editorial: Reactions to dextran. Med. J. Austr. 40, 926 (1953).
383. Editorial: Metabolism of the plasma expanders dextran and polyvinyl-pyrrolidone. Nutr. Rev. 11, 281 (1953).
384. Editorial: Plasma volume expanders and blood typing. J. Amer. med. Ass. 154, 1398 (1954).
385. Editorial: Infected blood transfusion. Brit. med. J. II, 334 (1958).
386. Editorial: Hypertonic sodium for "irreversible" oligaemic shock. Lancet I, 539 (1963).
387. Editorial: More on shock. New Physician, A-24, 1965.
388. Editorial: Drugs and placental barrier. Brit. med. J.II, 219 (1966).
389. Editorial: Potential plasma substitute—as effective as dextran. J. Amer. med. Ass. 197, 30 (1966).
390. EDMUNDS, L. H., JR., J. FOLKMAN, A. B. SNODGRESS, and R. B. BROWN: Prevention of brain damage during profound hypothermia and circulatory arrest. Ann. Surg. 157, 637 (1963).
391. EGER, W.: Der Einfluß von Plasmaexpandern auf die unspezifische Resistenz des Organismus. Med. exp. 8, 176 (1963).
392. —, u. E. SCHULZ: Experimentelle Untersuchungen über den Einfluß von Chlorpromazin auf das Dextranödem der Leber. Anaesthesist 14, 332 (1965).
393. EHRLY, A. M.: Wirkung von niedermolekularem Dextran auf Erythrozytenaggregate beim Sludgephänomen. Med. Klin. 61, 989 (1966).
394. EICHHOLTZ, F., u. Y. HAGIHARA: Nebenwirkungen der kolloidalen Blutersatzmittel. Hippokrates 32, 248 (1961).
395. EICHLER, J., and G. STEPHAN: Verhalten der Blutgerinnungsfaktoren nach Infusion von Plasmaexpandern. Anaesthesist 13, 102 (1964).
395a. —, G. STEPHAN: Vergleichende Untersuchungen nach Infusion von Plasmaexpandern. Münch. med. Wschr. 109, 1420 (1967).
396. EICHLER, O., I. APPEL u. F. SEBENING: Versuche über Dextran-Infusionen und ihre physiologischen Folgeerscheinungen. Klin. Wschr. 32, 127 (1954).
397. EIGLER, F. W., u. K. BONHOEFFER: Die Viskosität verschiedener Blutersatzmittel und ihrer Mischungen mit heparinisiertem Rinderblut bei Temperaturen von 8, 21 und 38° C. Thoraxchirurgie 10, 254 (1963).
398. EIKEN, O.: Thrombotic occlusion of experimental grafts as a function of the regional blood flow. Acta chir. scand. 121, 410 (1961).
399. EINHEBER, A., and D. CARTER: Failure of ten per cent low molecular weight dextran as a blood substitute after oligemic shock in primates. J. Trauma 6, 630 (1966).
400. EISEMAN, B., and P. BOSOMWORTH: Vasodilator agents in management of wound shock. Nat. Acad. Sci., Washington, D. C. 1963 a.
401. — — Evaluation of low molecular weight dextran in shock: Pharmacology and pertinent rheology. Nat. Acad. Sci., Washington, D. C., 1963 b.
402. EISINGER, R. P.: Failure of expanded plasma volume to induce exaggerated natruresis in hypertensive man. Amer. J. med. Sci. 249, 216 (1965).
403. EKELUND, L.-G.: Determination of blood volume. Scand. J. clin. Lab. Invest. 17, suppl. 86, 53 (1965).
404. EKDAHL, P.-H., and B. ZEDERFELDT: In vitro studies on the conjugation of cholic acid in human liver homogenates. I. Effect of Rheomacrodex on the liver conjugation of cholic acid. Acta chir. scand. 126, 326 (1963).

405. ELDER, J. D., W. M. PARKINS, and H. M. VARS: Observations on modified fluid gelatin as a plasma volume expander. Bibl. haemat. fasc. 7, 278 (1958).

406. ELIAS, G. L., F. N. GURD, L. G. HAMPSON, and A. S. V. BURGEN: Comparison of effectiveness of autologous and non-autologous plasma in oligemic shock in dogs. Circulat. Res. 11, 857 (1962).

407. ELIASSON, R., and U. SAMELIUS-BROBERG: The effect of various dextran fractions on the suspension stability of the blood after intravenous injection in cats. Acta physiol. scand. 58, 211 (1963).

408. —, och U. F. GRUBER: Rheomacrodex inverkan på njurfunktionen. Opusc. med. suppl. 2, 83 (1965).

409. — The antithrombotic properties of dextran. Med. postgrad. 4, 18 (1966).

410. ELKINGTON, J. R., A. W. WINKLER, and T. S. DANOWSKI: The importance of volume and tonicity of body fluids in salt depletion shock. J. clin. Invest. 26, 1002 (1947).

411. EMERSON, C. P., and R. V. EBERT: A study of shock in battle casualties. Ann. Surg. 122, 745 (1945).

412. ENERSON, D. M.: Cellular swelling: I. Hypothermia, graded hypoxia, and the osmotic effects of low molecular weight dextran on isolated tissues. Ann. Surg. 163, 169 (1966).

413. —, and H. M BERMAN: Cellular swelling: II. Effects of hypotonicity, low molecular weight dextran addition and pH changes on oxygen consumption of isolated tissues. Ann. Surg. 163, 537 (1966).

414. —, and J. MEROLA: Cellular swelling: III. Effects of hypothermia and addition of low molecular weight dextran on oxygen consumption and electrolyte composition of isolated tissues. Ann. Surg. 165, 244 (1967).

415. ENGEL, F. L.: The significance of the metabolic changes during shock. Ann. N.Y. Acad. Sci. 55, 381 (1952).

416. ENGESET, J., A. L. STALKER, and N. A. MATHESON: Effects of dextran 40 on erythrocyte aggregation. Lancet I, 1124 (1966).

416a. — — — Turbidimetric measurement of red cell aggregation and effects of dextran 40. Congr. brit. Microcirc. Soc., Aberdeen, 1967.

417. ERNST, C. B., W. J. FRY, R. O. KRAFT, and M. S. DE WEESE: The role of low molecular weight dextran in the management of venous thrombosis. Surg. Gynec. Obstet. 119, 1243 (1964).

418. EUFINGER, H.: Die Behandlung des Schocks in der Chirurgie. Med. Welt, 781, 1963.

419. — Schock und Plasmaexpander. In: K. HORATZ u. R. FREY: Schock und Plasmaexpander, p. 84. Berlin-Göttingen-Heidelberg: Springer 1964.

420. — Die Volumensubstitution beim Schock in der Chirurgie. Chir. Praxis 9, 193 (1965).

421. EVANS, A. J.: Management of shock in burns. Anglo-Germ. med. Rev. 2, 177 (1963).

422. — The treatment of burns. In: D. N. MATTHEW: Recent advances in the surgery of trauma, p. 76. London: Churchill 1963.

423. EVANS, E. I., M. J. HOOVER, G. W. JAMES, and T. ALM: Studies on traumatic shock. I. Blood volume changes in traumatic shock. Ann. Surg. 119, 64 (1944).

424. EVANS, T. H., W. L. HAWKINS, and H. HIBBERT: Studies on reactions relating to carbohydrates and polysaccharides. LXIV. Antigenicity of dextran produced by Leuconostoc mesenteroides. J. exp. Med. 74, 511 (1941).

425. EVANS, W. A., and D. WONG: Renal changes following the administration of low molecular weight dextran. Austr. J. Surg. 69 (1966).

426. EVANS, W. E., and J. C. DARIN: The additive effects of low molecular weight dextran in the treatment of endotoxin shock with hyperbaric oxygen. J. Trauma 5, 213 (1965).

426a. EVONUK, E.: Hemodynamic and metabolic responses of infused low molecular weight dextran. Amer. J. Physiol. 212, 514 (1967).

427. EWALD, R. A., and W. H. CROSBY: Reported experiences with dextran in communist countries. Transfusion 3, 376 (1963).

428. —, A. A. YOUNG, and W. H. CROSBY: Particle formation in dextran solutions. Mil. Med. 129, 952 (1964).

429. —, J. W. EICHELBERGER JR., J. W. YONG, H. J. WEISS, and W. H. CROSBY: The effect of dextran on platelet factor 3 activity: In vitro and in vivo studies. Transfusion 5, 109 (1965).

430. FADHLI, H. A., D. P. FINE, and M. K. MAIZJI: Intra-arterial dextran in experimental surgery. J. Amer. med. Ass. 196, 177 (1966).

430a. — — — Intra-arterial infusion of dextran. J. thorac. cardiovasc. Surg. 53, 496 (1967).

431. FÅHRAEUS, R.: The movement of water in surviving tissue at different temperatures. A contribution to the pathogenesis of shock. Acta Soc. med. upsalien. 61, 107 (1956).

432. FALHOLT, W.: The dye injection method for circulatory studies. Scand. J. clin. Lab. Invest. 10, suppl. 35 (1957).

432a. FALK, V., B. FORKMAN, and K. E. ARFORS: The placental permeability of dextrans. Acta obstet. gynec. scand. in press.

432b. Farbwerke Hoechst AG, Abt. Behring-Präparate: Haemaccel, physiologischer Plasmaexpander der Behringwerke. Anaesth. prax. 2, 72 (1967).

433. FAYOT, G., et P. HUGUENARD: Impressions cliniques après 350 perfusions veineuses de dextran. Anesth. Analg. Réanim. 12, 517 (1955).

434. FEKL, W., u. H. BICKEL: Zu: Experimentelle Untersuchungen mit kolloidalen Volumenersatzlösungen. Anaesth. Resusc. 13, 240 (1966). Berlin-Göttingen-Heidelberg: Springer 1966.

435. FERNBACH, D. J.: Hazards of unneccessary blood transfusions. Anesth. Analg. 40, 667 (1961).

436. FEURSTEIN, V., u. H. SCHROLL: Die klinische Bedeutung des Kaliumanstieges im Konservenblut. Wien. klin. Wschr. 76, 206 (1964).

437. — Grundlagen und Ergebnisse der Venendruckmessung zur Prüfung des zirkulierenden Blutvolumens. Anaesth. Resusc. 7. Berlin-Göttingen-Heidelberg: Springer 1965.

438. FINE, J.: The bacterial factor in traumatic shock. Springfield, Ill.: Thomas 1954.

439. — Irreversible shock. New Engl. J. Med. 268, 107 (1963 a).

440. — Shock and electrolyte disturbances: Etiology and classification of shock. Amer. J. Cardiol. 12, 587 (1963 b).

441. — Panel discussion V. Amer. J. Cardiol. 12, 628 (1963 c).

442. — Current status of the problem of traumatic shock. Surg. Gynec. Obstet. 120, 537 (1965 a).

443. — Oligemia in surgical shock. Lancet II, 440 (1965 b).

444. FINLAYSON, D. C., F. J. DAGHER, and L. D. VANDAM: Diurnal variation in blood volume of man. J. surg. Res. 4, 286 (1964).

445. FISCHER, M., u. H. WIMMER: Aktivierung des fibrinolytischen Systems durch niedermolekulares Dextran. Bibl. haemat. fasc. 23, 1278 (1965).

445a. FISCHER, M., K. LECHNER und F. PESENDORFER: Erfahrungen mit Rheo-macrodex bei der Behandlung arterieller Durchblutungsstörungen. Med. Welt 17, 712 (1966).

445b. — Ein Plasma-Expander auf Gelatine-Basis und sein Effekt auf Blutgerin-nung, Fibrinolyse und Funktion der Thrombocyten. Arzneimittelforsch. 17, 1129 (1967).

446. FISCHER, R., u. H. BERNING: Über die Beeinflussung des Mineralhaushaltes durch eine Plasmasubstitutionslösung. Med. Klin. 57, 1443 (1962).

447. FISHER, B., and E. R. FISHER: Experimental studies of factors influencing hepatic metastases. XVI. Rheologic alterations. Cancer Res. 26, 183 (1966).

447a. FITTS, W. T., jr., and M. J. ORLOFF: Blood transfusion and Jehovah's witnesses. Surg. Gynec. Obstet. 108, 502 (1959).

447b. FITZGERALD, P.: Symposium on shock. Don Salford Assoc., Dublin, 1966.

448. FLANAGAN, J. P., G. P. STEINMETZ, E. W. CRAWFORD, and K. A. MEREN-DINO: Observations on blood volume with special attention to loss and replacement in cardiac surgery. Surgery 56, 925 (1964).

449. FLEMING, J. W., W. H. CARGILL, and W. L. BLOOM: Effects of intravenous administration of dextran on renal function. Proc. Soc. exp. Biol. 79, 604 (1952).

450. FLEMMA, R. J., A. J. ACINAPURA, D. SILVER, and W. G. ANLYAN: Effects of heparin, plasmin, dextran and low molecular weight dextran on electrical-ly induced thromboses. Amer. Surg. 32, 17 (1966).

451. FLETCHER, F., L. E. MARTIN, and A. RATCLIFFE: Interaction of macromolecules and fibrinogen. Nature (London) 170, 319 (1952).

452. FLOTTE, C. T., and E. F. COX: Dextran in the treatment of thrombophlebitis. Trans. sth. surg. Ass. 74, 114 (1963).

453. —, and R. W. BUXTON: Reduction of serum cholesterol by dextran. Circula-tion 28, 721 (1963).

454. — — Reduction of serum cholesterol and lipids by dextran. Circulation 32, suppl. 2, 85 (1965).

455. FOLSE, R., and J. G. COPE: A comparison of the peripheral and central hemo-dynamic effects of regular and low molecular weight dextran in patients with ischemic limbs. Surgery 58, 779 (1965).

456. FOSTER, L. L., and D. H. BROWN: Prospects of low molecular weight dextran in cerebral infarction. Marquette med. Rev. 27, 180 (1962).

457. FOSTER, J. H., A. D. KILLEN, P. C. JOLLY, and J. H. KIRTLEY: Low molecular weight dextran in vascular surgery: Prevention of early thrombosis following arterial reconstruction in 85 cases. Ann. Surg. 163, 764 (1966).

458. FOUNTAIN, S. S., and P. R. SCHLOERB: The dynamics of post-traumatic intesti-nal fluid sequestration. Surg. Gynec. Obstet. 123, 1237 (1966).

459. FOWLER, N. O., R. H. FRANCH, and W. L. BLOOM: Hemodynamic effects of anemia with and without plasma volume expansion. Circulat. Res. 4, 319 (1956).

460. —, W. L. BLOOM, and J. A. WARD: Hemodynamic effects of hypervolemia with and without anemia. Circulat. Res. 6, 163 (1958).

461. — Plasma substitutes. Handbook of Physiology, section 2; Circulation, vol. 1, 63 (1962). Washington, D. C.: Amer. Physiol. Soc.

462. FOX, L., JR., J. M. WINFIELD, L. B. SLOBODY, C. M. SWINDLER, and J. K. LAT-TIMMER: Electrolyte solution approximating plasma concentrations with increased potassium for routine fluid and electrolyte replacement. J. Amer. med. Ass. 147, 827 (1952).

463. Frank, H. A., A. M. Seligman, and J. Fine: Traumatic shock. X. The treatment of hemorrhagic shock irreversible to replacement of blood volume deficiency. J. clin. Invest. 24, 435 (1945).
464. Frawly, J. P., C. P. Artz, and J. M. Howard: Plasma retention and urinary excretion of dextran and modified fluid gelatin in combat casualties. Surgery 37, 784 (1955).
465. Freedman, S. O., J. Q. Bliss, J. L. Hutchison, and A. S. V. Burgen: Cutaneous and systemic reactions to human plasma. J. Allergy 31, 134 (1960).
466. Freeman, J.: Physiological effects of haemorrhage. Ann. roy. Coll. Surg. Engl. 33, 138 (1963).
467. Freiesleben, E.: Der hämolytische Transfusionszwischenfall. Bibl. haemat. fasc. 20, 9 (1965).
468. Freesen, O., u. H. Weese: Das gewebliche Bild nach Infusion verschiedener Kollidon-Fraktionen (Periston N, Periston, hochvisköses Periston) beim Tier. Beitr. path. Anat. 112, 47 (1952).
469. Freuchen, I., A. Trostmann, and J. Østergaard: Haemaccel—a new plasma substitute. Acta anaesth. scand. suppl. 15, 147 (1964).
470. Freysz, T., u. G. Hossli: Ein neuartiges Gerät zur raschen Aufwärmung von Blutkonserven. Anaesthesist 13, 104 (1964).
471. Freytag, G., J. Lindner, and K. Ebert: New histochemical and autoradiographical findings on capillary permeability. Bibl. anat. 7, 172 (1965).
472. — Autoradiographische Ergebnisse bezüglich der Permeabilität unter normalen und pathologischen Bedingungen. Vortr. 4. Mikrozirkulationskongr., Cambridge 1966.
473. Friberg, U., W. Graf, and B. Åberg: On the histochemistry of partly hydrolysed, bacterial dextran. Scand. J. clin. Lab. Invest. 3, 221 (1951).
474. Friedman, E., E. Grable, and J. Fine: Central venous pressure and direct serial measurements as guides in blood-volume replacement. Lancet II, 609 (1966).
475. Friedman, E. A., and G. E. Thomson: Hepatitis complicating chronic haemodialysis. Lancet II, 675 (1966).
476. Friedrich, H. W., R. Schantz, u. H. L. du Mont: Klinische und experimentelle Untersuchungen über Dextran. Anaesthesist 1, 144 (1952).
477. — — — Tierexperimentelle Untersuchungen nach Dextranapplikation. Anaesthesist 4, 68 (1955).
478. Fries, C. C., and M. R. Golding: Evaluation of hydroxyethyl starch in the treatment of shock in pigs: A preliminary report. In: Third Conference on Artifical Colloidal Agents, p. 163. Washington, D. C.: Nat. Acad. Sci. 1965.
479. Froeschlin, W.: Schocktherapie mit Haemaccel, einem neuen Plasmaexpander. Dtsch. med. Wschr. 87, 811 (1962).
480. Fry, W. J., and G. W. Parker: The influence of low molecular weight dextran on occlusive vascular disease. Surg. Gynec. Obstet. 123, 531 (1966).
481. Fuchsig, P.: Erkennung und Behandlung hämolytischer Transfusionszwischenfälle. Bibl. haemat. fasc. 11, 247 (1960).
482. — Die Dosierung der Transfusion in der operativen Medizin. Wien. klin. Wschr. 76, 201 (1964).
483. Gabr, Y.: Studies on gelatin as a blood substitute. Arzneimittelforsch. 16, 572 (1966).
484. Gadboys, H. L., R. Slonim, and R. S. Litwak: Homologous blood syndrome: I. Preliminary observations on its relationship to cardiopulmonary bypass. Ann. Surg. 156, 793 (1962).

485. GADBOYS, H. L., A. R. JONES, R. SLONIM, B. G. WISOFF, and R. S. LITWAK: The homologous blood syndrome: III. Influence of plasma, buffy coat and red cells in provoking its manifestations. Amer. J. Cardiol. 12, 194 (1963).
486. — Blood volume changes during homologous blood exchange. Amer. Surg. 30, 353 (1964).
487. —, R. S. LITWAK, J. ISHIGURO, and M. KAHN: Experimental large-volume hemodilution. Circulation 32, suppl. 1, 121 (1965).
488. — —, M. KAHN, S. KOCHWA, and W. E. BUERGER: Experimental large-volume hemodilution with plasma. Circulation 32, suppl. 2, 92 (1965).
489. — —, H. W. WALLACE, M. KAHN, S. KOCHWA, and W. BUERGER: Experimental large-volume hemodilution with plasma. J. thorac. cardiovasc. Surg. 52, 112 (1966).
490. GALL, E. A., W. A. ALTEMEIER, L. SCHIFF, D. L. HAMILTON, H. BRAUNSTEIN, J. GIUSEFFI, and D. G. FREIMAN: Liver lesions following intravenous administration of polyvinylpyrrolidone (PVP). Amer. J. clin. Path. 23, 1187 (1953).
491. GANN, D. S., and H. K. WRIGHT: Augmentation of sodium excretion in postoperative patients by expansion of the extracellular volume. Surg. Gynec. Obstet. 118, 1024 (1964).
492. — — Increased renal sodium reabsorption after depletion of the extracellular or intravascular fluid volumes. J. surg. Res. 6, 196 (1966).
493. GARZON, A. A., H. L. FINK, G. W. SHAFTAN, and K. E. KARLSON: Blood loss associated with administration of low molecular weight dextran. J. thorac. cardiovasc. Surg. 48, 873 (1964).
494. GASANOV, S. G.: Changes in the volume of the circulating blood after infusion of polyglucin to dogs after lethal exsanguination. Probl. hemat. 5, 560 (1960).
495. GAUER, O. H.: Die Wirkungen von Aderlaß und Transfusion auf die wichtigsten Kreislaufabschnitte. Bibl. haemat. fasc. 6, 61 (1957).
496. —, and J. P. HENRY: Circulatory basis of fluid volume control. Physiol. Rev. 43, 423 (1963).
497. GELIN, L.-E.: Macrodex and oxygen in the primary treatment of extensive burns. Acta chir. scand. 103, 351 (1952).
498. — Studies in anemia of injury. Acta chir. scand. suppl. 210, 1 (1956).
499. — The significance of intravascular aggregation following injury. Bull. Soc. int. Chir. 18, 4 (1959).
500. —, and B. ZEDERFELDT: Low molecular weight dextran—a rheologic agent counteracting capillary stagnation. Acta chir. scand. 119, 168 (1960).
501. —, and O. K. A. THORÉN: Influence of low viscous dextran on peripheral circulation in man. Acta chir. scand. 122, 303 (1961).
502. —, and B. INGELMAN: Rheomacrodex—a new dextran solution for rheological treatment of impaired capillary flow. Acta chir. scand. 122, 294 (1961).
503. —, K. KORSAN-BENGTSEN, J. YGGE, and B. ZEDERFELDT: Influence of low vicous dextran on the hemostatic mechanism. Acta chir. scand. 122, 324 (1961).
504. — Disturbance of the flow properties of blood and its counteraction in surgery. Acta chir. scand. 122, 287 (1961).
505. —, L. SÖLVELL, and B. ZEDERFELDT: The plasma volume expanding effect of low viscous dextran and Macrodex. Acta chir. scand. 122, 309 (1961).
506. — Effect of low viscous dextran in the early postoperative period. Acta chir. scand. 122, 333 (1961).

507. GELIN, L.-E., and B. ZEDERFELDT: Experimental evidence of the significance of disturbances in the flow properties of blood. Acta chir. scand. 122, 336 (1961).

508. —, E. PERSSON, and B. ZEDERFELDT: Influence of low viscous dextran on the electrolyte balance in healthy subjects. Acta. chir. scand. 122, 329 (1961).

509. —, and W. C. SHOEMAKER: Hepatic blood flow and microcirculatory alterations induced by dextran of high and low viscosity. Surgery 49, 713 (1961).

510. —, and B. ZEDERFELDT: Low viscous dextran as a therapeutic agent against capillary stagnation. Bibl. anat. 1, 265 (1961).

511. — Rheologic disturbances and the use of low viscosity dextran in surgery. Rev. Surg. 19, 385 (1962).

512. — A method for studying the aggregation of blood cells, erythrostatis and plasma skimming in branching capillary tubes. Bibl. anat. 4, 362 (1964).

513. — Pathophysiologie und Klinik der Blutströmung in den kleinen Gefäßen. Anaesthesist 13, 333 (1964).

514. —, and C.-M. RUDENSTAM: The influence of intravascular aggregation on the spread and growth of experimental tumors. Bibl. anat. 4, 131 (1964).

515. — —, and B. ZEDERFELDT: The rheology of red cell suspension. Bibl. anat. 7, 368 (1965).

516. — Rheological disturbances following tissue injury. In: A. L COPLEY: Proc. 4th Intern. Congr. Rheology, part 4, p. 299. New York: Interscience 1965.

517. —, and C.-M. RUDENSTAM: Trauma, microcirculation and tumor spread. In: Swedish Cancer Soc. Yearbook 4, 55 (1965).

518. — Bruk och missbruk av Rheomacrodex. Svensk. Läk. Tidn. 63, 1377 (1966).

519. GERSMEYER, E. F.: Der Kreislaufkollaps. Berlin-Göttingen-Heidelberg: Springer 1961.

520. GIANELLI, S., JR., J. R. NAVARRE, D. R. MAHAJAN, and G. H. PRATT: Use of vasopressor agents in hemorrhagic shock: Effect on posthemorrhagic hemodilution. Ann. Surg. 156, 41 (1962).

521. —, S. M. AYRES, R. A. GOLDSTONE, P. VARRIALE, and M. E. BUEHLER: The effects of low molecular weight dextran infusion in humans. J. surg. Res. 5, 404 (1965).

522. GIBBS, C. E., and H. R. MISENHIMER: The use of blood transfusion in obstetrics. Amer. J. Obstet. Gynec. 93, 26 (1965).

523. GIEBEL, O.: Zur Problematik der Blutvolumenbestimmung mit Hilfe von Radioisotopen. Anaesthesist 15, 173 (1966).

523a. —, und K. HORATZ: Blutvolumenbestimmung mit Hilfe radioaktiver Isotope. Bruns Beitr. klin. Chir. 214, 491 (1967).

524. GIEBISCH, G., H. D. LAUSON, and R. F. PITTS: Renal excretion and volume of distribution of various dextrans. Amer. J. Physiol. 178, 168 (1954).

525. GILLET, D. J., and D. F. J. HALMAGYI: Result and limitations of blood volume measurements in sheep. J. surg. Res. 6, 211 (1966 a).

526. — — Blood volume in reversible and irreversible posthemorrhagic shock in sheep. J. surg. Res. 6, 259 (1966 b).

527. GILMORE, J. P.: Cardiovascular changes of the burned dog following the infusion of intravenous solutions. Amer. J. Physiol. 190, 513 (1957).

528. GIOMINI, M. L., e P. GIANNOTTI: Studio clinico di un nuovo plasmaexpander. Minerva anest. 29, 364 (1963).

528a. GLENERT, J., and S. N. PEDERSEN: Albumin transfer from blood to small intestine in dogs during exsanguination hypotension. Acta chir. scand. 133, 95 (1967).

529. GLIEDMANN, M. L., R. E. GIRARDET, M. KAPLITT, J. R. STUCKEY, and K. E. KARLSON: Inferior vena cava pressure gradient in the homologous blood syndrome. Circulation 28, 727 (1963).

530. GLOOR, B.: Tierexperimentelle Untersuchungen über Morphologie, Pathogenese und funktionelle Bedeutung der Zuckerspeicherniere. Z. ges. exp. Med. 139, 33 (1965).

531. GLYNN, L. E., E. J. HOLBOROW, and G. D. JOHNSON: The relationship of polymer size and sulphation to the haptenic specificity of dextrans. J. Path. Bact. 68, 205 (1954).

532. GOEDDE, H. W.: Genetisch bedingte Reaktionen auf Pharmaka. Arch. Pharm. 299, 184 (1966).

533. GOLDBERG, M., and J. FINE: Traumatic shock. XI. Intestinal absorption in hemorrhagic shock. J. clin. Invest. 24, 445 (1945).

534. GOLDENBERG, M., R. D. CRANE, and H. POPPER: Effect of intravenous administration of dextran, a macromolecular carbohydrate, in animals. Amer. J. clin. Path. 17, 939 (1947).

535. GOLLUB, S., and C. P. BAILEY: Management of major surgical blood loss without transfusion. J. Amer. med. Ass. 198, 1171 (1966).

535a. —, C. SCHAEFER, and B. S. SQUITIERI: The bleeding tendency associated with plasma expanders. Surg. Gynec. Obstet. 124, 1203 (1967).

536. GÖLTNER, E., u. F. LANG: Blutmenge und Diurese nach Gelatineinfusionen. Med. Welt, 1276, 1964.

537. —, H. ZITZMANN u. C. FUCHS: Die Kreislauf-, Blut- und Diurese-Verhältnisse nach Dextraninfussion. Med. Welt, 594, 1965.

538. GOMEZ, O. A., and W. F. HAMILTON: Functional cardiac deterioration during development of hemorrhagic circulatory deficiency. Circulat. Res. 14, 327 (1964).

539. GOODWIN, J. F., J. M. KAY, and D. HEATH: Clinical pathologic conference. Amer Heart J. 70, 239 (1965).

539a. GOODYER, A. V. N.: Left ventricular function and tissue hypoxia in irreversible hemorrhagic and endotoxin shock. Amer. J. Physiol. 212, 444 (1967).

540. GORDON, H., L. J. HOGE, and H. LAWSON: Gelatin as substitute for blood after experimental hemorrhage. Amer. J. med. Sci. 204, 4 (1942).

541. GORLIN, R.: Regulation of intravascular volume in chronic congestive failure. Brit. med. J. I, 1128 (1961).

541a. GOULIAN, D., JR.: The use of bromphenol blue in the assay of Rheomacrodex effects on flap viability. Plast. reconstr. Surg. 39, 227 (1967).

542. GOVIER, W. M., and G. C. COLOVOS: An animal survival method for the evaluation of agents designed to restore plasma volume. Ann. N.Y. Acad. Sci. 55, 491 (1952).

543. GÖZSY, B., and L. KATO: Investigations into the mechanism of dextran-induced edema in rats. Canad. J. Biochem. 41, 1855 (1963).

544. GRABLE, E.: Plasma volume measurements using the Volemetron. Anesthesiology 24, 403 (1963).

545. —, J. ISRAEL, J. WILLIAMS, and J. FINE: Blood volume in experimental endotoxin and hemorrhagic shock. Ann. Surg. 157, 361 (1963).

546. — Measurements of blood volume in patients and experimental animals. Amer. Surg. 30, 379 (1964).

547. GRACEY, L.: Rheomacrodex in clinical Practice. In: Symposia on Rheomacrodex vol. 1, p. 50. London: Pharmacia 1964.

548. GRADY, G. F., T. C. CHALMERS, and the Boston Inter Hospital Liver Group: Risk of post transfusion viral hepatitis. New Engl. J. Med. 271, 337 (1964).

549. GRAF, H., S. RIEMANN, W. SPIELMANN u. W. WAGNER: Therapeutische und serologische Erfahrungen mit einem Plasmaexpander auf Polypeptidbasis (Haemaccel). Münch. med. Wschr. 105, 725 (1963).

550. GRAHAM-STEWART, C. W.: A clinical survey of blood transfusion. Lancet II, 421 (1960).

551. GRANATH, K., u. R. STRÖMBERG: Physikalisch-chemische Daten über einige in der Infusionstherapie verwendete Polymere. Anaesthesist: im Druck.

552. GRANT, J.: Complications of blood transfusion. Practitioner 195, 179 (1965).

553. GRANT, R. T., and E. B. REEVE: Observations on the general effects of injury in man. Medical Res. Counc., Special Rep. Ser. 277, 1. London: H. M. Stationery Office 1951.

554. GRAY, I., and G. P. HIGHLAND: Metabolism of plasma expanders studied with carbon-14-labeled dextran. Amer. J. Physiol. 174, 462 (1953).

555. GREEFF, K., K. SCHARNAGEL, R. LÜHR u. H. STROBACH: Die Abnahme des Kininogengehaltes des Plasmas beim toxischen, anaphylaktischen und ana- phylaktoiden Schock. Arch. exp. Path. Pharmakol. 253, 235 (1966).

556. GREEN, H. D.: Shock and circulatory homeostasis. Josian Macy jr. Found., 1.—5. Conf. New York: Corlies, Macy 1952, 1953, 1954, 1955, 1957.

557. GREENFIELD, L., and A. BLALOCK: Effect of low molecular weight dextran on survival following hemorrhagic shock. Surgery 55, 684 (1964).

558. GREEP, J. M., S. B. LITWIN, and G. L. NARDI: Comparative study of new device for measuring blood volume. Arch. Surg. 86, 164 (1963).

559. GREGERSEN, M. I.: Physiological contributions to the problem of shock. Fed. Proc. 3, 354 (1946).

560. —, and R. A. RAWSON: Blood volume. Physiol. Rev. 39, 307 (1959).

561. —, B. FERIC, S. USAMI, S. CHIEN, C. CHANG, and D. G. SINCLAIR: Studies on blood viscosity at low shear rates: Effects of low and high molecular dextrans. Fed. Proc. 22, 641 (1963).

562. — — — — Relation of molecular size of dextran to its effects on the rheological properties of blood. Proc. Soc. exp. Biol. 112, 883 (1963).

563. — — — — Relation of molecular weight of dextran to its effects on vis- cosity and sedimentation rate of blood. Bibl. anat. 4, 58 (1964).

564. GRIEM, W., G. CZOK, u. K. LANG: Histologische und physiologische Unter- suchungen an Ratten nach Verabreichung des Plasmaexpanders Gelifundol. Anaesthesist 13, 321 (1964 a).

565. — — — Histologische und physiologische Untersuchungen an Ratten nach Haemaccel- und Rattenserum-Injektionen. Anaesthesist 13, 324 (1964 b).

566. — — — Histologische und physiologische Untersuchungen an Ratten nach Verabreichung des Plasmaexpanders Plasmagel. Anaesthesist 13, 330 (1964 c).

567. — — Tierexperimentelle Untersuchungen über morphologische Veränderun- gen durch Plasmaexpander. In: K. LANG, R. FREY u. M. HALMAGYI: In- fusionstherapie, p. 205. Berlin-Heidelberg-New York: Springer 1966.

568. GRIFFEN, W. O., JR., and J. B. AUST: Low molecular weight dextran and meta- static tumor. Surg. Forum 15, 338 (1964).

569. GRODINS, F. S.: Gelatin as a blood substitute in shock due to limb trauma. Fed. Proc. 2, 17 (1943).

570. GRÖNWALL, A., och B. INGELMAN: Några nya kolloidlösningar för infusions- ändamål. Nord. Med. 21, 247 (1944 a).

571. GRÖNWALL, A., u. B. INGELMAN: Untersuchungen über Dextran und sein Verhalten bei parenteraler Zufuhr. Acta physiol. scand. **7**, 97 (1944 b).

572. — — Untersuchungen über Dextran und sein Verhalten bei parenteraler Zufuhr. II. Acta physiol. scand. **9**, 1 (1945 a).

573. — — Dextran as a substitute for plasma. Nature (London) **155**, 45 (1945 b).

574. — Erfahrungen mit einer kolloidalen Infusionslösung von Dextran (Macrodex). Dtsch. med. Wschr. **76**, 1023 (1951).

575. — Dextran and its use in colloidal infusion solutions. Uppsala: Almqvist & Wiksell 1957.

576. — Antigenicity of Swedish clinical dextran (Macrodex). Acta soc. med. upsalien. **64**, 244 (1959).

577. — Dextran: Plasma volume expanders—chemistry and biological activities. Med. postgrad. **4**, 1 (1966).

578. GROPPER, A. L., E. W. COCHRELL, L. G. RAISZ, and E. J. PULASKI: A comparison of dextran and oxypolygelatin in the treatment of hemorrhagic hypotension. Amer. J. Physiol. **169**, 749 (1952).

579. —, L. G. RAISZ, and W. H. AMSPACHER: Plasma expanders. Surg. Gynec. Obstet. **95**, 521 (1952).

580. GROTH, C. G., and H. G. R. THORSÉN: Effect of Rheomacrodex on factors of importance for the flow properties of blood. Bibl. anat. **7**, 267 (1965).

581. —, and O. MURUK: Changes in blood plasma viscosity in experimentally induced erythrocyte aggregation. Bibl. anat. **7**, 385 (1965).

582. —, and G. THORSÉN: The effect of Rheomacrodex and Macrodex on factors governing the flow properties of the human blood. Acta chir. scand. **130**, 507 (1965).

583. —, B. LÖFSTRÖM, and O. MURUK: The effect of infused thrombin on the tissue oxygen tension. I. An experimental study on the rabbit. Acta chir. scand. **132**, 1 (1966 a).

584. — The effect of infused thrombin on the tissue oxygen tension. II. The possible role of 5-hydroxytryptamine and histamine. An experimental study in the rabbit. Acta chir. scand. **132**, 15 (1966 b).

585. —, and B. LÖFSTRÖM: The effect of infused high and low molecular weight dextrans on the tissue oxygen tension. An experimental study in the rabbit. Acta chir. scand. **131**, 275 (1966 c).

586. — The effect of infused albumin and Rheomacrodex on factors governing the flow properties of the human blood. Acta chir. scand. **131**, 290 (1966 d).

587. — The effect of infused plasma expanders and blood on the tissue oxygen tension. With special reference to the significance of the flow properties of the blood. An experimental study in the rabbit. Acta chir. scand. **132**, 233 (1966 e).

588. GROTTE, G.: Passage of dextran molecules across the blood-lymph barrier. Acta chir. scand. suppl. **211** (1956).

589. GRUBER, U. F., u. J. SIEGRIST: Der Volumeneffekt verschiedener Plasmaersatzstoffe. Arch. klin. Chir. **301**, 128 (1962).

590. — Herstellung und Verwendung von RI^{131}HSA, im besonderen zur Blutvolumenbestimmung. Anaesthesist **12**, 227 (1963).

591. —, u. M. ALLGÖWER: Verbrennungen. Ther. Umsch. **20**, 259 (1963).

592. — — Indikationen für Plasmaexpander. In: K. HORATZ u. R. FREY: Schock und Plasmaexpander, p. 137. Berlin-Göttingen-Heidelberg: Springer 1964.

593. — — The use of the Volemetron for blood volume measurements. A critical analysis. Bull. Soc. int. Chir. **23**, 218 (1964).

594. GRUBER, U. F.: Indications des nouveaux expanders plasmatiques. Méd. Hyg. 22, 719 (1964).

595. — Neuere Resultate der Schockforschung und therapeutische Konsequenzen. Vjschr. schweiz. San. Off. 41, 194 (1964).

596. —, E. GERBER, S. GRASS, and M. ALLGÖWER: Volume effect of new plasma expanders in hypovolemic subjects. Xth Congr. int. Soc. Blood Transf., abstr. P4 : 1. Stockholm 1964.

597. —, und M. ALLGÖWER: Infusionsprobleme in der Chirurgie. Berlin-Göttingen-Heidelberg: Springer 1965.

598. — Sofortmaßnahmen bei Schockpatienten. Fortschr. Med. 83, 293 (1965).

599. —, S.-E. BERGENTZ, and L.-E. GELIN: Thrombus preventing effect of plasma expanders. Scand. J. clin. Lab. Invest. 17, suppl. 86, 143 (1965).

600. —, S. GRASS, E. MEILI-GERBER u. M. ALLGÖWER: Die Beeinflussung der Diurese durch Verabreichung verschiedener Blutersatz- und Plasmapräparate beim leicht hypovolämischen Menschen. Helv. chir. Acta 32, 610 (1965).

601. —, E. GERBER, S. GRASS, and M. ALLGÖWER: Volume effects of new plasma expanders in hypovolemic subjects. Bibl. haemat. 23, 1116 (1965).

602. — Clinical application of blood volume measurements in shock. Bibl. haemat. 23, 1079 (1965).

603. — Sind Blutvolumenbestimmungen in der klinischen Praxis wirklich nötig? Anaesthesist 14, 314 (1965).

604. —, S.-E. BERGENTZ, and Å. FRITJOFSSON: Recent advances in the clinical uses of dextran. Symp. on Rheomacrodex 1, 13. London: Pharmacia 1965.

605. — Therapie der Mikrozirkulationsstörungen. In: O. H. JUST u. H. LUTZ: Genese und Therapie des hämorrhagischen Schocks, p. 91. Stuttgart: Thieme 1966.

606. — Aktuelle Probleme der venerischen Krankheiten. Med. Neuh. 72, 51 (1966).

607. — Plasmaersatzstoffe. Actuelle Chir. 1, 71 (1966).

608. —, och S.-E. BERGENTZ: Den trombosprofylaktiska effekten av dextran. Nord. Med. 75, 762 (1966).

609. — Den volymexpanderande effekten av homolog plasmainfusion. Nord. Med. 75, 749 (1966).

610. — Die Abhängigkeit der Blutviskosität vom Hämatokrit. Z. prakt. Anästh. 1, 141 (1966).

611. —, u. C. BURRI: Tierexperimentelle Untersuchungen mit Plasmaexpandern. In: K. LANG, R. FREY u. M. HALMAGYI: Infusionstherapie, p. 214. Berlin-Heidelberg-New York: Springer 1966.

612. —, u. S.-E. BERGENTZ: Der Volumeneffekt von autologen und homologen Frischplasmatransfusionen bei hypovolämischen Individuen. Arch. klin. Chir. 316, 636 (1966).

613. —, u. M. ALLGÖWER: Entgegnung auf die Arbeit von A. HÄSSIG: Schockprobleme und Blutersatz unter besonderer Berücksichtigung der Expanderfrage. Anaesthesist 15, 332 (1966).

614. —, and S.-E. BERGENTZ: The antithrombotic effect of dextran. J. surg. Res. 6, 379 (1966).

615. — — Autologous and homologous fresh human plasma as a volume expander in hypovolemic subjects. Ann. Surg. 165, 41 (1967).

616. — Die chirurgische Behandlung der amerikanischen Kriegsverletzten in Vietnam. Vjschr. schweiz. San. Off. 44, 217 (1966).

617. — Bericht über das Verbrennungssymposium der N.Y. Academy of Sciences. Anaesthesist 16, 116 (1967).

518. GRUBER, U. F.: Intestinale Faktoren im Schock: Darmtoxine. Arch. klin. Chir. 319, 909 (1967).

518a. —, u. S.-E. BERGENTZ: Neue Wege in der Thromboembolie-Prophylaxe. Helv. chir. Acta 34, 14 (1967).

519. GRÜNERT, R. D., K. OEFF u. H. SCHULZE: Eigenschaften und Indikationen von Rheomacrodex. Anaesthesist 11, 302 (1962).

520. GRÜNING, W. U., u. H. ROTH: Das Verhalten des Blutvolumens beim Menschen nach Infusion von Blutersatzflüssigkeiten. Klin. Wschr. 32, 351 (1954).

521. GSELL, O., P. MIESCHER, M. ALLGÖWER u. L. HOLLÄNDER: Die Lebensdauer transfundierter, mit $Na_2Cr^{51}O_4$ markierter Erythrozyten bei verschiedenen Formen der Anämie. V. Kongr. europ. Ges. Hämatol., Freiburg i. Br., 1955, p. 55. Berlin-Göttingen-Heidelberg: Springer 1956.

522. GUERRINI, O., e G. SERIO: Primi risultati sull'impiego clinico di un nuovo sostituto plasmatico. Minerva anest. 29, 377 (1963).

523. GUNNAR, R. M., R. J. PIETRAS, C. STAVRAKOS, H. S. LOEB, and J. R. TOBIN: The physiologic basis for treatment of shock associated with myocardial infarction. Med. Clin. N. Amer. 51, 69 (1967).

524. GURD, F. N., and C. McG. GARDNER: Reappraisal of the treatment of hemorrhagic shock. Amer. J. Surg. 89, 725 (1955).

525. —, L. G. HAMPSON, B. J. M. INNES, W. J. GIBSON, and D. S. MULDER: The value of a clinical shock study protocol in the management of refractory shock. J. Trauma 6, 157 (1966).

526. GUYTON, A. C., A. W. LINDSEY, B. N. KAUFMANN, and J. B. ABERNATHY: Effect of blood transfusion and hemorrhage on cardiac output and on the venous return curve. Amer. J. Physiol. 194, 263 (1958).

527. — A concept of negative interstitial pressure based on pressures in implanted perforated capsules. Circulat. Res. 12, 399 (1963).

528. — Interstitial fluid pressure: II. Pressure-volume curves of interstitial space. Circulat. Res. 16, 452 (1965).

529. —, K. SCHEEL, and D. MURPHREE: Interstitial fluid pressure. III. Its effect on resistance to tissue fluid mobility. Circulat. Res. 19, 412 (1966).

530. HÄBERLI, R. H.: Über die Häufigkeit von Brucellosen bei den Schweizern des Jahrganges 1943. Schweiz. med. Wschr. 93, 911 (1963).

531. HAEGER, K. H. M., and S. R. B. NORDQVIST: Intramyocardial perfusion with oxygenated blood or low-molecular-dextran in experimental infarction in dogs. Vasc. Dis. 2, 247 (1965).

532. HAHN, F.: Zur Pharmakologie und Toxikologie körperfremder kolloidaler Blutersatzmittel. Bibl. haemat. 12, 137 (1961).

533. HAIMOVICI, H., and J. FINE: The antithrombotic action of gelatin. New. Engl. J. Med. 233, 8 (1945).

534. HALL, J. E., and L. M. HELLMAN: Transfusion reactions in obstetrics. Obstet. Gynec. 9, 250 (1957).

535. HALMÁGYI, M., u. K. UEBERLA: Experimentelle Untersuchungen mit kolloidalen Volumenersatzlösungen. In: K. LANG, R. FREY u. M. HALMAGYI: Infusionstherapie, p. 232. Berlin-Heidelberg-New York: Springer 1966.

536. HAMILTON, J. I., W. S. HOAR, and R. E. HAIST: A comparison of the efficacy of different infusion media in shock. Canad. J. Res. 24, 31 (1946).

537. HAMIT, H. F.: Current trends of therapy and research in shock. Surg. Gynec. Obstet. 120, 835 (1965).

538. HAMMARSTEN, J. E., and B. I. HELLER: The effects of dextran in subjects with normal blood volumes and in subjects after bleeding. J. lab. clin. Med. 40, 807 (1952).

639. HAMMARSTEN, J. E., B. I. HELLER, and R. V. EBERT: The effects of dextran in normovolemic and oligemic subjects. J. clin. Invest. **32**, 340 (1953).

640. HAMPSON, L. G., H. J. SCOTT, and F. GURD: A comparison of intraarterial and intravenous transfusion in normal dogs and in dogs with experimental myocardial infarction. Ann. Surg. **140**, 56 (1954).

641. HANSSON, L. O.: The influence of thrombocyte aggregation on renal circulation. Acta chir. scand. suppl. **345** (1965).

641a. HARA, M., M. MARIS, J. CRUMPLER, B. CORN, and W. H. PERKINS: Effect of various priming solutions upon red cell mass, plasma volume, and extracellular fluid volume of dogs following hemodilution technique of extracorporeal circulation. J. thorac. cardiovasc. Surg. **53**, 353 (1967).

642. HARDAWAY, R. M.: New cncepts of shock. J. occup. Med. **5**, 426 (1963).

643. —, M. J. ELOVITZ, W. R. BREWSTER, D. N. HOUCHIN, N. L. RENZI, and D. R. JACKSON: Influence of vasoconstrictors and vasodilators on disseminated intravascular coagulation in irreversible hemorrhagic shock. Surg. Gynec. Obstet. **119**, 1053 (1964).

644. —, B. CHUN, and R. B. RUTHERFORD: Coagulation in shock in various species including man. Acta chir. scand. **130**, 157 (1965).

645. —, C. BYUNGKYU, and R. B. RUTHERFORD: Histologic evidence of disseminated intravascular coagulation in clinical shock. Vasc. Dis. **2**, 254 (1965).

646. —, D. G. JOHNSON, D. N. HOUCHIN, E. B. JENKINS, J. W. BURNS, and D. R. JACKSON: The influence of extracorporeal handling of blood in hemorrhagic shock in dogs. Exp. Med. Surg. **23**, 28 (1965).

647. — Microcoagulation in shock. Amer. J. Surg. **110**, 298 (1965).

648. — Intravascular coagulation in irreversible shock. In: L. C. MILLS, and J. H. MOYER: Shock and hypotension, p. 621. New York: Grune & Stratton 1965.

649. —, W. R. BREWSTER, and M. J. ELOVITZ: The influence of vasoconstriction and acidosis on disseminated intravascular coagulation. Surgery **59**, 804 (1966).

649a. —, P. M. JAMES JR., R. W. ANDERSON, C. E. BREDENBERG, and R. L. WEST: Intensive study and treatment of shock im man. J. Amer. med. Ass. **199**, 779 (1967).

650. HARDIN, C., T. H. HENDREN, A. A. PARIS, and C. M. POSER: Pathogenesis of hemorrhagic infarction of the brain. Arch. Neurol. **9**, 473 (1963).

651. HARJOLA, P. T., and A. SIVULA: Gastric ulceration following experimentally induced hypoxia and hemorrhagic shock. Ann. Surg. **163**, 21 (1966 a).

652. — — Prevention of acute gastric shock ulcerations in rabbits with low molecular weight dextran, hydrocortisone, metaraminol and phenoxybenzamine. Acta chir. scand. **132**, 166 (1966 b).

653. HARKINS, H. N.: Recent advances in the study and management of traumatic shock. Surgery **9**, 231, 447, 607 (1941).

654. HARRFELDT, H. P.: Oxypoly-Gelatine, ein neuer Plasmaexpander; seine Eigenschaften. Med. Welt 1297 (1960).

655. —, u. G. HIERHOLZER: Probleme beim Schockpatienten und dessen Behandlung. Med. Klin. **60**, 1781 (1965).

655a. HARRIS, J. M., D. K. LUSCOMBE, and R. H. POYSER: The influence of molecular weight and structure on the vascular permability responses induced by glucose polymers in rat skin. Brit. J. Pharmacol. Chemother. **29**, 16 (1967).

656. HARRIS, L., JR., B. KIRIMLI, and P. SAFAR: Exsanguination treated with dextran, oxygen and controlled hyperventilation. Fed. Proc. **23**, 416 (1964).

556a. HARRIS, L. C., B. KIRIMLI, and P. SAFAR: Augmentation of artificial circulation during cardiopulmonary resuscitation. Anesthesiology 28, 730 (1967).

557. HARRISON, J. H.: Dextran as a plasma substitute with plasma volume and excretion studies on control patients. Ann. Surg. 139, 137 (1954).

558. —, W. F. DURDEN, and A. S. KELLUM: Hydrodextran in the treatment of hemorrhagic shock: With plasma volume, blood volume, protein and excretion studies. Ann. Surg. 142, 824 (1955).

559. HARRISON, W., and A. A. LIEBOW: The effects of massive intravenous infusions with special reference to pulmonary congestion and edema. Yale J. Biol. Med. 26, 372 (1954).

559a. HARTMAN, F. W.: Tissue changes following the use of plasma substitutes. Arch. Surg. 63, 728 (1951).

560. — Fate and disposal of plasma substitutes. Ann. N.Y. Acad. Sci. 55, 504 (1952).

561. HASCHER, H., u. M. HASCHER: Beitrag zur Therapie des Schocks unter besonderer Berücksichtigung der flüssigen Gelatine als Plasmaexpander. Anaesthesist 9, 236 (1960).

562. HÄSSIG, A., B. v. RÜTTE u. K. VETTIGER: Zur Frage der Hepatitisübertragung durch Blut- und Plasmatransfusionen. Schweiz. med. Wschr. 83, 437 (1953).

563. — Der Blutspendedienst des Schweizerischen Roten Kreuzes. Ein Rückblick und Ausblick. Schweiz. Apoth.-Ztg. 92, 736 (1954).

564. — Zur Frage der Hepatitisübertragung durch Blut- und Plasmatransfusionen. Bibl. haemat. 2, 127 (1955).

565. —, S. BARANDUN u. K. STAMPFLI: Zur therapeutischen Verwendung von Plasmafraktionen. Bibl. haemat. 9, 42 (1959).

566. — Hämotherapie mit Plasmafraktionen. Ciba-Filmabend, Bern 1962.

567. — Hämotherapie mit Plasmafraktionen. Triangel 5, 238 (1962).

568. — Militärmedizinische Aspekte der Schocktherapie mit Blut, Plasma und Plasmaersatzpräparaten. 25. Sess. int. offices doc. méd. mil., 3. 9. 1963.

569. — Zur Verhütung von Krankheitsübertragungen durch die Transfusion von Blut, Plasma und Plasmafraktionen. Bibl. haemat. 16, 270 (1963).

570. — Diskussionsbemerkung betr. febrile Transfusionsreaktionen und antileukocytäre Isoimmunisierungen. Bibl. haemat. 16, 388 (1963).

571. — Schockprobleme und Blutersatz unter besonderer Berücksichtigung der Expanderfrage. Basel: Med. Ges. 1965.

572. — Zur Prüfung der serologischen Verträglichkeit bei Bluttransfusionen. Arch. klin. Chir. 313, 64 (1965).

573. — Plasmaexpander. Helv. chir. Acta 33, 335 (1966).

574. — Schockprobleme und Blutersatz unter besonderer Berücksichtigung der Expanderfrage. Anaesthesist 15, 271 (1966).

575. — Aktuelle Probleme der Bluttransfusion. Fortschr. Med. 84, 239 (1966).

576. — Zur Verhütung von Transfusionszwischenfällen. In: K. HUTSCHENREUTER: Anaesthesie und Notfallmedizin, p. 180. Berlin-Heidelberg-New York: Springer 1966.

577. HATCHER, J. D., F. A. SUNHARA, O. G. EDHOLM, and J. M. WOOLNER: The circulatory adjustments to post-hemorrhagic anemia in dogs. Circulat. Res. 2, 499 (1954).

577a. HAUSSMANN, H. G.: Prophylaxe der Transfusionshepatitis. Bibl. haemat. 27, 309 (1967).

578. HAVENS, W. P., JR., and J. R. PAUL: Infectious hepatitis and serum hepatitis. In: T. M. RIVERS, and F. L. HORSFALL JR.: Viral and rickettsial infections of man. p. 570. Philadelphia: Lippincott 1959.

679. HAVERS, L., I. v. BORGSTEDE u. H. BREUER: Klinisch experimentelle Untersuchungen mit einem neuen Plasmaexpander. Dtsch. med. Wschr. 87, 730 (1962).

680. HAYASAKA, H., and J. M. HOWARD: Septic shock. Experimental and clinical studies. Springfield, Ill.: Thomas 1964.

681. HAYNES, B. W., and M. C. DE BAKEY: Evaluation of plasma substitutes in clinical shock. Dextran. Surg. Forum 2, 631 (1952).

682. — Dextran therapy in severe burns. Amer. J. Surg. 88, 684 (1960).

683. — Effect of glyco-algin on blood volume following hemorrhage in the dog; in Second Conference on Artificial Colloidal Agents, p. 130. Washington, D. C.: Nat. Acad. Sci. 1963.

683a. HEBERER, G.: Makromolekulare Stoffe als Blut- und Gewebeersatz. Klin. Wschr. 45, 874 (1967).

684. HECHT, G., u. H. WEESE: Periston, ein neuer Blutflüssigkeitsersatz. Münch. med. Wschr. 90, 11 (1943).

685. —, u. W. SCHOLTAN: Über die Ausscheidung von Polyvinylpyrrolidon durch die normale Niere. Z. exp. Med. 130, 557 (1959).

686. HECKNER, F., u. F. GEHLMANN: Cytologische Beobachtungen zur Kollidon-Speicherung. Z. ges. exp. Med. 127, 213 (1956).

686a. HEGARTY, J. C., and W. M. STAHL: Homologous blood syndrome. J. thorac. cardiovasc. Surg 53, 415 (1967).

687. HEHRE, E. J., and Y. SUGG: Serologically reactive polysaccharides produced through the action of bacterial enzymes. J. exp. Med. 75, 339 (1942).

688. —, and J. M. NEILL: Formation of serologically reactive dextrans by streptococci from subacute bacterial endocarditis. J. exp. Med. 83, 147 (1946).

689. —, and D. M. HAMILTON: Bacterial conversion of dextran into a polysaccharide with the serological properties of dextran. Proc. Soc. exp. Biol. 71, 336 (1949).

690. —, and Y. SUGG: Serological reactivity of dextran plasma substitute. Fed. Proc. 9, 383 (1950).

691. — —, and J. M. NEILL: The serological activity of dextran. Ann. N.Y. Acad. Sci. 55, 467 (1952).

692. HEIDELBERGER, M., and A. C. AISENBERG: Serological reactivity of synthetic polyglucoses. Proc. nat. Acad. Sci., Wash. 39, 453 (1953).

692a. HEIDLAND, A., K. KLÜTSCH, K. W. SCHNEIDER u. A. G. GATHOF: Die Wirksamkeit verschiedener Plasmaexpander auf Nierenhämodynamik und Blutvolumen. Proc. 10th Congr. Soc. Haemat. europ. II, 1530 (1967).

693. HEIM, W., u. W. OSTEN: Beitrag zur Therapie des Wundschockes mit Blut und einigen Blutflüssigkeitsersatzmitteln. Arch. klin. Chir. 278, 453 (1954).

694. — — Zur Klinik und Physiologie der Plasmaexpander-Anwendung. Bibl. haemat. 12, 173 (1961).

695. HEISTØ, H., and I. LUND: Studies on allergic reactions following administration of dextran. J. Oslo City Hosp. 3, 159 (1953).

696. — Overföring av hepatitt ved blodtransfusjon. T. norske Laegeforen. 78, 631 (1958).

697. HEIZ, R.: A year's experience in the production of lyophilized single donor plasma. Vox Sang. 1, 273 (1956).

698. HELLEM, A. J.: The adhesiveness of human blood platelets in vitro. Scand. J. clin. Lab. Invest. 12, suppl. 51 (1960).

699. HELLEM, A. J., A. E. OEDEGAARD, and B. A. SKÄLHEGG: Investigation on adenosine diphosphate (ADP) induced platelet adhesiveness in vitro. I. The ADP-platelet reaction in varius experimental conditions. Thromb. Diath.

699a. HELLFRITZ, H.: Kennzeichnung makromolekularer Stoffe. Kunststoffe 50, 502 (1960).

700. HELLSTRÖM, G., and V. O. BJÖRK: Hemodilution with Rheomacrodex during total body perfusions. J. thorac. cardiovasc. Surg. 45, 395 (1963).

701. HENDREN, T. H., and C. A. HARDIN: Low molecular dextran effect on temporary renal ischemia. Arch. Surg. 88, 206 (1964).

702. HENEGAR, G. C.: Introduction symposium on blood volume. Amer. Surg. 30, 347 (1964).

703. HENRY, C. L., G. C. NELSON, and W. F. PIPES: Fatal rebleeding indices in dogs following administration of blood, plasma, dextran and crystalloid solutions. Amer. Surg. 22, 93 (1956).

704. HERSHEY, S. G.: Shock. Boston: Little Brown 1964.

705. HEYL, J. T., J. G. GIBSON II, and C. A. JANOWAY: Studies on the plasma proteins. V. The effect of concentrated solutions of human and bovine serum albumin on blood volume after acute blood loss in man. J. clin. Invest. 22, 763 (1943).

706. HEYMANN, W., G. NASH, C. GILLKEY, and M. LEWIS: Studies on the causal role of hypoalbuminemia in experimental nephrotic hyperlipemia. J. clin. Invest. 37, 808 (1958).

707. HIGGINS, A. R., H. A. HARPER, J. R. KIMMEL, T. W. BURNS, R. E. JONES JR., T. W. D. SMITH, and C. L. KLEIN: A study of oxypolygelatin in human subjects. J. appl. Physiol. 4, 776 (1952).

708. HILDEBRANDT, F.: Untersuchungen über Dextran als Blutflüssigkeitsersatz. Ärztl. Wschr. 5, 141 (1950).

709. HILL, G. C.: Homologous serum jaundice and its transfer in whole blood transfusion. J. nat. med. Ass. 57, 112 (1965).

710. HILL, J. M., E. E. MUIRHEAD, C. T. ASHWORTH, and W. D. TIGERTT: The use of desiccated plasma with particular reference to shock. J. Amer. med. Ass. 116, 395 (1941).

711. HILLMAN, R. S.: Pooled human plasma as a volume expander. New Engl. J. Med. 271, 1027 (1964).

712. HINSHAW, J. R., W. J. PORIES, P. D. HARRIS, T. P. DAVIS, and S. T. SCHWARTZ: Effect of the molecular size of dextran on liver and kidney oxygen tension. Surg. Forum 11, 360 (1960).

713. HINT, H. C.: The flow properties of erythrocyte suspensions in isolated rabbit's ear; the effects of erythrocyte aggregation, hematocrit and perfusion pressure. Bibl. anat. 4, 112 (1964).

714. — The relationship between the molecular weight of dextran and its effects; in Symposia on Rheomacrodex I, p. 2. London: Pharmacia 1964.

715. — Colloid osmotic effect in isolated perfused rabbit's ear. Bibl. anat. 7, 250 (1965).

716. HIRSH, B. D.: Responsibilities in blood transfusion. Medicoleg. Dig. 1, 21 (1960).

717. HISSEN, W., R. L. SWANK, L. LINO, and G. V. F. SEAMAN: Physicochemical changes in circulating canine blood on exsanguination or administration of histamine. Surg. Gynec. Obstet. 122, 1003 (1966).

718. HOFFMAN, W. S., and D. D. KOZOLL: Fate of intravenously injected gelatin in human subjects. J. clin. Invest. 25, 575 (1946).

719. HOGEN, J. J. : The intravenous use of colloidal gelatin solutions in shock. J. Amer. med. Ass. 54, 721 (1915).

720. HOLLAND, P. V., R. M. RUBINSON, A. G. MORROW, and P. J. SCHMIDT: Gamma globulin in the prophylaxis of posttransfusion hepatitis. J. Amer. med. Ass. 196, 471 (1966).

721. HOLLÄNDER, L. P., u. H. WILLENEGGER: Technisch bedingte Gefahren bei der Übertragung von Blut und Blutersatzmitteln. Bibl. haemat. 16, 231 (1963).

722. HOLM, I., and J. WETTERFORS: Some aspects of the behaviour of plasma albumin on saline infusion. An experimental study in dogs. Acta chir. scand. 132, 33 (1966).

723. HOLMES, J. H., and E. E. PAINTER: The role of extracellular fluid in traumatic shock in dogs. Amer. J. Physiol. 148, 201 (1947).

724. HOPKINS, R. W., G. SABGA, J. PENN, and F. A. SIMEONE: Hemodynamic aspects of hemorrhagic and septic shock. J. Amer. med. Ass. 191, 731 (1965).

725. HORATZ, K., u. R. LANGER: Probleme der Schockbekämpfung im Verteidigungsfalle. Wehrmed. Mitt. 9, 129 (1963).

726. —, u. R. FREY: Schock und Plasmaexpander. Berlin-Göttingen-Heidelberg: Springer 1964.

727. HORSEY, P. J.: Osmolar and electrolyte changes in haemorrhagic shock. Lancet I, 603 (1963).

728. HORVATH, S. M., L. H. HAMILTON, G. B. SPURR, E. B. ALLBAUGH, and B. K. HUTT: Plasma expanders and bleeding time. J. appl. Physiol. 7, 614 (1955).

729. HOSSLI, G.: Prophylaxe und Therapie des posttraumatischen Schockes. Praxis 48, 1130 (1959).

730. HOWARD, J. M: Battle casualties in Korea. Studies of the Surgical Research Team, vol. I, II, III. Washington, D. C.: U.S. Army Med. Serv. Graduate School 1955.

731. —, J. P. FRAWLEY, C. P. ARTZ, and Y. SAKO: The fate of dextran and modified gelatine in casualties with renal insufficiency. Surg. Gynec. Obstet. 100, 207 (1955).

732. —, C. T. TENG, and R. K. LOEFFLER: Studies of dextrans of various molecular sizes. Ann. Surg. 143, 369 (1956).

733. —, R. V. EBERT, W. L. BLOOM, and M. H. SLOAN: The present status of dextran as a plasma expander. Amer. J. Surg. 97, 593 (1959).

734. — Fluid replacement in shock and hemorrhage. J. Amer. med. Ass. 173, 516 (1960).

735. HOWLAND, W. S., O. SCHWEIZER, and C. P. BOYAN: Physiological alterations with massive blood replacement. Surg. Gynec. Obstet. 101, 478 (1955).

736. —, C. P. BOYAN, and O. SCHWEIZER: Ventricular fibrillation during massive blood replacement. Amer. J. Surg. 92, 356 (1956).

737. —, J. W. BELLVILLE, M. B. ZUCKER, C. P. BOYAN, and E. E CLIFTON: Massive blood replacement. V. Failure to observe citrate intoxication. Surg. Gynec. Obstet. 105, 529 (1957).

738. —, R. G. JACOBS, and H. H. GOULET: Evaluation of calcium administration during rapid blood replacement. Anaesth. Analg. 39, 557 (1960).

739. —, and O. SCHWEIZER: Acid base lesion of bank blood. Anesthesiology 25, 102 (1964).

740. — —, and C. P. BOYAN: Massive blood replacement without calcium administration. Surg. Gynec. Obstet. 118, 814 (1964).

741. — — — The effect of buffering on the mortality of massive blood replacement. Surg. Gynec. Obstet. 121, 777 (1965).

742. HOWLAND, W. S., and O. SCHWEIZER: Diagnosis and therapy of the physiologic changes occurring during shock and massive transfusion. In: L. R. ORKIN: Management of the patient in shock. Clin. Anesth. 2, 25 (1965).

743. HOXWORTH, P. I., W. E. HAESLER JR., and H. SMITH JR.: The risk of hepatitis from whole blood and stored plasma. Surg. Gynec. Obstet. 109, 38 (1959).

744. HOYE, R. C., A. S. KETCHAM, and N. I. BERLIN: Total red cell and plasma volume alterations occurring with extensive surgery in humans. Surg. Gynec. Obstet. 123, 27 (1966).

745. HOYT, R. K., E. DOMANIG, P. HAHNLOSER, N. A. DELIN, and W. G. SCHENK: Blood viscosity alteration following hemorrhage and after volume restitution with saline, plasma, dextrans, or shed blood. Surg. Forum 15, 34 (1964).

746. HUDSPETH, A. S., and A. R. CORDELL: Cardiovascular responses to induced hypervolemia. Ann. Surg. 164, 183 (1966).

747. HÜGIN, W.: Plasma-Expander. Anaesthesist 8, 280 (1959).

748. HUGGINS, C. E.: Frozen blood—clinical experience. Surgery 60, 77 (1966).

749. HUGGINS, R. A., E. L. SMITH, and S. DEAVERS: Some effects of autologous and homologous blood or plasma overtransfusions in the dog. Amer. J. Physiol. 209, 673 (1965).

750. HUGUENARD, R.: Etude clinique du dextran de bas poids moléculaire (d.b.p.m.) „Rheoslug-Rhéomacrodex". Ann. Anesth. 5, 767 (1964).

751. HULME, B., and L. J. LAWSON: Renal failure and low molecular weight dextran. Brit. med. J. II, 1455 (1966).

752. HUME, R.: Blood volume expansion effect of Rheomacrodex. In: Symposia on Rheomacrodex vol. 2, p. 38. London: Pharmacia 1964.

753. HUMMEL, K., u. T. HALSE: Theoretische Grundlagen der blutstillenden Wirkung von Kolloiden. Klin. Wschr. 30, 688 (1952).

753a. HUNT, P. S., and T. S. REEVE: Arterial thrombus prevention and dissolution after low molecular weight dextran infusion in sheep. Med. J. Austr. I, 539 (1967).

754. HUNZINGER, W. A., H. WILLENEGGER u. A. L. MEIER: Blutvolumetrie mit I131-Albumin nach Infusion von Plasmaersatzmitteln. Klin. Wschr. 32, 777 (1954).

755. HUEPER, W. C.: Experimental carcinogenic studies on macromolecular chemicals. Cancer 10, 8 (1957).

756. — Bioassay on polyvinylpyrrolidones with limited molecular weight range. J. nat. Cancer Inst. 26, 229 (1961).

757. HÜSSELMANN, H.: Speicherungserscheinungen beim Menschen nach Periston. Klin. Wschr. 33/34, 801 (1952).

758b. —, L. I. PENA, and A. E. LENHERT: Thrombophlebitis in pregnancy. Amer. J. Obstet. Gynec. 97, 901 (1967).

758a. HUSNI, E. A.: The edema of arterial reconstruction. Circulation 36/37, suppl. 1, 169 (1967).

758b. —, L. I. PENA, and A. E. LENHERT: Thrombophlebitis in pregnancy. Amer. J. Obstet. Gynec. 97, 901 (1967).

759. HUTCHISON, J. L., S. O. FREEDMAN, B. A. RICHARDS, and A. S. V. BURGEN: Plasma volume expansion and reactions after infusion of autologous and nonautologous plasma in man. J. lab. clin. Med. 56, 734 (1960).

760. —, and A. S. V. BURGEN: Infusion of non-autologous plasma, effects of chlorpheniramine, prednisolone and adrenaline. Brit. med. J. II, 904 (1963).

761. HYDE, G. M., N. I. BERLIN, R. J. PARSONS, and B. WHITTINGTON: The blood volume expansion produced by gelatin, serum albumin, and plasma. Surg. Gynec. Obstet. 95, 657 (1952).
762. INGELMAN, B., and K. SIEGBAHN: An electron-microscopic study of dextran molecules. Ark. Kemi 18 b, 1 (1944 a).
763. — — Dextran and levan molecules studied with the electron microscope. Nature (London) 154, 237 (1944 b).
764. — Dextran and its use as a plasma substitute. Acta chem. scand. 1, 738 (1947).
765. — Investigations on dextran and its application as a plasma substitute. Upsala Läk. Fören. Förh. 54, 107 (1949).
766. — The chemistry of dextran and properties of low molecular weight dextran and other dextran preparations. In: Conference on Evaluation of Low Molecular Weight Dextran, p. 2. Washington, D. C.: Nat. Acad. Sci 1963.
767. INGRAHAM, R. C., and H. C. WIGGERS: Alkalinizing agents and fluid priming in hemorrhagic shock. Amer. J. Physiol. 144, 505 (1945).
768. INTAGLIETTA, M., and B. W. ZWEIFACH: Indirect method for measurement of pressure in blood capillaries. Circulat. Res. 19, 199 (1966).
769. IVY, A. C., H. GREENGARD, I. F. STEIN, F. S. GRODINS, and D. F. DALTON: Effect of various blood substitutes in resuscitation after otherwise fatal hemorrhage. Surg. Gynec. Obstet. 76, 85 (1943).
770. JACOBAEUS, U., L. TROELL, and B. ÅBERG: Erfarenheter av lågmolekylärt dextran. Nord. Med. 53, 666 (1955).
771. — Studies on the effect of dextran on the coagulation of blood. Acta med. scand. 157, suppl. 322 (1957).
772. JACOBELLIS, P., and M. VITELLI: L'uso dell'Emagel nella pratica ospedaliera. Minerva chir. 21, 31 (1966).
773. JACOBSSON, L.: Intravenous infusion of clinical B 512 dextran in normal human subjects with dextran-reacting antibodies in serum. Acta Soc. Med. upsalien. 63, 196 (1958).
774. —, and R. WIKSTRÖM: The detection of dextran-reacting antibodies in human serum. Acta Soc. Med. upsalien. 63, 180 (1958).
775. —, and J. ZSIGA: Dextran-reacting antibodies in human serum. Acta Soc. Med. upsalien. 63, 165 (1958).
776. — — The effect of intravenous infusion of dextran on blood pressure in Leuconostoc-immunized rabbits. Acta Soc. Med. upsalien. 63, 188 (1958).
777. JAHNKE, E. J., JR., and S. F. SEELEY: Acute vascular injuries in the Korean war. Ann. Surg. 138, 158 (1953).
778. JAMES, J. D., and E. J. STOKES: Effect of temperature on survival of bacteria in blood for transfusion. Brit. med. J. II, 1389 (1957).
779. JAENIKE, J., and C. WATERHOUSE: Metabolic and hemodynamic changes induced by the prolonged administration of dextran. Circulation 11, 1 (1955).
780. JANOTA, M., H. NECHELES, R. E. WESTON, V. WEISSMAN, and O. LEVINSON: Gelatin infusion in hemorrhagic shock. Exp. Med. Surg. 1, 298 (1943).
781. JANSONIUS, N. J., and W. G. ZIJLSTRA: Various factors influencing rouleaux formation of erythrocytes studied with the aid of syllectometry. Proc. kon. nederl. Akad. Wet. 68, 121 (1965).
782. JANZARIK, H., u. H. G. LASCH: Plasmaersatzstoffe beim akuten Blutverlust des Kaninchens. Helv. chir. Acta 33, 302 (1966).
783. JEANES, A.: Dextran, a selective bibliography. U.S. Dept. of Agriculture AIC, 288, 1952.

784. JEANES, A.: Preparation of dextrans from growing Leuconostoc cultures. In: R. WHISTLER: Methods in carbohydrate chemistry 5, 118. New York: Acad. Press 1965.

785. JECKELN, E.: Über gewebliche Äußerungen des Säuglingsorganismus nach wiederholten Periston-Gaben. Virchows Arch. path. Anat. 322, 529 (1952).

786. JENKINS, M. T., A. H. GIESECKE JR., and G. T. SHIRES: Electrolyte therapy in shock: Management during anesthesia. Clin. Anesth. 2, 40 (1965).

787. JENKINS, W. J.: Blood groups and blood transfusion. Practitioner 195, 159 (1965).

788. JENKNER, F. L.: Orientierende Untersuchung über die hämodynamischen Verhältnisse an „durchblutungsgestörten" Extremitäten peripher von Gefäßverschlüssen. Z. Kreisl.-Forsch. 54, 300 (1965).

788a. JOHANSEN, S. H., and M. B. LAVER: Cardiovascular effects of severe anemic hypoxia. Acta anaesth. scand. suppl. 24, 63 (1966).

789. JOHNSTON, E. V., and J. S. LUNDY: Use of dextran (Macrodex) in burns. Amer. J. Surg. 85, 713 (1953).

790. JOHNSTON, G. S., W. T. PEARSON, and G. P. MURPHY: The hemodynamic alterations induced by low molecular weight dextran in normotension and hypotension. I. Simultaneous direct measurement of cardiac and renal hemodynamics. Invest. Urol. 1, 566 (1964).

791. JÓZSA, L., L. SAJTOS, M. PERNECZKY u. G. LUSZTIG: Chemische Untersuchung der Aortenwand in experimenteller und durch Dextran gehemmter Cholesterinsklerose. Z. ges. inn. Med. 16, 935 (1961).

792. —, M. PERNECZKY u. G. LUSZTIG: Histologische Beobachtungen bei Behandlung mit Dextran und bei experimenteller Cholesterinsklerose. Zbl. allg. Path. path. Anat. 103, 200 (1962).

793. —, L. SAJTOS, M. PERNECZKY, J. PATAKI, L. SZIKULAI u. G. LUSZTIG: Dextran und Histaminwirkung. Z. ges. inn. Med. 17, 173 (1962).

794. JUDD, D., T. HARENDEEN, and H. B. SHUMACKER'JR.: Influence of mannitol and low molecular weight dextran upon renal blood flow. Surgery 56, 529 (1964).

795. JULLIARD, J., P. H. BONNEL, J. LASSNER et M. HASCHER: Clinical study of modified fluid gelatin. Bibl. haemat. 7, 282 (1958).

796. JUST, O. H., u. H. LUTZ: Genese und Therapie des hämorrhagischen Schocks. Stuttgart: Thieme 1965.

797. JUST-VIERA, J. O., and G. H. YEAGER: Prevention of thrombosis in the inferior vena cava. Surg. Gynec. Obstet. 117, 271 (1963).

798. — — Protection from thrombosis in large veins. Surg. Gynec. Obstet. 118, 354 (1964).

799. —, W. B. STAUFER, and G. H. YEAGER: Antithrombogenic properties of dextran. Clin. Med. 31 (1966).

800. KABAT, E. A., and D. BERG: Production of precipitine and cutaneous sensitivity in man by injection of small amounts of dextran. Ann. N.Y. Acad. Sci. 55, 471 (1952).

801. — — Dextran—an antigen in man. J. Immunol. 70, 514 (1953).

802. — Some configurational requirements and dimensions of the combining site on an antibody to a naturally occurring antigen. J. Amer. chem. Soc. 76, 3709 (1954).

803. —, D. BERG, D. RITTENBERG, L. PONTECORVO, M. EIDENOFF, and L. HELLMAN: Precipitation of C^{14}-labelled dextran by human anti-dextran. J. Amer. chem. Soc. 76, 564 (1954).

804. KABAT, E. A.: Heterogeneity in extent of the combining regions of human antidextran. J. Immunol. 77, 377 (1956).

805. —, G. M. TURINO, A. B. TARROW, and P. H. MAURER: Studies on the immuno-chemical basis of allergic reactions to dextran in man. J. clin. Invest. 36, 1160 (1957).

806. —, and A. E. BEZER: The effect of variation in molecular weight on the antigenicity of dextran in man. Arch. Biochem. 78, 306 (1958).

807. KAHN, D. R., J. C. CERNY, R. W. S. LEE, and H. SLOAN: The effect of dextran and mannitol on renal function during open-heart surgery. Surgery 57, 676 (1965).

808. KALRA, S. L., G. SINGH, M. RAM, and S. O. WALLER: A modified gelatin as a plasma expander. Experiments on haemorrhaged dogs. Indian J. med. Res. 46, 171 (1958).

809. —, G. SINGH, M. RAM, and S. O. WALLER: A modified gelatin as a plasma expander. Indian J. med. Res. 46, 179 (1958).

810. KARLSON, K. E., and L. Y. SENN: Simultaneous determination of red cell mass and plasma volume with Cr^{51} and I^{131} using a pulse height analyzer. Ann. Surg. 158, 309 (1963).

810a. — A. A. GARZON, G. W. SHAFTAN, and C. J. CHU: Increased blood loss associated with administration of certain plasma expanders: Dextran 75, dextran 40 and hydroxyethyl starch. Surgery 62, 670 (1967).

811. KATZ, R., H. DUCCI, H. BENNETT, and J. RODRIGUEZ: Incidence of hepatitis following transfusions of whole blood. Amer. J. clin. Path. 27, 406 (1957).

812. KEDDIE, N. C., J. L. PROVAN, and W. G. AUSTEN: Central venous pressure, blood volume determinations, and the effects of vasoactive drugs in hypo-volemic shock. Surgery 60, 427 (1966).

813. KEITH, N. M., L. G. ROWNTREE, and J. T. GERAGHTY: A method for the deter-mination of plasma and blood volume. Arch. intern. Med. 16, 547 (1915).

814. KELER-BAČOKA, M., Z. PUČAR, and A. BENAŠ: A paper strip electrophoretic examination of the action of dextran in colloidal solution on human serum. Experientia 16, 488 (1960).

815. — Die Wirkung von Dextran in kolloider Lösung auf Serumlipide verschie-dener Tiergattungen. Zbl. Vet. Med. 9, 46 (1962).

816. — The characteristic specificity of plasmocytoma lipids concerning their resistance to form DL-fractions with colloidal dextran. Experientia 21, 338 (1965).

816a. KHO, L. K., and W. C. SHOEMAKER: Cardiorespiratory changes in acute hemorrhage. Surg. Gynec. Obstet. 124, 826 (1967).

817. KIEF, H., u. K. ENGELBART: Reabsorptive Vacuolisation der gewundenen Nie-renhauptstücke. Frankf. Z. Path. 75, 53 (1966).

818. KILLIAN, R.: Haemaccel, ein neuer Expander, zugleich ein Beitrag zur Steue-rung einer Infusion. Med. Klin. 58, 560 (1963).

819. KILLMAN, S.-Å.: Leucocyte agglutinins. Oxford: Blackwell 1960.

820. KILMAN, J. W., and J. A. WALDHAUSEN: Failure of low molecular weight dex-tran to increase peripheral flow in the face of controlled cardiac output. Surg. Forum 16, 36 (1965).

820a. —, J. A. WALDHAUSEN, and H. B. SHUMACKER: Effects of low molecular weight dextran on peripheral blood flow with controlled cardiac output. Ann. Surg. 166, 190 (1967).

821. KINNEY, J. M.: Lecture Outlines; Postgraduate course on pre- and post-operative care. Chicago: Amer. Coll. Surg. 1966.

822. KIRCHNER, E., u. H. OEHMIG: Schock und Kollaps. In: H. BÜRKLE DE LA CAMP u. M. SCHWAIGER: Hb. d. ges. Unfallheilk., 3. Aufl., p. 309. Stuttgart: Enke 1963.

823. —, H. HUNDESHAGEN u. E. H. GRAUL: Über die Fehlerbreite der „Blutvolumenbestimmung" mit RISA im Volemetron. Atompraxis 9, 373 (1963).

824. — Bluttransfusion und Schocktherapie. Arch. klin. Chir. 313, 119 (1965).

825. —, I. LIETZ u. A. WÜRTERLE: Zur Therapie der „akuten tonischen Kreislaufinsuffizienz". Z. Geburtsh. Gynäk. 164, 282 (1965).

826. KIVIKOSKI, J., S. LUNDBOM, and J. T. AIRAKSINEN: The dextran concentration in the umbilical cord of a newborn infant. Acta anaesth. scand. suppl. 24, 33 (1966).

827. KLASSEN, G. A., and R. A. MILCH: Extraction of aortic wall lipids by high molecular weight dextran. J. surg. Res. 6, 312 (1966).

828. KLEINBERG, W., J. W. REMINGTON, W. J. EVERSOLE, R. R. OVERMAN, and W. W. SWINGLE: The effectiveness of plasma, gelatin and saline transfusions in preventing shock induced by leg muscle trauma and tourniquets. Amer. J. Physiol. 140, 197 (1943).

829. KLIMAN, A.: Presently useful plasma volume expanders. Anaesthesiology 27, 417 (1966).

830. KLÜTSCH, K. VON, A. HEIDLAND u. H. KAMMERER: Nierenfunktion nach Infusion von niedermolekularem Dextran. Med. Klin. 60, 464 (1965).

831. KNIGHT, C. P. F.: A blood heater for use in transfusion. Lancet II, 862 (1962).

832. KNISELEY, M. H.: Experimental separation of quite different types of circulatory shock. In: L. C. MILLS, and G. H. MOYER: Shock and hypotension, p. 295. New York: Grune & Stratton 1965.

833. KNUTSON, R. C., J. L. BOLLMAN, and J. S. LUNDY: Comparative effectiveness of certain volemic substances in maintaining plasma volume after blood loss. Surg. Forum 2, 637 (1952).

834. KOEKENBERG, L. J. L.: Experimental use of Macrodex as a prophylaxis against post-operative thrombo-embolism. Bull. Soc. int. Chir. 21, 501 (1962).

835. KOLETSKY, S., and G. E. GUSTAFSON: Reversibility of tourniquet shock with massive saline therapy. Amer. J. Physiol. 182, 439 (1955).

836. KOOP, C. E., and L. BULLITT: Gelatin as plasma substitute; effect of gelatin infusion on subsequent typing and crossmatching of blood with method of eliminating phenomenon of pseudoagglutination. Amer. J. med. Sci. 209, 28 (1945).

837. KORTH, J., u. H. HEINLEIN: Vergleichende experimentelle Untersuchungen über die kreislaufauffüllende Wirkung verschiedener Blutersatzmittel. Arch. klin. Chir. 278, 36 (1954).

838. KØSTER, K. H., M. SCHWARTZ, V. SELE, and E. SINDRUP: Blood-volume changes after infusion of dextran solutions. Lancet II, 262 (1957).

839. KREBS, J.-J., u. P. SCHARENBERG: Serumhepatitis nach Bluttransfusionen. Dtsch. med. Wschr. 84, 1376 (1959).

840. KRØLL, J., and R. DYBKJAER: In vitro—precipitations in plasma by low molecular weight dextran. Scand. J. clin. Lab. Invest. 16, 31 (1964).

841. — Studies on the effect of low molecular weight dextran upon the clotting process in vitro. Scand. J. clin. Lab. Invest. 17, 51 (1965).

842. KUHN, L. A., H. WEINRAUCH, T. JACOBSON, R. APTER, and L. MELTZER: Hemodynamic effects of low molecular weight dextran in experimental myocardial infarction with shock. Clin. Res. 11, 169 (1963).

843. KUNIN, C. .M: Serum hepatitis from whole blood: Incidence and relation to source of blood. Amer. J. med. Sci. 237, 293 (1959).

844. KWAK, H. H., H. B. MANDELL, and D. R. WILSON: Beneficial effect of low molecular weight dextran on acute ischemic limb. Surg. Forum 15, 230 (1964).

845. LAAFF, H., H. GIERTZ, F. HAHN u. B. WIRTH: Zum Mechanismus der Dextranwirkung bei der Ratte. Arch. int. Pharmacodyn. 162, 30 (1966).

845a. LAFRANCE, L., and J. LE BLANC: Effects of compound 48/80, chlorpromazine, dextran, and reserpine in rabbits fed a 1% cholesterol diet. Canad. J. Physiol. Pharmacol. 45, 215 (1967).

846. LAMBERT, J., G. JOHNSON, and R. M. PETERS: Cardiovascular response to electrolyte fluid overload. Surg. Forum 17, 52 (1966).

847. LAMPE, W. T.: Interstitial nephritis. Angiology 16, 281 (1965).

848. LAMPERT, H.: Die Verhütung des Kreislaufkollapses durch Blutersatzflüssigkeiten. Hippokrates 22, 264 (1951).

849. LAMSON, P. D., and W. E. DE TURK: Studies on shock induced by hemorrhage. XI. A method for the accurate control of blood pressure. J. Pharmacol. exp. Ther. 38, 250 (1945).

850. LANDIS, E. M., and J. R. PAPPENHEIMER: Exchange of substances through the capillary walls. In: Handbook of physiology, section 2, p. 961. Washington, D. C.: Amer. Physiol. Soc. 1963.

851. LANG, K., u. H. SCHWIEGK: Blutersatzmittel. Wien. klin. Wschr. 39/40, 579 (1943).

852. —, R. FREY u. M. HALMÁGYI: Infusionstherapie. Anaesth. Resusc. 13, Berlin-Heidelberg-New York: Springer 1966.

853. LANGDELL, R. D., E. ADELSON, F. W. FURTH, and W. H. CROSBY: Dextran and prolonged bleeding time. Results of a sixty-gram, one-liter infusion given to one hundred sixty-three normal human subjects. J. Amer. med. Ass. 166, 346 (1958).

854. LANGSJOEN, P. H.: Electrocardiographic changes in acute myocardial infarction treated with low molecular dextran. J. lab. clin. Med. 60, 993 (1962).

855. —, S. A. SANCHEZ, and N. C. HIGHTOWER: Laboratory observations in acute myocardial infarction treated with low molecular dextran. Clin. Res. 11, 55 (1963).

856. — The use of low molecular weight dextran in acute myocardial infarction. In: Conf. on Evaluation of Low Molecular Weight Dextran in Shock, p. 113. Washington, D. C.: Nat. Acad. Sci. 1963.

857. —, H. S. FALCONER, S. A. SANCHEZ, and D. J. LYNCH: Observations in treatment of acute myocardial infarction with low molecular dextran. Angiology 14, 465 (1963).

858. — Use of low molecular dextran in acute myocardial infarction. Texas St. J. Med. 61, 92 (1965).

859. — Obervations in the excretion of low molecular dextran. Angiology 16, 148 (1965).

860. — Blood viscosity changes in acute myocardial infarction. Postgrad. Med. 36, A-42 (1966).

861. LANGSTON, H. T., G. MILLES, and W. DALESSANDRO: Further experiences with autogenous blood transfusions. Ann. Surg. 158, 333 (1963).

862. LARCAN, A., M. CALAMAI et B. GENETET: Emploi clinique d'un dextran de poids moléculaire faible. Thérapie 20, 1265 (1965).

863. —, G. RAUBER, P. MATHIEU, P. MASSE et M. CALAMAI: Le syndrome métabolique gravissime secondaire aux révascularisations trop tardives après ischémies prolongées. Presse méd. 73, 1819 (1965).

364. LARCAN, A., F. STREIFF, A. PETERS et B. GENETET: Détermination de la viscosité de substituts du plasma. Agressologie 7, 229 (1966).

365. LARENG, L., G. VOURC'H et coll.: Le plasmagel. 15e Congr. français d'Anesthésie-Réanimation, Toulouse 1965.

365b. —, J. DUCOS, L. BOISSON, C. VIRENQUE, F. LEPERT et J.-C. QUILICI: Incidence d'un soluté de dextran de bas poids moléculaire sur les mécanismes de l'hémostase en période post-opératoire. Presse méd. 75, 341 (1967).

366. LARSEN, O. A.: The plasma volume in man. Scand. J. clin. Lab. Invest. 17, suppl. 86, 63 (1965).

367. LAURELL, A.: Influence of dextran on the conversion of fibrinogen to fibrin. Scand. J. clin. Lab. Invest. 3, 262 (1951).

368. LAURENT, T. C.: The interaction between polysaccharides and other macromolecules. V. The solubility of proteins in the presence of dextran. Biochem. J. 89, 253 (1963).

369. LAVER, M. B.: Sauerstofftransport, Erythrocytenkonservierung und extrakorporale Zirkulation. Anaesthesist 13, 110 (1964).

370. —, and H. H. BENDIXEN: Atelectasis in the surgical patient, recent conceptual advances. Progr. Surg. 5, 1 (1966).

371. LAWRENCE, A. C. K., and G. WALTERS: The extraction of Evans Blue (T 1824) from plasma and the measurement of plasma volume. J. clin. Path. 12, 123 (1959).

872. LAWSON, H., and W. S. REHM: The relation value of various fluids in replacement of blood lost by hemorrhage, with special reference to the value of gelatin solutions. Amer. J. Physiol. 140, 431 (1943).

873. LEDERMANN, K. L.: Zur Frage der Hepatitisübertragung durch menschliche Plasmafraktionen. Praxis 49, 273 (1960).

874. LEE, W. H., JR.: Red blood cell envelope in intravascular hemagglutination. In: Conf. on Evaluation of Low Molecular Weight Dextran in Shock, p. 40. Washington, D. C.: Nat. Acad. Sci 1963.

875. —, and N. S. WALSH: Effect of low molecular weight dextrans on blood sludging. In: L. C. MILLS, and J. H. MOYER: Shock and hypotension, p. 655. New York: Grune & Stratton 1965.

876. LEHANE, D., C. M. S. KWANTES, M. G. UPWARD, and D. R. THOMSON: Homologous serum jaundice. Brit. med. J. II, 572 (1949).

877. LEHMANN, W.: Osmo- und Onkotherapie, insbesondere bei Hirndruck und Hirnödem. Med. Klin. 60, 1555 (1965).

878. LEPLEY, D., JR., C. J. MANI, and E. H. ELLISON: Influence of low molecular weight dextran on acute occlusion of the mesenteric vein. Surg. Forum 12, 328 (1961).

879. — — — Superior mesenteric venous occlusion. A study using low molecular weight dextran to prevent infarction. J. surg. Res. 2, 403 (1962).

880. —, M. WEISFELDT, A. S. CLOSE, R. SCHMIDT, J. BOWLER, R. C. KORY, and E. H. ELLISON: Effect of low molecular weight dextran on hemorrhagic shock. Surgery 54, 93 (1963).

881. LEVEEN, H. H., H. S. PASTERNACK, J. LUSHIN, R. SHAPIRO, E. BECKER, and A. H. HELFT: Hemorrhage and transfusion as major cause of cardiac arrest. J. Amer. med. Ass. 173, 720 (1960).

882. —, B. SCHATMAN, and G. FALK: The consequence of repeated infusions of potassium in acute compensated hypovolemia. Surgery 47, 364 (1960).

882a. LEVINSON, S. O., M. JANOTA, F. ARIMOTO, and H. NECHELES: Gelatin solution in the treatment of shock from graded hemorrhage. Surg. Gynec. Obstet. 84, 925 (1947).

883. LEVY, S. W., and R. L. SWANK: Relationship of native heparin to clearing of an alimentary lipemia. Proc. Soc. exp. Biol. 82, 553 (1953).

884. LEWIS, D. H., and S. MELLANDER: Competitive effects of sympathetic control and tissue metabolites on resistance and capacitance vessels and capillary filtration in skeletal muscle. Acta physiol. scand. 56, 162 (1962).

885. LEWIS, J. H., I. L. F. SZETO, W. L. BAYER, M. TAKAORI, and P. SAFAR: Severe hemodilution with hydroxyethyl starch and dextrans. Arch. Surg. 93, 941 (1966).

886. LEWIS, L. A., I. H. PAGE, and O. GLASSER: Plasma proteins (electrophoretic technique) in normal and shocked dogs. Amer. J. Physiol. 161, 101 (1950).

887. LIECHTI, R.: Lues bei Blutspendern. Praxis 53, 1174 (1964).

888. LILJEDAHL, S. O., B. OLHAGEN, L. O. PLANTIN, and G. BIRKE: Studies on burns. VII. Acta chir. scand. suppl. 309 (1963).

889. LILLEHEI, R. C., J. K. LONGERBEAM, J. H. BLOCH, and W. G. MANAX: The nature of irreversible shock. Ann. Surg. 160, 682 (1964).

890. — — — — The modern treatment of shock based on physiologic principles. Clin. Pharmacol. Ther. 5, 63 (1964).

891. — — — — Experimental irreversible shock. In: S. G. HERSHEY: Shock, p. 181. Boston: Little Brown 1964.

892. LINDÉN, L.: Myocardial infarction treated with low molecular weight dextran. Lancet II, 759 (1964).

892a. LINDÉN, L.: Reomacrodex-behandling vid hjärtinfarkt. Nord. Med. 78, 954 (1967).

893. LINDENSCHMIDT, T. O.: Traumatischer Schock. Chirurg 36, 145 (1965).

894. LINDNER, J.: Experimentelle Untersuchungen zum Abbau von Polysacchariden in Lymphknoten. Verh. dtsch. Ges. Path. 37, 197 (1953).

895. — Über das Schicksal des Dextrans im menschlichen Organismus. Verh. dtsch. Ges. Path. 38, 162 (1954).

896. — Histochemische Untersuchungen über das Schicksal von Blutflüssigkeits-ersatzmitteln im menschlichen und tierischen Organismus. Bibl. haemat. 5, 190 (1955).

897. — Über die Bedeutung und das Schicksal makromolekularer Stoffe im menschlichen Organismus mit besonderer Berücksichtigung des Dextran. Ärztl. Forsch. 10, 275 (1956).

898. — Zur Pathologie des Blutflüssigkeitsersatzes. Arzneimittelforsch. 8, 569 (1958).

899. — Stoffwechsel des Dextrans aus der Sicht des Pathologen. Anaesthesist 8, 55 (1959).

900. — Die Pathologie der geschädigten Niere (und die Verwendung von Plasma-expandern). Anaesthesist 9, 254 (1959).

901. —, u. W. GUSEK: Elektronenmikroskopische Untersuchungen an Lymphknoten nach Dextranzufuhr. Frankf. Z. Path. 70, 367 (1960).

902. — Tierexperimentelle Untersuchungen zum Problem der sog. Polymerkrebse. Verh. dtsch. Ges. Path. 44, 272 (1960).

903. — Morphologische Untersuchungen über das Schicksal von Plasmaexpandern. In: K. HORATZ u. R. FREY: Schock und Plasmaexpander, p. 23. Berlin-Göttingen-Heidelberg: Springer 1964.

904. LISTER, J., I. F. MCNEILL, V. C. MARSHALL, L. F. PLZAK, F. J. DAGHER, and F. D. MOORE: Transcapillary refilling after hemorrhage in normal man: Basal rates and volumes; effect of norepinephrine. Ann. Surg. 158, 698 (1963).

905. LISTER, J., M. S. WIN, and R. P. ALTMAN: Factors influencing homeostatic responses to hemorrhage. Surgery 60, 43 (1966).
906. LITTLE, J. M., and H. S. WELLS: Capillary permeability to intravenously administered gelatin. Amer. J. Physiol. 138, 495 (1943).
907. —, J. LOEWENTHAL, and F. H. MILLS: Venous thromboembolic disease. Brit. J. Surg. 53, 657 (1966).
908. LITWAK, R. S., R. SLONIM, B. G. WISOFF, and H. L. GADBOYS: Homologous blood syndrome during extracorporeal circulation in man. II. Phenomena of sequestration and desequestration. New Engl. J. Med. 268, 1377 (1963).
909. — Late volumetric alterations after clinical extracorporeal circulation. Amer. Surg. 30, 349 (1964).
910. —, H. L. GADBOYS, M. KAHN, B. G. WISOFF, and H. PICKHOLTZ: High flow total body perfusion utilizing diluted perfusate in a large prime system. J. thorac. cardiovasc. Surg. 49, 74 (1965).
911. LITWIN, M. S., L. L. SMITH, and F. D. MOORE: Metabolic alkalosis following massive transfusion. Surgery 45, 805 (1959).
912. —, C. W. WALTER, P. EJARQUE, and E. D. REYNOLDS: Synergistic toxicity of gram-negative bacteria and free colloidal hemoglobin. Ann. Surg. 157, 485 (1963).
913. —, S.-E. BERGENTZ, A. CARSTEN, L.-E. GELIN, C.-M. RUDENSTAM, and B. SÖDERHOLM: Hidden acidosis following intravascular red blood cell aggregation in dogs. Ann. Surg. 161, 532 (1965).
914. LÖFSTRÖM, B.: Induced hypothermia and intravascular aggregation. Acta anaesth. scand. suppl. 3 (1959).
915. LOMONACO, F.: Lo shock ed il ripristino della massa liquida circolante (esperienze cliniche con plasmaexpander). Minerva anest. 29, 379 (1963).
916. LONG, D. M., L. SANCHEZ, R. L. VARCO, and C. W. LILLEHEI: The use of low molecular weight dextran and serum albumin as plasma expanders in extracorporeal circulation. Surgery 50, 12 (1961).
917. — The status of plasma expanders in open heart surgery. Dis. Chest. 41, 578 (1962).
918. —, M. W. MYER, E. B. BROWN, JR., and C. W. LILLEHEI: Myocardial necrosis and electrocardiographic changes related to microcirculatory abnormalities. Amer. J. Cardiol. 10, 695 (1962).
919. — Pharmacology of low molecular weight dextran and its effect on clotting and crossmatching. Conf. on Evaluation of Low Molecular Weight Dextran in Shock, p. 26. Washington, D. C.: Nat. Acad. Sci 1963.
920. LOENNECKEN, S. J.: Diskussionsbemerkung. Anaesthesist 8, 42 (1959).
921. LOSTUMBO, M. M., P. V. HOLLAND, and P. J. SCHMIDT: Isoimmunization after multiple transfusion. New Engl. J. Med. 275, 141 (1966).
922. Low Molecular Weight Dextran (Rheomacrodex). Symposium held at the Roy. Soc. Med., London. Uppsala: Pharmacia 1963.
923. LUND, J., H. HEISTØ, and C. MÜLLER: Observations on adjustments of blood volume and circulation following infusion of whole blood and dextran in blood depleted dogs. J. Oslo City Hosp. 4, 101 (1954).
924. LUNDSGAARD-HANSEN, P.: Zum Vergleich von Dextran- und Gelatine-Expandern. Méd. Hyg. 746, 840 (1966).
925. —, A. v. GRAFFENRIED u. H. RIEDWYL: Die therapeutische Wirkung von Blut, Macrodex, Physiogel und Ringer-Lösung in einem standardisierten hämorrhagischen Schock. Helv. chir. Acta 33, 558 (1966).
925a. — Zur Expanderfrage. Schweiz. Z. Militärmed. 44, 9 (1967).

925b. LUNDSGAARD-HANSEN, P., H. RIEDWYL u. A. HÄSSIG: Vergleich von Dextran und Gelatine als Plasmaersatzmittel. Anaesthesist 16, 206 (1967).

926. LUNDY, J. S., E. B. TUCHY, R. D. ADAMS, L. H. MOUSEL, T. H. SELDON, and J. W. PENDER: Annual Report for 1946 of the section on Anesthesiology: Including data and remarks concerning blood transfusion and the use of blood substitutes. I. Proc. Mayo Clin. 22, 357 (1947).

927. —, and H. K. GRAY: Dextran in supportive therapy with comments on Periston and gelatin. Arch. Surg. 61, 55 (1950).

928. — New solutions. Minnesota Med. 34, 21 (1951).

929. LÜSCHER, E. F., u. B. TSCHIRREN: Nebeneffekte von Plasmaexpandern. Anaesthesist 9, 211 (1960).

930. LUSKY, L. M., and A. A. NELSON: Fibrosarcoma induced by multiple subcutaneous injections of carboxy-methylcellulose (CM), polyvinyl-pyrrolidone (PVP) and polyoxyethylene sorbitan monostearate. Fed. Proc. 16, 318 (1957).

931. LUSZTIG, G., L. SAJTOS, J. PATAKY, L. JOSZA u. M. PERNECZKY: Die Wirkung von Dextran im Spiegel der hämochemischen Untersuchungen. Z. ges. inn. Med. 16, 807 (1961).

932. —, L. JOZSA, M. PERNECZKY, L. SAJTOS, P. PATAKY u. L. SZIKULAI: Die Frage des antiatherogenen Effekts und Wirkungsmechanismus des Dextrans. Z. ges. inn. Med. 17, 114 (1962).

933. — — — — Hemmung der experimentellen Cholesterinsklerose mit Dextran. Z. ges. inn. Med. 17, 152 (1962).

934. LUTZ, J., u. W. SCHEGA: Plasmavolumenbestimmungen nach Verwendung partiell hydrolisierter Gelatine als Plasmaersatzmittel. Anaesthesist 8, 273 (1959).

935. LUTZ, H.: Sauerstoffbindung unter Verwendung von Blutersatzmitteln. Anaesthesist 13, 136 (1964).

936. — Zu: Tierexperimentelle Untersuchungen mit Plasmaexpandern. In: K. LANG, R. FREY u. M. HALMAGYI: Infusionstherapie, p. 226. Berlin-Heidelberg-New York: Springer 1966.

937. — Experimentelle Untersuchungen über den Volumeneffekt kolloidaler Infusionsmittel auf der Basis von Dextran und Gelatine. Z. prakt. Anaesth. 2, 40 (1967).

938. MACLEAN, L. D., and A. VAN TYN: Ventricular fibrillation. J. Amer. med. Ass. 175, 471 (1961).

939. — Blood volume versus central venous pressure in shock. Surg. Gynec. Obstet. 118, 594 (1964).

940. —, J. H. DUFF, H. M. SCOTT, and D. I. PERETZ: Treatment of shock in man based on hemodynamic diagnosis. Surg. Gynec, Obstet. 120, 1 (1965).

941. — The clinical management of shock. Brit. J. Anaesth. 38, 255 (1966).

941a. —, G. W. MULLIGAN, A. P. H. MCLEAN, and J. H. DUFF: Alkalosis in septic shock. Surgery 62, 655 (1967).

942. MADSEN, S.: Incidence of hepatitis after use of blood and serum transfusions. J. Amer. med. Ass. 155, 1331 (1954).

943. MAIER, C.: Indikation und Kontraindikation der Bluttransfusion. Schweiz. med. Wschr. 95, 54 (1965).

944. MAILLOUX, L. U., R. L. CAPIZZI, C. D. SWARTZ, G. ONESTI, O. RAMIREZ, and A. N. BREST: Acute renal shutdown following low molecular weight dextran infusion: Clinical and experimental evidence. Circulation 34, suppl. 3, 161 (1966).

945. MAINARDI, L. C., K. BHANGANDADA, J. D. MACK, and C. W. LILLEHEI: Hemodilution in extracorporeal circulation: Comparative study of low molecular weight dextran and 5 percent dextrose. Surgery 56, 349 (1964).
946. MAKK, L., P. C. JOHNSON, J. D. McMURREY, and A. C. BEALL: Effects of traumatic hypovolemic shock on coronary blood flow and cardiac output in man. Amer. J. Surg. 108, 757 (1964).
947. MALINOW, M. R., A. A. PELLEGRINO, and E. H. RAMOS: Prevention of aortic atherosclerosis in rabbit by intravenous microcrystallized estradiol benzoate and dextran. Proc. Soc. exp. Biol. 97, 446 (1958).
948. MALM, J. R., W. M. MANGER, S. F. SULLIVAN, E. N. PAPPER, and G. G. NAHAS: The effect of acidosis on sympatho-adrenal stimulation. J. Amer. med. Ass. 197, 121 (1966).
949. MALONEY, J. V., C. McC. SMYTHE, J. P. GILMORE, and S. W. HANDFORD: Intra-arterial and intravenous transfusion. A controlled study of their effectiveness in the treatment of experimental hemorrhagic shock. Surg. Gynec. Obstet. 97, 529 (1953).
950. MANSBERGER, A. R., JR., R. M. OLLODART, S. ATTAR, A. COWLEY, and R. W. BUXTON: Therapy of refractory shock. Ann. Surg. 161, 955 (1965).
951. MANSBERGER, A. R., E. F. COX, C. T. FLOTTE, and R. W. BUXTON: "Washout" acidosis following resection of aortic aneurysms: Clinical metabolic study of reactive hyperemia and effect of dextran on excess lactate and pH. Ann. Surg. 163, 778 (1966).
952. MARKLEY, K., M. BOCANEGRA, A. BAZAN, R. TEMPLE, M. CHIAPPORI, G. MORALES, and A. CARRION: Clinical evaluation of saline solution therapy in burn shock. II. Comparison of plasma therapy with saline solution therapy. J. Amer. med. Ass. 170, 1633 (1959).
953. MARSHALL, L. H., and C. H. HANNA: Differences of T-1824 and cell concentration of venous blood of dogs after dextran. Amer. J. Physiol. 176, 331 (1954).
954. MARSHALL, R. J., and T. D. DARBY: Shock, pharmacological principles in treatment. Springfield, Ill.: Thomas 1966.
955. MARSHALL, V. C.: Shock and haemorrhage. Med. J. Austr. 52, 384 (1965).
956. — Blood volume monitoring in surgical patients with a semi-automatic machine: Clinical experience. Med. J. Austr. 52, 414 (1965).
957. — Circulatory refilling after surgery. I. Austr. NZ J. Surg. 35, 245 (1966).
958. —, H. ROSS, and D. E. YOFFA: Circulatory refilling and renal haemodynamics after surgery. II. Effects of replacement with dextrans and mannitol. Austr. NZ J. Surg. 36, 96 (1966).
959. MARSTON, N.: Cross-matching of blood in the presence of dextran. Lancet II, 688 (1954).
960. MARTI, W. K.: Intraarterielle Langzeitinfusionen mit Vasodilatatoren und niedrigmolekularem Dextran in der Behandlung peripherer arterieller Durchblutungsstörungen. Schweiz. med. Wschr. 49, 1746 (1963).
961. MARTINOVIC, D., and D. G. MELROSE: The use of low molecular weight dextran in extracorporeal circulation. J. cardiovasc. Surg. 4, 610 (1963).
962. MATHESON, N. A., T. T. IRVIN, and A. J. HEDLEY: The renal response to low-molecular-weight dextran. Lancet II, 501 (1962).
963. —, T. T. IRVIN, and A. J. HEDLEY: The renal response to low-molecular-weight dextran. Lancet II, 501 (1964).
964. —, D. R. HARPER, A. J. HEDLEY, and T. T. IRVIN: Effect of low-molecular weight dextran on postoperative renal function. Lancet I, 779 (1965).
965. — Effects of dextran 40 on urine flow. Postgrad. Med. J. 42, 457 (1966).

966. MATHESON, N. A.: Renal failure with low-molecular-weight dextran. Brit. med. J. II, 1198 (1966).

967. —, and J. W. ROBERTSON: Effects of dextran 40 on postoperative renal haemodynamics. Lancet II, 251 (1966).

967a. — Renal effects of low molecular weight dextran. Monogr. surg. Sci. 3, 303 (1966).

968. MATTHEWS, D. N.: Recent advances in the surgery of trauma. London: Churchill 1963.

969. MAUNSBACH, A. B., S. C. MADDEN, and H. LATTA: Light and electron microscopic changes in proximal tubules of rats after administration of glucose, mannitol, sucrose or dextran. Lab. Invest. 11, 421 (1962).

970. MAURER, G.: Zur Verhütung einer Virushepatitis bei der Blutübertragung. Arch. klin. Chir. 313, 101 (1965).

971. MAURER, P. H.: Dextran, an antigen in man. Proc. Soc. exp. Biol. 83, 879 (1953).

972. —, F. J. DIXON, and W. DUKSTEIN: Effect of infusion of polyvinylpyrrolidone on the immune response in rabbits. Proc. Soc. exp. Biol. 88, 550 (1955).

973. —, and LEBOVITZ, H.: Studies on the antigenicity of modified fluid gelatin. J. Immunol. 76, 335 (1956).

974. —, and H. C. MANSMANN: On non-antigenicity of polysaccharides in guinea pigs. Proc. Soc. exp. Biol. 99, 378 (1958).

975. — Immunologische Untersuchungen mit Plasmaersatzmitteln. Klin. Wschr. 38, 417 (1960).

976. — Antigenicity of gelatin in rabbits and other species. J. exp. Med. 100, 515 (1964).

977. — Immunogenicity studies with hydroxyethyl starch. In: Third Conference on Artificial Colloidal Agents, p. 26. Washington, D. C.: Nat. Acad. Sci. 1965.

978. MAYCOCK, W. D'A.: The infusion of dextran solutions. Lancet I, 1081 (1952).

979. — British experience with dextran. Bibl. haemat. 7, 272 (1958).

980. —, and C. R. RICKETTS: Stability of dextran during prolonged storage. Nature (Lond.) 192, 174 (1961).

981. — The national blood transfusion service. Practitioner 195, 147 (1965).

982. —, and C. R. RICKETTS: Stability of dextran during prolonged storage. Nature (Lond.) 213, 88 (1967).

983. MAYERSON, H. S., C. G. WOLFRAM, H. R. SHIRLEY JR., and K. WASSERMAN: Regional differences in capillary permeability. Amer. J. Physiol. 198, 155 (1960).

984. McCARTHY, M. D., and J. W. DRAHEIM: Survival of thermally injured rats infused with saline, polyvinylpyrrolidone, dextran and oxypolygelatin. Proc. Soc. exp. Biol. 79, 346 (1952).

984a. McCLELLAND, R. N., G. T. SHIRES, C. R. BAXTER, C. D. COLN, and J. CARRICO: Balanced salt solution in the treatment of hemorrhagic shock. J. Amer. med. Ass. 199, 830 (1967).

985. McCLENAHAN, J. B., N. YAMAUCHI, and B. B. ROE: Blood volume studies in cardiac surgery patients. J. Amer. med. Ass. 195, 356 (1966).

986. McDERMOTT, W. V., JR., R. D. ADAMS, and A. G. RIDDELL: Ammonia levels in blood and cerebrospinal fluid. Proc. Soc. exp. Biol. 88, 380 (1955).

987. McENTEGART, M. G.: Dangerous contaminants in stored blood. Lancet II, 909 (1956).

988. McGOWAN, G. K.: Osmolar and electrolyte changes in haemorrhagic shock. Lancet I, 775 (1963).

989. McGowan, G. K., and G. Walters: The value of measuring central venous pressure in shock. Brit. J. Surg. I, 821 (1963).

990. — — Central venous pressure in oligaemic shock. Lancet I, 1390 (1964).

991. — — A clinical study of surgical shock. Lancet I, 611 (1966).

992. McMurrey, J. D., H. E. Garrett, and M. E. de Bakey: Blood volume measurements in patients receiving cardiovascular surgical treatment. Cardiovasc. Res. Center Bull. 1, 51 (1962/63).

993. McNeill, I. F., J. P. Williams, and F. D. Moore: The effects of hemorrhage and hormones on the partition of body water. I. A method for measuring small sequential increases in the volume of the extracellular fluid. J. surg. Res. 3, 322 (1963).

994. —, J. P. Dixon, and F. D. Moore: The effects of hemorrhage and hormones on the partition of body water. II. The effects of acute single and multiple hemorrhage and adrenal corticosteroids in the dog. J. surg. Res. 3, 332 (1963).

995. — — — The effects of hemorrhage and hormones on the partition of body water. III. The effects of hemorrhage and corticosteroids on fluid partition on the adrenalectomized dog. J. surg. Res. 3, 344 (1963).

996. McPherson, R. C., and A. J. Haller: The comparative effects of blood, saline and low molecular dextran on irreversible hemorrhagic shock. J. Trauma 4, 414 (1964).

997. Medical Science Publication No. 3: Symposium on Circulation and Homeostasis. Army Med. Serv. Graduate School, Walter Reed Army Med. Center, Washington, D. C. 1953.

998. Medical Science Publication No. 4: Recent Advances in Medicine and Surgery based on Professional Medical Experiences in Japan and Korea 1950 to 1953, vol. I and II. Army Med. Serv. Graduate School, Walter Reed Army Med. Center, Washington, D. C. 1954.

999. Meili-Gerber, E.: Volumeneffekt und Reaktion nach Infusionen von Plasma, pasteurisierter Plasmaprotein-Lösung, Gelatine- und niedrig molekularer Dextranlösung. Diss. Zürich 1965.

999a. Meiselman, H. J., E. W. Merrill, E. W. Salzman, E. R. Gilliland, and G. A. Pelletier: Effect of dextran on rheology of human blood: Low shear viscometery. J. appl. Physiol. 22, 480 (1967).

1000. Mellander, S., and D. H. Lewis: Effect of hemorrhagic shock on the reactivity of resistance and capacitance vessels and on capillary filtration transfer in cat skeletal muscle. Circulat. Res. 13, 105 (1963).

1001. Melrose, D. G., R. Nahas, D. Alvarez, I. A. D. Todd, and W. J. Dempster: Postoperative hypoxia after extracorporeal circulation—a possible graft against host reaction. Experientia 21, 47 (1965).

1002. Mendlowitz, M.: The specific heat of human blood. Science 107, 97 (1948).

1003. Merck, D. E., J. D. Hardy, and J. A. Grönwall: Hemodynamic and clotting problems of superior vena cava—right pulmonary artery anastomosis (Glenn operation). Clin. Res. 11, 25 (1963).

1004. — —, R. H. Cannon, and J. A. Grönvall: Experimental pulmonary artery-vena cava anastomosis (Glenn operation). Efficacy of low molecular weight dextran vs heparin in preventing thrombosis with notes on pressure changes. J. thorac. cardiovasc. Surg. 47, 367 (1964).

1005. Merrill, E. W., E. R. Gilliland, G. Cokelet, H. Shin, A. Britten, and R. E. Wells jr.: Rheology of blood and flow in the microcirculation. J. appl. Physiol. 18, 255 (1963).

1006. MERTZ, D. P.: Klinisch-experimentelle Untersuchungen über die Wirkung eines neuen Plasmaexpanders auf die Nierenhämodynamik und den Mechanismus der Harnkonzentrierung. Arzneimittelforsch. 12, 489 (1962).

1007. MESSMER, K.: Intestinale Faktoren im Schock: Intestinaler Kreislauf. Arch. klin. Chir. 319, 890 (1967).

1008. —, W. BRENDEL, H. HOLPER u. L. SUNDER-PLASSMANN: Extreme Blutverdünnung durch Volumensubstitution. Symp. Akute Elementargefährdung und Wiederbelebung, Mainz, 13. 10. 1967.

1009. METCALF, W., L. M. ROUSSELOT, J. M. HARMON, and F. E. GILBERTSON: The determinants of the efficacy of various expanders in plasma volume expansion and maintenance in normal subjects. Surg. Forum 4, 714 (1954).

1010. —, L. M. ROUSSELOT, F. E. GILBERTSON, and J. M. HARMON: A clinical method for the determination of the molecular weights and the molecular weight distribution of plasma expanders. Surg. Forum 4, 719 (1954).

1011. —, E. L. DARGAN, E. J. HEHRE, S. LEVITSKY, and T. J. DI BUONO: Clinical physiological characterization of a new dextran. Surg. Gynec. Obstet. 115, 199 (1962).

1011 a. MEYER, J. S., F. GOTOH, M. AKIYAMA, and S. YOSHITAKE: Monitoring cerebral metabolic disorder in stroke and some therapeutic trials in human volunteers. Circulation 36, 197 (1967).

1012. MEYER, L. M., N. I. BERLIN, G. M. HYDE, R. J. PARSONS, and B. WHITTINGTON: Changes in blood volume following administration of dextran—determined by P^{32} labeled red cells. Surg. Gynec. Obstet. 94, 712 (1952).

1013. MEYER, W.: Alltägliche Schockprobleme, ihre Genese und therapeutischen Möglichkeiten. Praxis 11, 362 (1964).

1014. MEZNIK, A.: Vaskulärer Volumenmangel beim Schock. Wien klin. Wschr. 14, 303 (1966).

1015. MICHAELSON, S., and J. HOWLAND: Combined effect of dextran and anticoagulants in the normal dog. Fed. Proc. 16, 366 (1957).

1016. MICHIE, A. J., C. E. KOOP, J. M. WALKER, M. C. RAGNI, and J. TRACY: Renal hemodynamics following i.v. administration of gelatin. J. appl. Physiol. 4, 677 (1952)

1017. MILLER, E. B., and L. H. TISDALL: Reactions to 10 000 pooled liquid human plasma transfusions. J. Amer. med. Ass. 128, 863 (1945).

1018. MILLES, G., H. LANGSTON, and W. DALESSANDRO: Experiences with autotransfusions. Surg. Gynec. Obstet. 115, 689 (1962).

1019. — — — Studies show a patient may be his own best donor. Mod. Hosp. 102, 104 (1964).

1020. MILLICAN, R. C., and M. S. ROSENTHAL: Physical agents and trauma. Mechanisms and therapy of traumatic shock. Annu. Rev. Med. 5, 285 (1954).

1021. MILLS, L. C., and J. H. MOYER: Shock and Hypotension, Pathogenesis and Treatment. New York: Grune & Stratton 1965.

1022. MINER, R. W., G. SHWARTZMAN, and L. SALIN: Hemorrhage. Ann. N. Y. Acad. Sci. 49, art. 4, 483 (1948).

1023. MIODUSZEWSKI, J. Z.: Dextran „Polfa". Ciech Rev. 4, 27 (1966).

1024. MIRICK, G. S., R. WARD, and R. W. McCOLLUM: Modification of post-transfusion hepatitis by gamma globulin. New Engl. J. Med. 273, 59 (1965).

1025. Mohn, G.: Die Speicherung von Polyvinylpyrrolidon im Rattenorganismus durch den direkten fluoreszenzmikroskopischen Nachweis. Acta histochem. 9, 76 (1960).

1026. Moeller, J., u. A. Iglhaut: Leucopenien nach Injection von Dextran bei Nierenkranken und Gesunden. Dtsch. med. Wschr. 80, 1736 (1955).

1027. —, u. A. Sykudes: Die Verträglichkeit von Haemaccel unter besonderer Berücksichtigung der Nierenfunktion. Dtsch. med. Wschr. 87, 726 (1962).

1028. — Erfahrungen mit einem Polymerisat aus abgebauter Gelatine als Plasmaexpander. Pharmacotherapia 1, 131 (1963).

1029. Mollison, A. W., and J. B. Rennie: Treatment of renal oedema with dextran. Brit. med. J. I, 893 (1954).

1030. Mollison, P. L.: Investigation of haemolytic transfusion reactions. Brit. med. J. I, 528 (1943).

1031. — Blood transfusion in clinical medecine, 4. Aufl. Oxford: Blackwell 1967.

1032. Moncrief, J. A., J. C. Darin, P. C. Canizaro, and R. B. Sawyer: Use of dextran to prevent arterial and venous thrombosis. Ann. Surg. 158, 553 (1963).

1033. — Dextran vs heparin in thrombophlebitis. J. Amer. med. Ass. 192, 426 (1965).

1034. — Effect of various fluid regimens and pharmacologic agents on the circulatory hemodynamics of the immediate postburn period. Ann. Surg. 164, 723 (1966).

1035. Monkhouse, F. C., and S. Milojevic: Changes in thrombin generation and antithrombin titer following massive bleeding and transfusion in dogs. Canad. J. Biochem. 38, 475 (1960).

1036. Moens, R. S., R. Busset, R. A. Collet et R. S. Mach: Utilisation de l'albumine-I^{181} (RIHSA) pour la détermination du volume plasmatique et du volume sanguin chez le sujet normal. Schweiz. med. Wschr. 92, 1660, 1697 (1962).

1037. Moon, V. H.: Shock: Its dynamics, occurrence and management. Philadelphia: Lea & Febiger 1942.

1038. Moore, F. D.: Metabolic care of the surgical patient. Philadelphia: Saunders 1959.

1039. — Tris buffer, mannitol and low viscous dextran. Three new solutions for old problems. Surg. Clin. N. Amer. 43, 577 (1963).

1040. — Irreversible shock. New Engl. J. Med. 268, 108 (1963).

1041. —, K. H. Olesen, J. D. McMurrey, H. V. Parker, M. R. Ball, and C. M. Boyden: The body cell mass and its supporting environment. Philadelphia: Saunders 1963.

1042. — The effects of hemorrhage on body composition. New Engl. J. Med. 273, 567 (1965).

1043. — Terminal mechanisms in human injury. Amer. J. Surg. 110, 317 (1965).

1044. —, F. J. Dagher, C. M. Boyden, C. J. Lee, and J. H. Lyons: Hemorrhage in normal man: I. Distribution and dispersal of saline infusions following acute blood loss. Ann. Surg. 163, 485 (1966).

1044a. —, and G. T. Shires: Editorial-Moderation. Ann. Surg. 166, 300 (1967).

1045. Moore, R. C., P. L. Canizaro, R. B. Sawyer, J. C. Darin, and J. A. Moncrief: An evaluation of methods for measuring operative blood loss. Anaesth. Analg. 44, 130 (1965).

1045a. Moraes, I., E. Teixeira, J. Arbit, and J. J. Bergan: Augmentation of arterial collateral blood flow. Arch. Surg. 95, 49 (1967).

1046. MOREHEAD, R. P., and J. M. LITTLE: Morphological study following intravenous administration of gelatin solutions to dogs. Amer. J. Path. 21, 233 (1945).

1047. MORGAN, T. O., J. M. LITTLE, and W. A. EVANS: Renal failure associated with low-molecular-weight dextran infusion. Brit. med. J. II, 737 (1966).

1047a. — — Renal failure and low-molecular-weight dextran. Brit. med. J. I, 635 (1967).

1048. MORRISON, A. E., JR., J. S. LUNDY, and H. E. ESSEX: An evaluation of replacement fluids in laboratory animals following control hemorrhage. Circulation 5, 208 (1952).

1049. MORRISON, A. B.: The effect of dextran on serum proteins and serum cholesterol. Quart. J. exp. Physiol. 41, 51 (1956).

1050. MORSE, D. P.: The management of shock in cardiac surgery. Amer. J. Cardiol. 12, 624 (1963).

1051. MORTON, J. H.: An evaluation of blood transfusion practices on a surgical service. New Engl. J. Med. 263, 1285 (1960).

1052. MOSLEY, J. W., and H. B. DULL: Transfusion-associated viral hepatitis. Anesthesiology 27, 409 (1966).

1053. MOWRY, R. W., J. B. LONGLEY, and R. C. MILLICAN: Histochemical demonstration of intravenously injected detran in kidney and liver of the mouse. J. lab. clin. Med. 39, 211 (1952).

1054. MOYER, C. A., H. W. MARGRAF, and W. W. MONAFO JR.: Burn shock and extravascular sodium deficiency; treatment with Ringer's solution with lactate. Arch. Surg. 90, 799 (1965).

1055. MUDD, S., and W. T. THALHIMER: Blood substitutes and blood transfusion. Springfield, Ill.: Thomas 1942.

1056. MUIR, I. F. K.: The treatment of the severely burned patient. Brit. J. Anaesth. 38, 267 (1966).

1057. MULDER, D. G., E. A. MAZZEI, and R. N. MACALPIN: Ball-valve replacement for aortic valvular disease. A follow-up evaluation. J. thorac. cardiovasc. Surg. 52, 76 (1966).

1058. MULDOWNEY, F. P., and B. FLANAGAN: The body-haematocrit: Venous haematocrit ratio in normal human pregnancy. Clin. Sci. 27, 329 (1964).

1059. MÜLLER, W., and L. L. SMITH: Changes in the hepatic circulation with graded hemorrhage, retransfusion and blood volume overexpansion; an experimental study in the dog. Surg. Forum 12, 73 (1961).

1060. — — Hepatic arterial and portal venous circulatory changes following acute hemorrhage in the dog. Surg. Gynec. Obstet. 117, 753 (1963).

1061. MUNDTH, E. D., R. B. BROWN, and E. HARDENBERGH: The protective effect of low molecular weight dextran against tissue injury from freezing. Fed. Proc. 22, 224 (1963).

1062. —, D. M. LONG, and R. B. BROWN: Treatment of experimental frostbite with low molecular weight dextran. J. Trauma 4, 246 (1964).

1063. MUNGIBÌ, S.: L'uso di un nuovo plasmaexpander nella prevenzione e nella terapia dello shock chirurgico. Minerva anest. 29, 414 (1963).

1064. MURPHY, G. P., J. A. GAGNON, R. L. MUNDY, B. MEHLMAN, and R. A. EWALD: The physiological properties of glyco-alginate, a new Japanese plasma volume expander. In: Second Conference on Artificial Colloidal Agents, p. 131. Washington, D. C.: Nat. Acad. Sci. 1963.

1065. — — The hemodynamic alterations induced by low molecular weight dextran in normotension and hypotension. II. Observed alterations in renal clearances and transport. Invest. Urol. 1, 574 (1964).

1066. MURPHY, G. P.: The renal effects of acute hemodilution with hydroxyethyl starch, dextran, or saline. Surg. Gynec. Obstet. 121, 1325 (1965).

1067. MURPHY, W. P., JR., and W. G. WORKMAN: Serum hepatitis from pooled irradiated dried plasma. J. Amer. med. Ass. 152, 1421 (1953).

1068. MURRAY, J. F., P. H. GOLD, and B. L. JOHNSON: Systemic oxygen transport in induced normovolemic anemia and polycythemia. Amer. J. Physiol. 203, 720 (1962).

1069. MUSCHAWECK, R., u. W. BENOIT: Zur Pharmakologie eines neuen kolloidalen Plasmaersatzmittels. Arzneimittelforsch. 12, 380 (1962).

1069a. MYERS, M. B., and G. CHERRY: Design of skin flaps to study vascular insufficiency. Failure of Dextran 40 to improve tissue survival in devascularized skin. J. Surg. Res. 7, 399 (1967).

1070. MYHRE, E., and H. RUSTAD: Blood volume determination with Cr^{51} labelled red cells. Acta chir. scand. 125, 197 (1963).

1070a. NAGEL, W., G. WOLFF, J. P. GIGON u. F. ENDERLIN: Zur Bestimmung der Inulinclearance in Gegenwart von Dextran. Klin. Wschr. 45, 137 (1967).

1071. NAHAS, G. G., and A. ESTIME: Etude expérimentale des gélatines fluides modifiées dans le traitement des hémorrhagies massives (40% du volume sanguin total). Rev. hémat. 10, 725 (1955).

1072. NASTORG, G.: Essai de traitement des artérites des membres inférieurs par des perfusions de dextran à faible poids moléculaire. Diss. Paris 1965.

1073. NASTUCK, W. L., and C. H. BEATTY: Standardization of hemorrhagic shock in the dog. Amer. J. Physiol. 156, 202 (1949).

1074. Nat. Acad. Sci., Nat. Res. Counc.: Criteria of satisfactory plasma volume expanders. Washington, D. C. 1963.

1074 a. NECHELES, H., S. O. LEVINSON, M. JANOTA, and F. ARIMOTO: Preinfusion — a study in the prevention of hemorrhagic shock. Surg. Gynec. Obstet. 84, 499 (1947).

1075. NEILL J. M., E. J. HEHRE, Y. SUGG, and E. JAFFE: Serological studies on sugar. I. Reaction between solutions of reagent sucrose and Type II antipneumococcus serum. J. exp. Med. 70, 427 (1939).

1076. —, J. Y. SUGG, E. JAFFE, and E. J. HEHRE: Influence of sucrose upon production of serologically reactive material by certain streptococci. Proc. Soc. exp. Biol. 47, 339 (1941).

1077. —, and I. ABRAHAMS: Reaction of dextrans with antiserums of rabbits immunized with S. typhi. Proc. Soc. exp. Biol. 78, 537 (1951).

1078. —, and A. H. PINKES: Antipneumococcal cross reactions of antigens of Leuconostoc mesenteroides. Proc. Soc. exp. Biol. 87, 553 (1954).

1079. NELSON, A. H., and L. M. LUSKY: Pathologic changes in rabbits from repeated injections of PVP or dextran. Proc. Soc. exp. Biol. 76, 765 (1951).

1080. NENCI, G., e E. MIGLIORINI: Ricerche clinico-sperimentali su di un nuovo plasmaexpander. Minerva anest. 29, 387 (1963).

1081. NEPTUNE, W. B., and J. A. BOUGAS: Results of open heart surgery without donor blood prime in pump-oxygenator. Dis. Chest 42, 79 (1962).

1082. NIALL, J. F., and J. C. DOYLE: Renal failure associated with dextran infusions. Int. Congr. Nephrol., abstr. II, p. 248. Washington, D. C. 1966.

1082a. NICK, W. V., and M. C. DODD: DNA-Antibody in the serum of patients in shock. Ann. Surg. 166, 357 (1967).

1083. NIEPOTH, G., u. N. NIKOLAI: Wirksamkeit der Elektrolytlösungen bei Blutverlusten. Arch. klin. Chir. 293, 84 (1959).

1084. NILSSON, I. M., and O. EIKEN: Further studies on the effect of dextran of various molecular weight on the coagulation mechanism. Thromb. Diath. haemorrh. 11, 38 (1964).

1085. NITSCHMANN, H., P. KISTLER, H. R. RENFER, A. HÄSSIG, and A. JOSS: A heat stable human plasma protein solution obtained by desalting. Vox Sang. 1, 183 (1956).

1086. — — Large scale production of human plasma fractions. Vox Sang. 7, 414 (1962).

1087. —, u. H. R. GYGAX: Eine einfache Methode zur Messung der relativen onkotischen Wirksamkeit von kolloidalen Plasmaersatzlösungen. Path. Microbiol. 27, 548 (1964).

1088. — —, P. MOSER, and H. R. STOLL: A simple concentration osmometer and its application to the determination of the oncotic efficiency of plasma substitutes. Vox Sang. 12, 106 (1967).

1089. NITTIS, S., C. LADOPOULOS, and M. SCHWIMMER: Effect of dextran infusion on bleeding time. Bull. N.Y. med. Coll. 16, 86 (1953).

1090. NOBLE, R. P., and M. I. GREGERSEN: Blood volume in clinical shock. II. The extent and cause of blood volume reduction in traumatic, hemorrhagic and burn shock. J. clin. Invest. 25, 172 (1946).

1091. NOEL, P. R. B., L. E. MAWDESLEY-THOMAS, and A. E. STREET: Rheomacrodex administration by intravenous transfusions to pedigree dogs. Final Report, Huntingdon Res. Center, Engl. 1966.

1092. NORBÄCK, B.: Effect of blood substitution on the cerebral metabolic rate of oxygen. Acta chir. scand. suppl. 364, 33 (1966).

1093. NORGREN, L., L. Å. NILSSON och L. RYTTINGER: Posttransfusion hepatit. Svensk. Läk. Tidn. 63, 2996 (1966).

1094. NORLANDER, O.: Total hemoglobin, blood volume and circulatory changes in surgical patients. Acta chir. scand. suppl. 199 (1955).

1095. NUNN, J. F., and J. FREEMAN: Problems of oxygenation and oxygen transport during hemorrhage. Anaesthesia 19, 206 (1964).

1096. NUSSBAUMER, P.-A., et P. AMACKER: Les substituants du plasma. Schweiz. Apoth. Ztg. 104, 321 (1966).

1096a. OBERMAN, H. A.: The indications for transfusion of freshly drawn blood. J. Amer. med. Ass. 199, 93 (1967).

1097. OECHSLIN, R., W. SCHEITLIN u. P. FRICK: Schockzustände bei Sepsis mit gramnegativen Erregern. Schweiz. med. Wschr. 92, 1151 (1962).

1098. ODIN, M.: Den akuta hepatitens symptom. Acta Univ. gotoburg. 6 (1954).

1099. OEFF, K.: Über den Wirkungsmechanismus von kolloidalen Plasmaersatzmitteln. Anaesthesist 8, 45 (1959).

1100. OHLKE, R. F., and J. J. SCALES: Plasma augmenters in clinical surgery. Canad. med. Ass. J. 68, 260 (1953).

1101. OLESEN, K. H.: Måling af det centrale venetryk. Nord. Med. 74, 870 (1965).

1102. OLLODART, R., and A. R. MANSBERGER: The effect of hypovolemic shock on bacterial defense. Amer. J. Surg. 110, 302 (1965).

1103. O'NEILL, J. A., JR., and J. H. FOSTER: The influence of low molecular weight dextran on lethal endotoxemia. Amer. Surg. 30, 612 (1964).

1104. —, N. ENDE, I. S. COLLINS, and H. A. COLLINS: A quantitative determination of perfusion fibrinolysis. Surgery 60, 809 (1966).

1105. ORKIN, L. R.: Clinical Management of the Patient in Shock. Clin. Anesth. 2. Oxford: Blackwell 1965.

1106. OSTEN, W.: Die Behandlung des Schocks durch Plasmaexpander. Anaesthesist 8, 33 (1959).

1107. OTT, VON: Über den Einfluß der Kochsalzinfusion auf den verbluteten Organismus im Vergleich mit anderen zur Transfusion verwendeten Flüssigkeiten. Arch. path. Anat. 93, 114 (1883).

1108. OZINSKY, J.: The need of warming stored blood. S. Afr. med. J. 39, 141 (1965).

1109. PANNACCIULLI, E., e G. C. SERRA: Azione sul circolo di un nuovo sostituto plasmatico costituito da polimerizzati di gelatina scissa. Minerva anest. 29, 369 (1963).

1110. —, ed F. AJMAR: Le variazioni della volemia in rapporto alla somministrazione di un sostituto plasmatico („Emagel"). Minerva chir. 21, 67 (1966).

1111. PAPPENHEIMER, J. R.: Passage of molecules through capillary walls. Physiol. Rev. 33, 387 (1953).

1112. PAREIRA, M. D., K. D. SERKES, and S. LANG: Influence of mixing time on determination of red cell volume in normal and shocked rats. Proc. Soc. exp. Biol. 101, 233 (1959).

1113. — — — Plasma volume response to graded hemorrhage. Surgery 52, 378 (1962).

1114. — — — Enhanced efficacy of plasma after aging in treatment of tourniquet shock. Proc. Soc. exp. Biol. 115, 660 (1964).

1115. PARKINS, V. M., C. E. KOOP, C. RIEGEL, H. M. VARS, and J. S. LOCKWOOD: Gelatin as plasma substitute with particular reference to experimental hemorrhage and burn shock. Ann. Surg. 118, 193 (1943).

1116. —, J. H. PERLMUTT, and H. M. VARS: Dextran, modified fluid gelatin and other plasma volume expanders in hemorrhaged dogs. Fed. Proc. 11, 116 (1952).

1117. — — — Dextran, oxypolygelatin and modified fluid gelatin as replacement fluids in experimental hemorrhage. Amer. J. Physiol. 173, 403 (1953).

1118. PATAKY, J., L. SZIKULAY, L. SAJTOS, L. JÓZSA, M. PERNECZKY u. G. LUSZTIG: Klinische Beobachtungen bei Atherosklerose im Zusammenhang mit der Verabreichung von Dextran. Z. ges. inn. Med. 16, 854 (1961).

1119. —, L. DÉNES, G. JUHÁSZ u. G. LUSZTIG: Über die Möglichkeiten der Behandlung der senilen Atherosklerose mit Dextran. Z. ges. inn. Med. 17, 973 (1962).

1120. PATTONO, R., e G. MARCHIARO: Nostre esperienze con un nuovo plasmaexpander. Minerva anest. 29, 349 (1963).

1121. PAULI, H. G.: Flüssigkeits- und Elektrolyttherapie bei Schock. Ther. Umsch. 20, 255 (1963).

1122. PAYNE, R., and M. R. ROLFS: Further observations on leukoagglutinin transfusion reactions. Amer. J. Med. 29, 449 (1960).

1122a. PENNELL, R. B.: Communication. XIth Congr. int. Soc. Blood Transf., Sydney, Aug. 1966 (Abstr. of papers, p. 22).

1123. PERKINS, A. H., M. R. ROLFS, A. V. MCBRIDE, and B. ROE: Low molecular weight dextran in open heart surgery: Effect on coagulation factors and on red cell antibody activity. Transfusion 4, 10 (1964).

1124. PERNECZKY, M., G. LUSZTIG, L. JÓSZA, L. SAJTOS u. J. PATAKY: Weitere Beiträge zu den durch Dextran verursachten hämochemischen Veränderungen (Serumeiweiß, Lipoidfraktion). Z. ges. inn. Med. 16, 998 (1961).

1125. PERRY, J. F.: Hemorrhage and death in the receiving room. Surgery 60, 778 (1966).

1126. PETRI, G., B. TANOS, and H. SZABO: Humoral transfer of experimental ischaemic shock. Acta chir. Acad. Sci. hung. 7, 159 (1966).

1127. PETROPOULOS, P. C., and N. G. HEIJNE: Comparative results of the cardiac function during perfusion of a main coronary artery with lower or higher molecular weight dextran under normal and hyperbaric oxygenation. J. thorac. cardiovasc. Surg. 47, 651 (1964).

1128. PETTENKOFER, H. J.: Zur Blutgruppenbestimmung nach Verabreichung von kolloidalen Plasmaersatzmitteln. Chirurg. 30, 25 (1959).

1129. PFEIFER, G.: Blutersatz durch Plasmaexpander und die Reaktionen im Gerinnungssystem. Geburtsh. Frauenheilk. 26, 720 (1966).

1130. PICCININO, F., e G. DI STASIO: Assenza di movimento anticorpale (anticorpi devianti il complemento) in soggetti sottoposti a singole o ripetute somministrazioni per via endevenosa di soluzioni colloidali di polimerizzati di gelatina scissa. Minerva anest. 29, 340 (1963).

1131. PICHLMAYR, I., u. W. STICH: Der bilirubinostatische Ikterus, eine neue Ikterusform beim Zusammentreffen von Operation, Narkose und Bluttransfusion. Klin. Wschr. 40, 665 (1962).

1132. PICKERT, H.: Über Austauschvorgänge zwischen intra- und extravasalem Raum. Im Hinblick auf das Dextranverhalten als Beispiel für die Dynamik großmolekularer Stoffe. Anaesthesist 8, 42 (1959).

1133. PIRANI, C. L., R. JUSTER, D. F. FROEB, D. F. CONSOLAZIO, and R. C. INGRAHAM: Use of dextran in hemorrhagic shock. J. appl. Physiol. 8, 193 (1955).

1134. PITTMAN, M.: A study of bacteria implicated in transfusion reactions and of bacteria isolated from blood products. J. lab. clin. Med. 42, 273 (1953).

1135. PLANQUE, B. A. DE, G. C. GEYSKES, R. VAN DONGEN, and E. J. DORTHOUT MEES: Simultaneous determination of extracellular volume and blood volume with the Volemetron. Clin. chim. Acta 2, 270 (1965).

1136. POLLOCK, J. H.: A survey of surgical shock with special reference to fluids, electrolytes and metabolites. Springfield, Ill.: Thomas 1966.

1137. POMERAT, C. .M, and R. R. OVERMAN: Electrolytes and plasma expanders. I. Reaction of human cells in perfusion chambers with phase contrast, time-lapse cine records. Z. Zellforsch. 45, 2 (1956).

1138. PONDER, E., and R. PONDER: The interaction of dextran with serum albumin, gamma globulin, and fibrinogen. J. gen. Physiol. 43, 753 (1960).

1139. — — Age and molecular weight of dextrans, their coating effect and their interaction with serum albumin. Nature (Lond.) 190, 277 (1961).

1140. POPPER, H.: Symposium on hepatitis. Gastroenterology 49, 718 (1965).

1141. POWELL, N. A., JR., and D. G. JOHNSTON: Criteria for blood transfusions. Calif. Med. 97, 12 (1962).

1142. POWLEY, P. H.: Rheomacrodex in peripheral ischaemia. Lancet I, 1189 (1963).

1143. PRENTICE, T. C., J. M. OLNEY, C. P. ARTZ, and J. M. HOWARD: Studies of blood volume and transfusion therapy in the Korean battle casualty. Med. Sci. Publ. 4, Vol. 1, 163 (1954).

1144. PRICE, H. L., S. DEUTSCH, B. E. MARSHALL, G. W. STEPHEN, M. G. BEHAR, and G. R. NEUFELD: Hemodynamic and metabolic effects of hemorrhage in man, with particular reference to the splanchnic circulation. Circulat. Res. 18, 469 (1966).

1145. PROCHAZKA, J.: Serumhepatitis nach Transfusionen von Blut, Erythromasse und gemischtem Plasma. Z. ges. inn. Med. 12, 276 (1957).

1146. PUČAR, Z., and M. KELER-BAČOKA: Effect of molecular weights of colloidal dextran on human serum lipids. Science 134, 1369 (1961).

1147. PULASKI, E. J.: Discussion. Arch. Surg. 63, 745 (1951).

1148. PULASKI, E.: The clinical status of dextran, PVP and gelatin products. Quart. Rev. Med. 9, 44 (1952).

1149. — War wounds. New Engl. J. Med. 249, 890 (1953).

1150. PUTNAM, T. C., S. V. KOVY, and R. L. REPLOGLE: Factors affecting the viscosity of blood. Surg. Forum 16, 126 (1965).

1151. RABELO, A., M. S. LITWIN, M. P. BRADY, and F. D. MOORE: A comparison of the effects of several osmotic diuretic agents after acute hemorrhage in the dog. Surg. Gynec. Obstet. 115, 657 (1962).

1152. —, M. P. BRADY, M. S. LITWIN, and F. D. MOORE: A comparison of several osmotic diuretics in hydropenic and hydropenic-DOCA-pitressin treated dogs. J. surg. Res. 3, 237 (1963).

1152a. RACE, D., H. DEDICHEN, and W. G. SCHENK, JR.: Regional blood flow during dextran-induced normovolemic hemodilution in the dog. J. thorac. cardiovasc. Surg. 53, 578 (1967).

1153. RAISON, J. C. A.: A clinical report of the use of low-molecular-weight dextran in a rotating oxygenator. Thorax 17, 338 (1962).

1154. — Bleeding after heart-lung operations using low-molecular-weight dextran. Lancet I, 1425 (1963).

1155. RAISZ, L. G., and E. J. PULASKI: A comparison of efficacy of dextran, oxypolygelatin, plasma and saline as plasma volume expanders. Amer. J. Physiol. 169, 475 (1952).

1156. —, and I. T. STINSON: Dextran and oxypolygelatin as plasma volume expanders: Renal excretion and effects on renal function. J. lab. clin. Med. 40, 880 (1952).

1157. RAMGREN, O., och J.-E. TENGBERG: Kliniska synpunkter på blodtransfusion. Svensk. Läk. Tidn. 57, 1904 (1960).

1158. RATLIFF, A. H. C.: Low-molecular-weight dextran (Rheomacrodex) in the treatment of severe vascular insufficiency after trauma. Lancet I, 1188 (1963).

1159. RAVDIN, I., and W. FITTS: The so-called "blood substitutes". Amer. J. Surg. 80, 744 (1950).

1160. — Plasma expanders. J. Amer. med. Ass. 150, 10 (1952).

1161. RAVIN, H. A., A. M. SELIGMAN, and J. FINE: Polyvinylpyrrolidone as a plasma expander. New Engl. J. Med. 247, 921 (1952).

1162. —, and J. FINE: Current concepts and controversies on traumatic shock. Progr. Surg. 3, 102 (1963).

1163. RAWSON, A., S. H. V. CHIEN, M. T. PONG, and R. J. DELLENBACH: Determination of residual blood volume required for survival in rapidly hemorrhaged splenectomized dogs. Amer. J. Physiol. 196, 179 (1959).

1164. REDEKER, A. G., C. E. HOPKINS, B. JACKSON, and P. PECK: A controlled study of the safety of pooled plasma stored in the liquid state at 30—32 °C. Transfusion: in press; persönl. Mittlg.

1165. REEVE, E. B.: The contribution of I[131]-labeled proteins to measurements of blood volume. Ann. N.Y. Acad. Sci. 70, 137 (1957).

1166. —, T. H. ALLEN, and J. E. ROBERTS: Blood volume regulation. Ann. Rev. Physiol. 22, 349 (1960).

1167. — Development of knowledge of traumatic shock in man. Fed. Proc. 20, 12 (1961).

1168. REEVE, T. S., P. S. HUNT, and S. ARGALL: Venous thrombosis: A clinical study of 40 cases. Med. J. Austr. 52, 168 (1966).

1169. REGAN, T. J., M. J. FRANK, P. H. LEHAN, J. G. GALANTE, and H. K. HELLEMS: Myocardial blood flow and oxygen uptake during acute red cell volume increments. Circulat. Res. 13, 172 (1963).

1170. REHN, J.: Verbrennungen und Plasmaersatzmittel. Anaesthesist 8, 264 (1959).

1171. REHN, J.: Neuere Ergebnisse der Schockforschung und ihre therapeutischen Schlußfolgerungen. Arch. klin. Chir. 301, 109 (1962).

1172. — Kreislaufdynamik und Schock. Arch. klin. Chir. 313, 78 (1965).

1173. REINERT, M.: Die Wirkung hypertonischer Kochsalzlösung im irreversiblen hämorrhagischen Schock der Ratte. Z. Kreisl.-Forsch. 55, 134 (1966).

1174. REISSIGL, H.: Zur Gefahr der Serumhepatitis — Übertragung durch Bluttransfusionen. Zbl. Chir. 81, 233 (1956).

1175. — Die Bluttransfusion. Wien: Maudrich 1961.

1176. — Zweckmäßige Schockbekämpfung. Med. Welt 232, 1964.

1177. REMINGTON, J. W., W. F. HAMILTON, N. WHEELER, and W. F. HAMILTON JR.: Validity of pulse contour method for calculating cardiac output in the dog, with notes on effect of various anesthetics. Amer. J. Physiol. 159, 379 (1949).

1178. —, and C. H. BAKER: Plasma volume changes accompanying reactions to infusions of blood or plasma. Amer. J. Physiol. 197, 193 (1959).

1179. RENKIN, E. M.: Transport of large molecules across capillary walls. Physiologist 7, 13 (1965).

1180. REPLOGLE, R. L., H. KUNDLER, and R. E. GROSS: Studies on the hemodynamic importance of blood viscosity. J. thorac. cardiovasc. Surg. 50 658 (1965).

1180a. —, H. J. MEISELMAN, and E. W. MERRILL: Clinical implications of blood rheology studies. Circulation 36, 148 (1967).

1181. REYMOND, C., C. HAHN et J. J. LIVIO: Place des dextrans en chirugie humaine. Praxis 49, 114 (1960).

1182. REYNOLDS, M.: Cardiovascular effects of large volumes of isotonic saline infused intravenously into dogs following severe hemorrhage. Amer. J. Physiol. 158, 418 (1949).

1183. RHOADS, J. E., and J. M. HOWARD: The Chemistry of Trauma. Springfield, Ill.: Thomas 1963.

1184. —, and S. J. DUDRICK: Hypovolemic shock. Current clinical concepts of diagnosis and management. Postgrad. Med. 39, 3 (1966).

1185. RICHARDS, D. W., JR.: The circulation in traumatic shock in man. Harvey Lectures, ser. 39, 217. Lancaster, Pa.: Science Press 1944.

1186. RICHTER, W.: Suspension stability of horse blood as a function of the molecular weight of added dextran. Acta chir. scand. 128, 7 (1964).

1187. — Lowest molecular weight of dextran fraction with aggregating effect on human erythrocytes. Acta chir. scand. 129, 457 (1965).

1188. — Normalizing effect of low molecular weight dextran fractions on the reduced suspension stability of human erythrocytes in vitro. Acta chir. scand. 131, 1 (1966).

1189. — Relative aggregation tendency of erythrocytes from man and various animal species. Acta chir. scand. 132, 601 (1966).

1190. RICKETTS, C. R., L. LORENZ, and W. D'A. MAYCOCK: Molecular composition of dextran solutions for intravenous use. Nature (Lond.) 165, 770 (1950).

1191. — Interaction of dextran and fibrinogen. Nature (Lond.) 169, 970 (1952).

1192. — The chemistry of dextran. In: J. W. COOK, and W. CARRUTHERS: Progress in organic chemistry, vol. 5, p. 73. London: Butterworth 1961.

1193. — Molecular composition of transfusion dextran. Brit. med. J. II, 1423 (1966).

1194. RICKETTS, C. R.: Isotopically labelled macromolecules in biological research: Dextran labelled with radioactive iodine. Nature (Lond.) 210, 113 (1966).

1194a. —, E. COPE, and J. THOMLINSON: Dextran and the placental barrier. Brit. med. J. I, 1050 (1966).

1195. RIEGER, Å., and S.-O. LILJEDAHL: Inverkan av olika substitut på restitutionen av blodvolym och plasmaprotein efter standardiserad blödning på hund. Nord. Med. 75, 251 (1966).

1195a. — — Restitution av plasma-proteiner via ductus-thoracicus-lymfan efter blödning och substitution. Nord. Med. 78, 1138 (1967).

1196. RITTMANN, W. W., and L. L. SMITH: Effect of treatment agents on cerebral blood flow following hemorrhage. Surg. Forum 16, 411 (1965).

1197. ROBB, H. J.: The role of micro-embolism in the production of irreversible shock. Ann. Surg. 158, 685 (1963).

1198. ROBBINS, L. B., B. B. CARLISLE, and J. H. FOSTER: Assessment of antithrombogenic properties of dextran solutions. Amer. Surg. 32, 798 (1966).

1199. ROBERTS, M., and J. N. PAGONES: Preliminary tests of hydroxyethyl starch solution in animals. In: Third Conference on Artifical Colloidal Agents, p. 120. Washington, D. C.: Nat. Acad. Sci. 1965.

1200. ROBERTSON, J. D.: The effect of hemorrhage of varying degree on blood and plasma volume, on blood sugar and on arterial blood pressure. J. Physiol. 84, 393 (1935).

1201. ROBERTSON, H. R., and A. D. MCKENZIE: Plasma, plasma expanders, blood transfusions and blood fractions. Surg. Clin. N. Amer. 34, 1219 (1954).

1202. ROBINSON, B. R., S. E. EPSTEIN, R. L. KAHLER, and E. BRAUNWALD: Circulatory effects of acute expansion of blood volume: Studies during maximal exercise and at rest. Circulat. Res. 19, 26 (1966).

1203. ROBINSON, D. S., P. M. HARRIS and C. R. RICKETTS: The lipolytic activity of rat plasma after the intravenous injection of various dextran sulphates. Biochem. J. 69, 11P (1957).

1203 a. ROBSCHEIT-ROBBINS, R. S., L. L. MILLER, and G. H. WHIPPLE: Gelatin — its usefulness and toxicity. J. exp. Med. 80, 145 (1944).

1204. ROCHE, P., JR., R. A. DODELIN, and W. BLOOM: Effect of dextran on blood typing and crossmatching. Blood 7, 373 (1952).

1205. RODBARD, S.: Biophysical principles governing the flow of blood in the vascular system. In: L. C. MILLS, and J. H. MOYER: Shock and hypotension, p. 69. London: Grune & Stratton 1965.

1206. ROE, B. B., S. A. HEPPS, and E. E. SWENSON: Hemodilution with and without low-molecular dextran: Laboratory studies and clinical experience. Circulation 28, 792 (1963).

1207. —, E. E. SWENSON, S. A. HEPPS, and D. L. BRUNS: Total body perfusion in cardiac operations. Arch. Surg. 88, 128 (1964).

1208. —, J. C. HUTCHINSON, and E. E. SWENSON: High-flow body perfusion with calculated hemodilution. Ann. thorac. Surg. 1, 581 (1965).

1209. ROE, C. F., M. J. GOLDBERG, C. S. BLAIR, and J. M. KINNEY: The influence of body temperature on early postoperative oxygen consumption. Surgery 60, 85 (1966).

1210. ROSENQVIST, H.: The primary treatment of extensive burns. Acta chir. scand. 95, suppl. 124 (1947).

1211. —, and G. THORSÉN: Macrodex in the treatment of extensive burns. Arch. Surg. 62, 524 (1951).

1212. ROSENTHAL, A.: Der Verbrennungsschock. Koblenz: Verlag Ziviler Luftschutz Dr. Ebeling KG 1960.

1213. ROSENTHAL, S. M., and H. TABOR: Electrolyte changes and chemotherapy in experimental burn and traumatic shock and hemorrhage. Arch. Surg. 51, 244 (1945).

1214. —, and R. C. MILLICAN: The role of fluids, electrolytes and plasma proteins in experimental traumatic shock and hemorrhage. Pharmacol. Rev. 6, 489 (1954).

1215. ROSS, S., and R. EBERT: Microelectrophoresis of blood platelets and the effects of dextran. J. clin. Invest. 38, 155 (1959).

1216. ROSSANO, C.: Un polimerizzato di polipeptidi della gelatina proposto come nuovo sostituto del plasma. Minerva anest. 29, 383 (1963).

1217. ROTHMAN, S., E. ADELSON, A. SCHWEBEL, and R. D. LANGDELL: Adsorption of carbon-14-dextran to human blood platelets and red blood cells in vitro. Vox Sang. 2, 104 (1957).

1218. ROTHSCHILD, M. A., M. ORATZ, E. WIMER, and S. S. SCHREIBER: Effects of dextran on cortisone-induced hyperlipemia in rabbits. Proc. Soc. exp. Biol. 104, 478 (1960).

1219. ROWE, D. S.: Colloid osmotic pressures of dextran, serum and dextran-serum mixtures. Nature (Lond) 175, 554 (1955).

1219a. ROYSTER, T. S.: Thrombophlebitis after vena caval clipping. Amer. J. Surg. 113, 754 (1967).

1220. ROZENBERG, G. Y., A. A. FROM, T. V. POLUSHINA, E. A. CHERNYSHEVA, and R. I. LAVROVA: Optimal molecular weight for the blood substitute polyglucin. Fed. Proc. 25, T805 (1966).

1221. ROZENFELD, E. L.: The enzymic splitting of dextrans by extracts of the spleen. Biohimija 21, 84 (1956); ref.: Chem. Abstr. 50, 10 148d (1956).

1222. —, and I. S. LUKOMSKAYA: The hydrolysis of 1 : 6 bonds of dextran by animal tissues. Biohimija 21, 312 (1956); ref.: Chem. Abstr. 50, 16 906 a (1956).

1223. —, A. I. SHUBINA, and A. A. KUZNETSOV: Cleavage of dextran by spleen extracts. Doklady Akad. nauk. S.S.S.R. 104, 115 (1955); ref.: Chem. Abstr. 50, 5806f (1956).

1224. —, and I. S. LUKOMSKAYA: The splitting of dextran and isomaltose by animal tissues. Clin. chim. Acta 2, 105 (1957).

1225. —, and A. S. SAIENKO: Metabolism in vivo of clinical dextran. Clin. chim. Acta 10, 223 (1964).

1226. RUBINSON, R. M., F. HOLLAND, P. J. SCHMIDT, and A. G. MORROW: Serum hepatitis after open-heart operations. J. thorac. cardiovasc. Surg. 50, 575 (1965).

1226a. RUDENSTAM, C. M.: Chir. Univ. Klin. I, Göteborg: persönl. Mitt. 1966.

1227. RUDIN, C. L.: Das Dextran (Macrodex) im Rahmen der Plasmaersatzfrage. Diss. Basel, 1953.

1228. RÜGHEIMER, E., u. R. LEUTSCHAFT: Kalt- oder Warmblutinfusion beim hämorrhagischen Schock? Experimentelle und klinische Untersuchungen. Arch. klin. Chir. 301, 135 (1962).

1229. —, u. H. GRIMM: Kalt- oder Warmtransfusion im haemorrhagischen Schock. Bibl. haemat. 20, 101 (1965).

1229a. RUSH, B. F.: Treatment of experimental shock: Comparison of the effects of norepinephrine, dibenzyline, dextran, whole blood, and balanced saline solutions. Surgery 61, 938 (1967).

1229b. Rush, B. F., and B. Eiseman: Limits of non-colloid solution replacement in experimental hemorrhagic shock. Ann. Surg. 165, 977 (1967).

1229c. —, and R. Morehouse: Volume replacement following acute bleeding compared to replacement after hemorrhagic shock: Effectiveness of dextran and buffered saline. Surgery 62, 88 (1967).

1230. Rushmer, R. F., R. L. Van Citters, and D. L. Franklin: Some axioms, popular notions, and misconceptions regarding cardiovascular control. Circulation 27, 118 (1963).

1231. Russell, H. E., R. R. Bradham, and W. H. Lee: Evaluation of infusion therapy for venous thrombosis. Circulation 32, suppl. 2, 184 (1965).

1232. —, R. R. Bradham, and W. H. Lee: An evaluation of infusion therapy (including dextran) for venous thrombosis. Circulation 33, 839 (1966).

1233. Rustad, H.: Gangrene of the lower extremity of venous origin. J. cardiovasc. Surg. 4, 357 (1963).

1234. — Factors affecting blood volume determination in surgical patients. Acta chir. scand. 131, 9 (1966).

1235. —, P. Bjornstad, B. Fretheim, H. N. Haugen, J. Kofstad, R. Nesbakken, and S. C. Sommerfelt: Changes in blood volume, plasma volume, and red cell volume following gastric resection. Acta chir. scand. suppl. 357, 127 (1966).

1236. Safar, P., L. Harris, B. Kirimli, and M. Takaori: Treatment of exsanguinating hemorrhage. Acta anaesth. scand. suppl. 15, 142 (1964).

1237. Saegesser, M.: Der hypovolämische Schock. Praktisch-klinische Beobachtungen. Schweiz. med. Wschr. 95, 95 (1965).

1238. Sajtos, L., L. Józsa, M. Perneczky u. G. Lusztig: Chemische Untersuchungen bei der durch Dextran gehemmten Cholesterinsklerose. Z. ges. inn. Med. 17, 13 (1962).

1239. Sakai, Y., and F. J. Lewis: A study on platelet aggregation and blood velocity in vitro. J. thorac. cardiovasc. Surg. 49, 982 (1965).

1240. Salsbury, A. J.: Transfusion of blood fractions. Practitioner 195, 193 (1965).

1241. Sapirstein, L.: Macromolecular exchanges in capillaries. In: S. R. M. Reynolds, and B. W. Zweifach: Microcirculation: Symposium on factors influencing exchange of substances across capillary wall, p. 47. Urbana: Univ. of Illinois Press 1959.

1242. Sawyer, R. B., J. A. Moncrief, and P. C. Canizaro: Dextran therapy for thrombophlebitis. J. Amer. med. Ass. 188, 450 (1964).

1243. — — — Dextran therapy in thrombophlebitis. J. Amer. med. Ass. 191, 740 (1965).

1244. — — Dextran specificity in thrombus inhibition. Arch. Surg. 90, 562 (1965).

1245. Sayers, M. A., G. Sayers, and C. N. H. Long: Standardization of hemorrhagic shock in rats. Amer. J. Physiol. 147, 155 (1946).

1246. Sayman, W. A., R. L. Gauld, S. A. Star, and J. G. Allen: Safety of liquid plasma—statistical appraisal. J. Amer. med. Ass. 168, 1735 (1958).

1247. —, and G. J. Allen: Blood plasma and expanders of plasma volume in the treatment of hemorrhagic shock. Surg. Clin. N. Amer. 39, 133 (1959).

1248. Sborov, V. M., B. Giges, and J. D. Mann: Incidence of hepatitis following use of pooled plasma. Follow-up study in 587 Korean casualties. Arch. intern. Med. 92, 678 (1953).

1249. Scatchard, G.: Some physical chemical aspects of plasma extenders. Ann. N.Y. Acad. Sci 55, 455 (1952).

1250. SCHALLOCK, G.: Anatomische Untersuchungen über das Schicksal von Blutersatzmitteln im Empfängerorganismus und der durch sie ausgelösten Reaktionen. Beitr. path. Anat. 108, 405 (1943).

1251. SCHECHTER, I., and S. HESTRIN: Use of levan as an expander of bloodvolume. Vox Sang. 8, 82 (1963).

1252. — — Levulan as a blood expander: Relationship of polymer size and behavior in the organisms. J. lab. clin. Med. 61, 962 (1963).

1253. SCHEGA, H. W.: Das Oedem der Magen- und Darmwand nach intravenösen Infusionen. Arch. klin. Chir. 276, 478 (1953).

1254. — Eine Methodik zur fortlaufenden Registrierung postinfusioneller Oedembildung am Magen-Darm-Kanal des lebenden Versuchstieres. Z. ges. exp. Med. 122, 387 (1953).

1255. — Die Oedembildungen in den Wandungen des Magen-Darm-Kanals nach intravenösen Infusionen. Bruns Beitr. klin. Chir. 188, 109 (1954).

1256. — Experimentelle Untersuchungen zur Frage der osmotherapeutischen Beeinflußbarkeit des Oedems. Arch. klin. Chir. 280, 479 (1955).

1257. SCHENK, W. G., JR., F. A. CAMP, K. B. KJARTANSSON, and L. POLLOCK: Hemorrhage without hypotension. Ann. Surg. 160, 7 (1964).

1258. —, N. A. DELIN, E. DOMANIG, P. HAHNLOSER, and R. K. HOYT: Blood viscosity as a determinant of regional blood flow. Arch. Surg. 89, 783 (1964).

1259. SCHERER, F. u. K. H. WUNSCH: Klinische Erfahrungen mit einem neuen Plasmaexpander. Chirurg 34, 356 (1963).

1260. SCHJELDERUP, H.: Traume og Rheomacrodex. Nord. Med. 75, 247 (1966).

1261. SCHLUETER, T. M., and T. R. KELLY: Effect of low molecular weight dextrans and fibrinolysins on hemorrhagic shock. Surg. Forum 15, 32 (1964).

1262. SCHMID, L.: persönl. Mitt. Januar 1967.

1263. SCHMIDT, G.: Der Arzt am Unfallort. Der Hannover-Vorschlag für einen Arzt-Unfall-Koffer. Dtsch. Ärztebl. 61, 206 (1964).

1264. SCHMIDT, H. D., u. J. SCHMIER: Kontraktilitätsschädigung des Herzens im frühen hämorrhagischen Schock. Pflügers Arch. ges. Physiol. 285, 241 (1965).

1265. SCHMIDT, K.: Herzzeitvolumensteigerung durch Volumenersatzmittel; in O. H. JUST und H. LUTZ: Genese und Therapie des hämorrhagischen Schocks, p. 68 (Thieme, Stuttgart 1965).

1265a. —, u. H. SCHMALZ: Zur Blutvolumenänderung nach Osmo-Onko-Therapie. Anaesthesist 16, 201 (1967).

1266. SCHMIDT, W., V. STEINERT u. G. KLAPPACH: Experimenteller Beitrag zum therapeutischen Einsatz des Dextrans im Ileus. Pharmazie 21, 304 (1966).

1267. SCHMIDT-THOMÉ, J., A. MAGER u. H. H. SCHÖNE: Zur Chemie eines neuen Plasmaexpanders. Arzneimittelforsch. 12, 378 (1962).

1268. SCHMUTZER, K. J., E. RASCHKE, and J. V. MALONEY JR.: Intravenous l-norepinephrine as a cause of reduced plasma volume. Surgery 50, 452 (1961).

1269. SCHNABEL, T. G., JR., H. ELIASCH, B. THOMASSON, and L. WERKÖ: The effect of experimentally induced hypervolemia on cardiac function in normal subjects and patients with mitral stenosis. J. clin. Invest. 38, 117 (1959).

1270. SCHNEIDER, K. W.: Gefahren der Bluttransfusion in der inneren Medizin. Med. Welt 1899, 1960.

1271. —, u. L. PIPPIG: Der Einfluß von Humanalbumininfusionen auf die Hämodynamik. Dtsch. med. Wschr. 87, 1291 (1962).

1272. — Diskussion. Bibl. haemat. 16, 104 (1963).

1273. SCHNEIDER, K. W.: Der hämorrhagische Schock. In: Verh. VII. internat. Kongr. inn. Med. München, p. 398. Stuttgart: Thieme 1963.

1274. — Kurz- und langfristige Blutvolumenveränderungen nach Infusion von Erythrozytenkonzentrat und modernen Plasmaexpandern unter Verwendung des Volemetron-Gerätes. Bibl. haemat. 20, 159 (1965).

1275. — Diskussion. Bibl. haemat. 20, 181 (1965).

1276. —, K. KLÜTSCH, A. HEIDLAND, E. VON PARISH u. A. GATHOF: Blutvolumen, Serum-Elektrolyte und Eiweiß nach Infusion von pasteurisiertem Plasma. Bibl. haemat. 23, 1120 (1965).

1277. — Fragekasten. Münch. med. Wschr. 107, 347 (1965).

1278. — Volumenmangel als Elementargefährdung und als therapeutisches Problem in der Praxis. Therapiewoche 15, 1047 (1965).

1279. — Die Wandlungen in der Lehre der Schockpathogenese und der Schocktherapie in den letzten 15 Jahren. Med. heute 15, 133 (1966).

1280. SCHNEIDER, M.: Zur Pathophysiologie der verschiedenen Schockformen. Bibl. haemat. 16, 10 (1963).

1281. — Zur Pathophysiologie des Schocks. In: K. HORATZ u. R. FREY: Schock und Plasmaexpander, p. 1. Berlin-Göttingen-Heidelberg: Springer 1964.

1282. SCHNEIDER, W., u. H. J. KÖSTER: Zur Beurteilung von Transfusionsreaktionen. Konsequenzen für die Praxis. Münch. med. Wschr. 108, 1478 (1966).

1283. SCHOCH, T. J.: The chemistry of hydroxyethyl starch. In: Second Conference on Artificial Colloidal Agents, p. 121. Washington, D. C.: Nat. Acad. Sci. 1963.

1284. SCHOLER, H.: Das Blutvolumen, eine klinisch relevante, aber wesensmäßig unbekannte Betriebsgröße. Bull. schweiz. Akad. med. Wiss. 19, 235 (1963).

1285. —, u. M. SCHNÖS: Probleme des Blutvolumens in der Cardiologie. Hinweis auf ein neues Gerät auf Isotopen-Basis. Cardiologia 42, 74 (1963).

1286. — Das Blutvolumen, Versuch einer Deutung seines Wesens. Med. Welt 182, 1964.

1287. SCHOLTAN, W.: Über die Adsorptionsfähigkeit wasserlöslicher polymerer Verbindungen, insbesondere Polyvinylpyrrolidon. Makromol. Chemie 11, 131 (1953).

1288. — Bestimmung der Molekulargewichtsverteilung von Polyvinylpyrrolidon mit kleinem und großem Molekulargewicht und von Albumin in der Ultrazentrifuge. Makromol. Chemie 36, 162 (1960).

1289. SCHOEN, H.: Organveränderungen beim Säugling nach Zufuhr von Periston. Klin. Wschr. 27, 463 (1949).

1290. SCHUBERT, R.: Über die Ausscheidung an Periston gebundener Stoffe. (Bilirubin, Indigocarmin) und einiges über die Ausscheidung von Periston selbst. Klin. Wschr. 26, 143 (1948).

1291. —, G. SEYBOLD u. H. WUNDT: Zellsanierung durch Kollidon. Versuche an Frosch und Meerschweinchen mit Diaminreinblau, Trypanblau und niedermolekularem Kollidon. Z. klin. Med. 147, 513 (1951).

1292. — — Entfernung granulär gespeicherter Stoffe aus gewissen Zellsystemen durch Kollidon verschiedenen Molekulargewichts. Ärztl. Forsch. 6, 1 (1952).

1293. —, D. KLAUS u. U. LUTZ-DETTINGER: Klinische Erfahrungen beim Vergleich der Clearance von Inulin, PAH und Polyvinylpyrrolidon bei Nierengesunden und Nierenkranken. Medizinische 14, 639 (1959).

1294. Schülke, K., u. W. Hartel: Vergleichende Untersuchungen über das Verhalten der Plasmaviskosität und des Blutvolumens nach Gabe von hoch- und niedermolekularen Dextranen. Arch. klin. Chir. 316, 623 (1966).

1295. Schumer, W.: Physiochemical and metabolic effects of low molecular weight dextran in oligemic shock. J. Trauma 7, 40 (1967).

1296. Schwaiger, M., u. K. Schmeiser: Zur Infusionstherapie nach Eingriffen am Magen. Chirurg 21, 613 (1956).

1297. Schwartz, S. I.: Blood-transfusion, coagulation, thrombosis and thrombolysis. In: W. F. Ballinger: Research methods in surgery, p. 221. Boston: Little, Brown 1964.

1298. —, H. P. Shay, H. Beebe, and C. Rob: Effect of low molecular weight dextran on venous flow. Surgery 55, 106 (1964).

1299. Schwartzkopff, W.: Zur Wirkung von Dextran als Plasmaexpander. Z. klin. Med. 157, 156 (1962).

1300. — Determination of permeability of the abdominal capillary membranes with low and high molecular substances. Bibl. anat. 7, 156 (1965).

1301. Schweizer, O., and W. S. Howland: Effect of citrated bank blood on acid-base balance. Surg. Gynec. Obstet. 114, 90 (1962).

1302. Schwenzer, A. W.: Neuzeitliche Sicherungen bei Bluttransfusionen. 3b. Hepatitis. Ergebn. inn. Med. Kinderheilk. 5, 415 (1954).

1303. Schwick, G., u. U. Freund: Immunologische Untersuchungen mit Haemaccel. Dtsch. med. Wschr. 87, 737 (1962).

1304. Schwiegk, H.: Schock und Kollaps. Klin. Wschr. 21, 741, 765 (1942).

1305. Scott, C. C., H. M. Worth, and E. B. Robbins: Comparative value of some blood substitutes used for treatment of experimental shock. Arch. Surg. 48, 315 (1944).

1306. Scott, J.: Blood coagulation failure in obstetrics. Brit. med. J. II, 290 (1955).

1307. Scudder, J.: Shock: Blood studies as a guide to therapy. Philadelphia: Lippincott 1940.

1308. Seaman, G. V. F., W. Hissen, L. Lino, and R. L. Swank: Physico-chemical changes in blood arising from dextran infusions. Clin. Sci. 29, 293 (1965).

1308a. Seaman, A. J., C. L. Lutcher, C. A. Moffat, and B. E. Hueber: Induced intravascular thromboembolic phenomena. Arch. intern. Med. 119, 600 (1967).

1309. Seavers, R., and P. B. Price: Effects and fate of blood transfusions in normal dogs. Arch. Surg. 59, 275 (1949).

1310. Seegers, W. H., W. G. Levine, and S. A. Johnson: Inhibition of prothrombin activation with dextran. J. appl. Physiol. 7, 617 (1955).

1311. Seeley, S. F., and J. R. Weisinger: Recent progress and present problems in the field of shock. Fed. Proc. suppl. 9 (Washington, D. C., 1961).

1312. Segal, A.: The clinical use of dextran solution. New York: Grune & Stratton 1964.

1313. Semple, R.: The effects of single large infusions of various dextran solutions on hypovolemic dogs. Canad. J. Biochem. Physiol. 32, 670 (1954).

1314. — Changes in protein fractions of dog plasma after bleeding and dextran infusion. J. lab. clin. Med. 45, 61 (1955).

1315. Senior, J. R.: Post-transfusion hepatitis. Gastroenterology 49, 315 (1965).

1316. Senn, L. Y., and K. E. Karlson: Methodologic and actual error of plasma volume determination. Surgery 44, 1095 (1958).

1317. SERKES, K. D., S. LANG, and M. D. PAREIRA: Efficacy of plasma and dextran compared to saline for fluid replacement following toruniquet shock. Surgery 45, 623 (1959).

1318. — — — The time relationship in plasma-volume response to graded hemorrhage. Surgery 56, 380 (1964).

1319. — — — Blood volume, methodology and applications. Monogr. surg. Sci. 2, 69 (1965).

1320. — — — Enhanced protection with the use of gamma globulin proteins in the treatment of tourniquet shock with plasma expanders. Surgery 59, 566 (1966).

1321. — — Changes in extracellular fluid volume after hemorrhage and tourniquet trauma. Surg. Forum 17, 58 (1966).

1322. SEVESO, M.: Su di un nuovo sostituto del plasma. Minerva anest. 29, 398 (1963).

1323. SEVITT, S.: The boundaries between physiology, pathology, and irreversibility after injury. Lancet II, 1203 (1966).

1324. SHANBROM, E., R. H. BERGER, and J. W. GRACELY: Observations on the inhibition of erythrocyte sedimentation by low molecular weight dextran. Amer. J. med. Sci. 246, 289 (1963).

1325. SHERMAN, P. H., D. KRUMHAAR, T. TANAKA, L. R. BENNETT, and J. V. MALONEY, JR.: Measurement of intravascular erythrocyte sequestration by Cr51: Effect of endotoxin in dogs and clinical status, extracorporeal circulation and rapid sampling in man. Ann. Surg. 164, 23 (1966).

1326. SHILLING, D. A., E. H. GINN, W. R. RICHARDSON, and H. E. DUNLAP: A new approach to fluid therapy of the severly burned patient. Ann. Surg. 150, 756 (1959).

1327. SHIMADA, N., T. FUKUDA, Y. ISHII, D. SEKIKAWA, M. OHTSUKI, M. MATSUA, K. KODEKI, G. OHYA, F. NAGAO, N. KIMURA, S. NAKANO, S. MURAKAMI, S. MIYAMOTO, and T. TSUCHIYA: Serum hepatitis in Japan. Bibl. haemat. 23, 1066 (1965).

1328. SHIRES, G. T., J. WILLIAMS, and F. BROWN: Simultaneous measurement of plasma volume, extracellular fluid volume, and red blood cell mass in man utilising $I^{131}S^{35}O_4$, and Cr^{51}. J. lab. clin. Med. 55, 776 (1960).

1329. —, F. T. BROWN, P. CANIZARO, and N. SOMERVILLE: Distributional changes in extracellular fluid during acute hemorrhagic shock. Surg. Forum 11, 115 (1960).

1330. —, D. COLN, J. CARRICO, and S. LIGHTFOOT: Fluid therapy in hemorrhagic shock. Arch. Surg. 88, 688 (1964).

1331. —, C. J. CARRICO, and D. COLN: The role of the extracellular fluid in shock. Int. Anesth. Clin. 2, 435 (1964).

1332. — — Current status of the shock problem. In: M. M. RAVITCH: Current problems in surgery, p. 1. Chicago: Yearbook Med. Publ. 1966.

1333. SHOEMAKER, W. C.: Recent additions to the knowledge of the cause and management of shock. Surg. Clin. N. Amer. 42, 3 (1962).

1334. — Measurement of rapidly and slowly circulating red cell volumes in hemorrhagic shock. Amer. J. Physiol. 202, 1179 (1962).

1335. —, and F. IIDA: Studies on the equilibration of labeled red cells and T-1824 in hemorrhagic shock. Surg. Gynec. Obstet. 114, 539 (1962).

1336. — Pathophysiologic mechanisms in shock and their therapeutic implications. Amer. J. Surg. 110, 337 (1965).

1337. —, U. BRUNIUS, and L.-E. GELIN: Hemodynamic and microcirculatory effects of high and low viscosity dextrans. Surgery 58, 518 (1965).

1337a. SHOEMAKER, W. C.: Shock, chemistry, physiology and therapy. Springfield, Ill.: Thomas 1967.

1338. SCHUMACKER, H. B., D. HAWTOF, T. HERENDEEN, D. JUDD, and M. K. WEBB: Osmotic diuresis and experimental renal ischemia. Surgery 55, 687 (1964).

1339. SIEGEL, D. L., A. BILGUTAY, L. SANCHEZ, and C. W. LILLEHEI: Experience with an artificial plasma for use with extracorporeal circulation. J. Amer. med. Ass. 179, 206 (1962).

1340. SILK, M. R.: The effect of dextran and hydroxyethyl starch on renal hemodynamics. J. Trauma 6, 717 (1966).

1341. SILVAY, J., M. SCHNORRER, E. ŠUJANSKÝ u. J. STYK: Die Auswahl von Ersatzlösungen zur Füllung der Herz-Lungen-Maschine. Arch. klin. Chir. 316, 630 (1966).

1342. SIMEONE, F. A.: Traumatic shock—the physiologic effects of blood loss. Bull. New Engl. Med. Center 10, 112 (1948).

1343. — Shock and blood pressure. Surg. Gynec. Obstet. 108, 740 (1959).

1344. — Hemorrhagic shock. Amer. J. Cardiol. 12, 589 (1963).

1345. —, and F. J. DAGHER: Treatment of hemorrhagic shock in the dog with dextran and hydroxyethyl starch. In: Third Conference on Artificial Colloidal Agents, p. 150. Washington, D. C.: Nat. Acad. Sci. 1965.

1346. SIMON, E., et M. HASCHER: Un soluté de gélatine fluide modifiée: Plasmagel en pratique courante de réanimation. Bibl. haemat. 10, 481 (1958).

1347. SIMON, S., and T. SIMON: The duration of the effect of polyvinylpyrrolidone and dextran preparations in hemorrhagic shock of the cat. Acta physiol. Acad. Sci. hung. 23, 189 (1963).

1348. SINGER, A.: Low-molecular-weight dextran in the treatment of peripheral arterial insufficiency. Lancet II, 1050 (1965).

1349. SJOKK: Sjokksyndromenes patofysiologi, klinikk og terapi. T. norske Laegeforen. 86, 579 (1966).

1350. SJÖSTRAND, T.: Volume and distribution of blood and their significance in regulating the circulation. Physiol. Rev. 33, 202 (1953).

1351. — Blood volume. In: Handbook of physiology, section 2: Circulation, vol. 1, p. 51. Washington, D. C.: Amer. Physiol. Soc. 1962.

1352. SJÖSTRÖM, B.: Infusion therapy after controlled bleeding. An investigation by means of animal experiments. Acta Soc. Med. upsalien. 59, 17 (1953).

1353. SKINSNES, O. K.: Gelatin nephrosis, renal tissue changes in man resulting from the intravenous administration of gelatin. Surg. Gynec. Obstet. 85, 563 (1947).

1354. SMITH, B., M. AL OMERI, D. G. MELROSE, H. H. BENTALL, and S. ALLWORK: Blood-loss after cardio-pulmonary bypass. Lancet II, 273 (1964).

1355. SMITH, E. L., S. DEAVERS, R. A. HUGGINS, and G. STOLZOFF: Effects of time and volume of blood overtransfused on the loss of plasma and protein in the dog. Amer. J. Physiol. 196, 1039 (1959).

1356. — — — Effects of autologous and homologous blood replacement in hypovolemic dogs. Proc. Soc. exp. Biol. 120, 199 (1965).

1357. SMITH, L. L., and B. W. BRANSON: Refractory hypotension. Calif. Med. 95, 150 (1961).

1358. —, and F. D. MOORE: Refractory hypotension in man—is this irreversible shock? New Engl. J. Med. 267, 733 (1962).

1359. —, R. L. FOSTER, and W. MÜLLER: Intrinsic cardiac output variability in the anesthetized normal and splenectomized dog. Amer. J. Physiol. 202, 1155 (1962).

1360. SMITH, L. L., W. MÜLLER, U. P. VERAGUT, and W. D. JOLLEY: Hemodynamik effects of acute salt depletion and hemorrhage in the dog. Surg. Gynec. Obstet. 118, 1263 (1964).

1361. — Physiologic considerations in the diagnosis and management of shock. Med. Arts Sci. 19, 29 (1965).

1362. SMITH, M. C.: The dextrans. Amer. J. Hosp. Pharmacy 22, 273 (1965).

1363. SMITH, O. A., JR., S. J. JABBUR, R. F. RUSHMER, and E. P. LASHER: Role of hypothalamic structures in cardiac control. Physiol. Rev. 40, suppl. 4, 136 (1960).

1364. SMYTHE, C. McC., J. P. GILMORE, J. V. MALONEY, and S. W. HANDFORD: An analysis of the direct hydraulic effect of intra-arterial transfusion. Amer. J. Physiol. 178, 412 (1954).

1365. SNEDDON, E.: Preoperative blood volumes. Amer. Surg. 30, 370 (1964).

1366. SNYDER, H. E., B. B. CARLISLE, H. E. WOLLOWICK, and J. H. FOSTER: Protection of kidneys following experimental acute ischemia. Effect of intra-arterial Mannitol and low-molecular-weight dextran. Amer. Surg. 32, 9 (1966).

1367. SOLYOM, A., G. CSEH, I. K. SZABÓ, and K. VILLANYI: The effect of polysaccharides not containing sulphur on fat metabolism. Acta physiol. Acad. Sci. hung. 26, 73 (1965).

1368. SOMER, T.: The viscosity of blood, plasma and serum in dys- and paraproteinemias. Acta med. scand. 180, suppl. 456 (1966).

1369. SPEAR, P. W., M. SASS, and J. J. CIUCOTTI: Ammonium levels in transfused blood. J. lab. clin. Med. 48, 702 (1956).

1370. SPIELMANN, W.: Serologische und anaphylaktische Eigenschaften des Dextrans. Anaesthesist 8, 41 (1959).

1371. — Können moderne Plasmavolumenexpander die Ergebnisse der serologischen Untersuchungen vor Bluttransfusionen stören? In: K. HORATZ u. R. FREY: Schock und Plasmaexpander, p. 152. Berlin-Göttingen-Heidelberg: Springer 1964.

1372. — Transfusionskunde. Stuttgart: Thieme 1967.

1373. SPINK, W. W.: Circulatory shock. A symposium on advances in the understanding of mechanisms and treatment. Calif. Med. 103, 310 (1965).

1374. SPIRGI, E.: Über Blutbedarf bei chirurgischen Eingriffen. Méd Hyg. 22, 589 (1964).

1375. SPOEREL, W. E., and F. C. HEAGY: Blood volume determination for evaluation of blood loss during operation. Canad. J. Surg. 5, 25 (1962).

1376. SQUIRE, J. R., J. P. BULL, W. D'A. MAYCOCK, and C. R. RICKETTS: Dextran, its properties and use in medicine. Oxford: Blackwell 1955.

1377. STAIB, I., D. MAROSKE, P. DRINGS u. H. OEHMIG: Änderungen des Herzminutenvolumens (HMV) nach verschiedenen Medikamenten und Plasmaexpandern. Arch. klin. Chir. 308, 848 (1964).

1378. STALKER, A. L.: Intravascular erythrocyte aggregation. Bibl. anat. 4, 108 (1964).

1378a. STAMPFLI, K.: Posttransfusionelle Hepatitiden mit letalem Verlauf. Schweiz. med. Wschr. 97, 1487 (1967).

1379. STARLING, E. H.: On the absorption of fluids from the connective tissue spaces. J. Physiol. 19, 312 (1896).

1380. STEAD, E. A., JR., and R. V. EBERT: Studies on human albumin. In: S. MUDD, and W. THALHIMER: Blood substitutes and blood transfusion, p. 185. Springfield, Ill.: Thomas 1942.

1381. STEELE, R., D. D. VAN SLYKE, and J. PLAZIN: The fate of intravenously administered polyvinylpyrrolidone. Ann. N.Y. Acad. Sci. 55, 479 (1952).

1382. STEINBRUNN, W.: Einfluß verschiedener Plasmaersatzstoffe auf den Säure-, Basen- und Elektrolythaushalt beim normovolämischen Kaninchen. Z. ges. exp. Med. 140, 1 (1966).

1383. STEINFELD, J. L., F. E. GREENE, D. L. TABERN, R. R. PATON, and A. L. FLICK: Degradation of iodinated human serum albumin prepared by various procedures. J. lab. clin. Med. 51, 756 (1958).

1483a. WANGENSTEEN, S. L., H. B. HECHTMANN, L. R. ROSE, and C. F. VOR DER BRUEGGE: The army in surgical research. J. surg. Res. 7, 239 (1967).

1384. STEINHAUSEN, M. VON, A. LORETH u. S. OLSON: Tubuläre Harnstromstärken von Katzen, ihre Abhängigkeit vom arteriellen Druck und von experimentellen Änderungen der Harnviskosität. Pflügers Arch. ges. Physiol. 283, R23 (1965).

1385. STĚRBA, O., J. HOREJŠI u. R. PETZ: Experimentelle Schocktherapie mit den durch Glutathion verstärkten Blutplasmaersatzlösungen. Blut 12, 236 (1966).

1386. STERN, K.: Effect of polyvinylpyrrolidone on reticuloendothelial storage. Proc. Soc. exp. Biol. 79, 618 (1952).

1387. —, S. BUSCH, and A. BUZNITSKY: Experiences and experiments with cross-matching procedures. Bibl. haemat. 7, 420 (1958).

1388. STEVENS, A. R., J. S. LEGG, B. S. HENRY, J. M. DILLE, W. M. M. KIRBY, and C. A. FINCH: Fatal transfusion reactions from contamination of stored blood by cold growing bacteria. Ann. intern. Med. 39, 1228 (1953).

1389. STEWART, J. D., and G. M. ROURKE: Intracellular fluid loss in hemorrhage. J. clin. Invest. 15, 697 (1936).

1390. STOECKEL, H., S. J. WALTER u. J. VOLL: Die Rolle der Bluttransfusion für die Entstehung des postoperativen Ikterus. Arch. klin. Chir. 313, 111 (1965).

1391. STONER, H. B., and C. J. THRELFALL: The biochemical response to injury. In: Lectures on the scientific basis of medicine. Oxford: Blackwell 1960.

1392. — Critical analysis of traumatic shock models. Fed. Proc. suppl. 9, 38 (1961).

1393. STRAWITZ, J. G., H. HIFT, R. L. TEMPLE, A. ERHARDT, and N. ROZANSKY: Irreversible hemorrhagic shock in rats: Method and critical bleeding volume. Amer. J. Physiol. 200, 257 (1961).

1394. —, and N. GROSSBLATT: Septic shock. Washington, D. C.: Nat. Acad. Sci., Nat. Res. Counc. 1965.

1395. STREICHER, H.-J., K. EBERHARDT u. W. KIRMESS: Hemmen Plasmaexpander die Leukocytenausschwemmung aus dem Knochenmark? Arch. klin. Chir. 311, 252 (1965).

1396. STRUMIA, M. M., W. H. CROSBY, J. G. GIBSON, T. J. GREENWALT, and J. R. KREVANS: General principles of blood transfusion. Transfusion 3, 306 (1963).

1397. SUGG, J. Y., and E. J. HEHRE: Reactions of dextran of Leuconostoc mesenteroides with the antiserum of Leuconostoc and of types 2, 20 and 12 pneumococcus. J. Immunol. 43, 119 (1942).

1397a. SUNDT, T. M., A. G. WALTZ, and G. P. SAYRE: Experimental cerebral infarction: Modification by treatment with hemodiluting, hemoconcentrating, and dehydrating agents. J. Neurosurg. 26, 46 (1967).

1398. SUZUKI, F., and W. C. SHOEMAKER: Effect of low viscosity dextran on red cell circulation in hemorrhagic shock. Surgery 55, 304 (1964).

1399. Suzuki, F., R. J. Baker, and W. C. Shoemaker: Red cell and plasma volume alteration after hemorrhage and trauma. Ann. Surg. 160, 263 (1964).

1400. —, W. C. Shoemaker, R. J. Baker and J. S. Carey: Use of labeled red cells and low viscosity dextran in the study of trapped blood. Surg. Gynec. Obstet. 121, 51 (1965).

1401. Swan, H. J., J. Blavier, T. Marchioro, D. Jenkins, and V. Montgomery: Experimental hemorrhage. Arch. Surg. 79, 176 (1959).

1402. Swan, H., V. Montgomery, D. Jenkins, and T. L. Marchioro: A method for the continuous measurement of plasma volume in the dog. Ann. Surg. 151, 319 (1960).

1403. Swank, R. L.: Suspension stability of the blood after injections of dextran. J. appl. Physiol. 12, 125 (1958).

1404. —, J. H. Fellman, and W. W. Hissen: Influence of aggregation of blood cells on screen filtration pressure and blood flow. Bibl. anat. 7, 185 (1965).

1405. —, and E. Davis: Blood cell aggregation and screen filtration pressure. Circulation 33, 617 (1966).

1406. —, G. V. F. Seaman, W. Hissen, and L. Lino: Physicochemical changes in blood induced by trauma. Surg. Gynec. Obstet. 123, 251 (1966).

1407. Swingle, W. W., W. Kleinberg, and H. W. Hays: A study of gelatin and saline as plasma substitutes. Amer. J. Physiol. 141, 329 (1944).

1408. — — Plasma, gelatin and saline therapy in experimental wound shock. Amer. J. Physiol. 141, 713 (1944).

1409. Sykes, M. K.: Venous pressure as a clinical indication of adequacy of transfusion. Ann. roy. Coll. Surg. Engl. 33, 185 (1963).

1410. —, B. Robinson, D. G. Melrose, and R. Nahas: Pulmonary changes after extracorporeal circulation in dogs. Brit. J. Anaesth. 38, 432 (1966).

1410a. —, F. A. Neematallah, and P. M. Cooke: The effect of low molecular weight dextran and haemodilution on acid-base balance and lactate and pyruvate levels during cardiopulmonary bypass. Brit. J. Anaesth. 39, 94 (1967).

1411. Symposia on Rheomacrodex, vol. I and II. London: Pharmacia G. B. 1964.

1412. Szabó, G., and Z. Magyar: Kapillarpermeabilität im ischämischen Schock. Acta med. hung. 8, 287 (1955).

1413. Tabor, H., H. Kabat, and S. M. Rosenthal: The chemotherapy of burns and shock. VI. Standardized hemorrhage in the mouse. VII. Therapy of experimental hemorrhage. Publ. Hlth. Rep. (Wash.) 59, 637 (1944).

1414. Takaori, M., and P. Safar: Adaptation to acute hemodilution with four blood volume expanders. In: Third Conference on Artificial Colloidal Agents, p. 170. Washington, D. C.: Nat. Acad. Sci 1965.

1415. — — Adaptation to acute severe hemodilution with dextran 75 in dogs. Arch. Surg. 92, 743 (1966).

1416. — — Treatment of massive hemorrhage with colloid and crystalloid solutions. J. Amer. med. Ass. 199, 297 (1965).

1417. — — Acute, severe hemodilution with lactated Ringer's solution. Arch. Surg. 94, 67 (1967).

1418. Takayama, T.: Glyco-algin as a transfusion solution. Bibl. haemat. 7, 287 (1958).

1419. Tarrow, A. B., and E. J. Pulaski: Reactions in man from infusion with dextran. Anesthesiology 14, 359 (1953).

1420. Tatooles, C. J., N. S. Braunwald, and A. G. Morrow: Prosthetic replacement of the tricuspid valve. Surg. Forum 16, 171 (1965).

1421. Taylor, N. B., and E. T. Waters: Isinglass as transfusion fluid in haemorrhage. Canad. med. Ass. J. 44, 547 (1941).

1422. TERRY, R., and C. L. YUILE: Fate of intravenous C^{14}-labeled dextran in dogs. Fed. Proc. 11, 430 (1952).

1423. — — Reports to Nat. Res. Counc. Washington, D. C.: Nat. Acad. Sci., Nat. Res. Counc. 1952—53.

1424. — —, A. GOLODETZ, C. E. PHILIPS, and R. R. WHITE: Metabolism of dextran—a plasma volume expander. Studies of radioactive carbonlabeled dextran in dogs. J. lab. clin. Med. 42, 6 (1953).

1425. THAL, A. P.: Shock and metabolism. Surg. Gynec. Obstet. 122, 283 (1966).

1426. THAUER, R., und K. WEGLER: Die Kreislaufwirkung der gebräuchlichsten tierexperimentellen Narkotika. Arch. exp. Path. Pharmakol. 200, 84 (1942).

1427. THEYL, R. A., and G. F. TUOHY: Hemodynamics and blood volume during operation with other anesthesia and unreplaced blood loss. Anesthesiology 25, 6 (1964).

1428. THOMAS, J. P., and C. F. BARTTER: Blood volume measurements in normal subjects and in patients with cirrhosis or cardiac disease. Clin. Sci. 21, 301 (1961).

1429. THOMAS, K., u. F. HOFMANN: Herstellung einer albuminreichen pasteurisierbaren und damit hepatitissicheren Plasmaproteinlösung (PPL-D). Dtsch. GesundhWes. 21, 1168 (1966).

1430. THOMPSON, W. L.: Plasma substitutes. A review. J. Sth Carolina med. Ass. 56, 456 (1960).

1431. —, J. J. BRITTON, and R. P. WALTON: Blood levels of glucose and total carbohydrate following intravenous infusions of dextran and hydroxyethylated starches. Fed. Proc. 19, 103 (1960).

1432. — — — Persistance of starch derivates and dextran when infused after hemorrhage. J. Pharmacol. exp. Ther. 136, 125 (1962).

1433. —, and R. P. WALTON: Parenteral administration of hydroxyethyl starches. In: Conference on Artificial Colloidal Agents, p. 168. Washington, D. C.: Nat. Acad. Sci. 1962.

1434. — —, and L. LEE-BENNER: Intravascular persistance and urinary excretion of hydroxyethyl starch solutions in normovolemic dogs. Fed. Proc. 23, 539 (1964).

1435. —, D. H. WAYT, and R. P. WALTON: Bleeding volume of hydroxyethyl starch, dextran, blood and glucose. Proc. Soc. exp. Biol. 115, 474 (1964).

1436. — Interaction of hydroxyethyl starch and dextran with plasma proteins and erythrocyte envelopes. Biorheology 3, 49 (1966).

1437. THORÉN, L.: Hypovolemic shock. Viewpoints on treatment. Opuscula med. 7, 72 (1962).

1438. THORSÉN, G.: Dextran as a plasma substitute. Lancet I, 132 (1949).

1439. — Resuscitative effect of dextran Ph after large hemorrhages. An experimental study. Acta chir. scand. 100, 221 (1950).

1440. —, and H. HINT: Aggregation, sedimentation and intravascular sludging of erythrocytes. Acta chir. scand. suppl. 154 (1950).

1441. — Dextran—position in therapy in Sweden 1953 and problems. Ann. Chir. Gynaec. Fenn. 43, suppl. 5, 445 (1954).

1442. — The use of dextrans as infusion fluids. Surg. Gynec. Obstet. 109, 43 (1959).

1443. TINCKLER, L. F., and W. KULKE: Postoperative absorption of water from the small intestine. Gut 4, 8 (1963).

1444. TOPLEY, E.: Studies on the degree and timing of blood transfusion following trauma. Bibl. haemat. 10, 453 (1959).

1445. TORII, A., S. NAKANO, and Y. MIYAZATO: The use of gammaglobulin in the prevention of serum hepatitis. Bibl. haemat. **23**, 1055 (1965).
1446. TOURTELOTTE, D.: Modified fluid gelatin as a new plasma expander. Vᵉ Congr. int. Transf. sangu., Paris 1954.
1447. —, and H. E. WILLIAMS: Chemical modifications of gelatin for use as plasma expander. In: G. STAINSBY: Recent advances in gelatin and glue research, p. 246. London: Pergamon Press 1957.
1448. — — Acylated gelatins and their preparations. US Patent 2, 827, 419, 1958. II, 761 (1954).
1449. TOVEY, G. H.: Techniques of blood transfusion. Practitioner **195**, 167 (1965).
1450. TRAENCKNER, K.: Das Schicksal des Periston im menschlichen Körper nach histologischen Untersuchungen. Frankf. Z. Path. **65**, 62 (1954).
1451. — Morphologische Nierenveränderungen nach Periston beim Menschen. Frankf. Z. Path. **65**, 80 (1954).
1452. — Zur Frage des Schicksals des Dextrans im menschlichen Körper nach histologischen Untersuchungen. Frankf. Z. Path. **65**, 390 (1954).
1453. — Experimentelle Untersuchungen zur Frage der Periston-Speicherung in den Mitochondrien der Nierentubuli. Z. ges. exp. Med. **123**, 101 (1954).
1454. TREDE, M., E. ROTH, A. ENCKE, O. HALLWACHS, M. WANKE u. F. STÖHRER: Vergleichende Untersuchungen über das Verhalten der Nierenfunktion bei Hochverdünnungsperfusionen mit Glucose, Haemaccel und Rheomacrodex. Arch. klin. Chir. **316**, 642 (1966).
1455. TREGEAR, R. T.: The permeability of skin to albumin, dextrans and polyvinylpyrrolidone. J. invest. Derm. **46**, 24 (1966).
1456. TRINER, L., and M. MRÁZ: Some biochemical changes in the blood after dextrane administration. Physiol. bohemoslov. **12**, 128 (1963).
1457. — —, and M. CHMELAŘOVÁ: The favourable effect of glucose and glucose with insulin administered in a dextrane solution on the course of haemorrhagic shock in rabbits. Physiol. bohemoslov. **13**, 87 (1964).
1458. TROBAUGH, F. E., JR., and F. DE CATALDO: Management of transfusion reactions. Med. Clin. N. Amer. **43**, 1537 (1959).
1459. TRUNIGER, B., S. M. ROSEN u. D. E. OKEN: Renale Hämodynamik und hämorrhagische Hypotension. Klin. Wschr. **44**, 857 (1966).
1460. TSCHIRREN, B.: Künstliche Blutersatzstoffe. Schweiz. med. Wschr. **93**, 596 (1963).
1461. —, u. P. PFISTNER: Praktische Erfahrungen mit Physiogel als Blutersatzstoff. Helv. chir. Acta **33**, 404 (1966).
1462. TURNER, F. P., B. C. BUTTLER, M. E. SMITH, and J. SCUDDER: Dextran. An experimental plasma substitute. Surg. Gynec. Obstet. **88**, 661 (1949).
1463. UEBERMUTH, H.: Neuere Gesichtspunkte zu Schock und Kollaps. Chir. Praxis **8**, 165 (1964).
1464. UPHAM, H. C., F. W. LOVELL, L. E. DETRICK, D. H. HIGHBY, V. DEBLEY, and T. J. HALEY: Tissue deposition of polyvinylpyrrolidone in normal and irradiated rabbits. Arch. int. Pharmacodyn. **106**, 151 (1956).
1465. URSO, L., e F. BRESCHI: I sostituti del plasma in chirurgia. Sperimentazioni e rilievi clinici a proposito di un nuovo plasmaexpander. Minerva anest. **29**, 352 (1963).
1466. VARS, H. M., W. M. PARKINS, and J. H. PERLMUTT: Various plasma expanders in animals. Ann. N.Y. Acad. Sci. **55**, 496 (1952).
1467. VICKERY, A. L.: The fate of dextran in tissues of the acutely wounded; a study of the histologic localization of dextran in tissues of Korean battle casualties. Amer. J. Path. **32**, 161 (1956).

1468. VIERECK, H., u. V. KÖHLER: Die Bedeutung lokal angewandter Kolloide für die Verhütung von Nachblutungen bei der extrapleuralen Pneumolyse. Klin. Wschr. 31, 855 (1953).

1469. VILLASANTA, U.: Therapy in antepartum thrombophlebitis. Obstet. Gynec., N.Y. 26, 534 (1965).

1470. VINEYARD, G. C., B. E. BRADLEY, A. DEFALCO, D. LAWSON, E. T. A. WAGNER, W. K. PASTIS, F. A. NARDELLA, and J. R. HAYES: Effect of hydroxyethyl starch on plasma volume and hematocrit following hemorrhagic shock in dogs. Comparison with dextran, plasma and Ringer's. Ann. Surg. 164, 891 (1966).

1471. VORHEES, B., H. J. BAKER, E. J. PULASKI, and M. FERGUSON: Reactions of albino rats to injection of dextran. Proc. Soc. exp. Biol. 76, 254 (1951).

1472. VORMITTAG, W.: Vergleichende Untersuchungen der Wirkung von Kochsalz-, Albumin- und Plasmaproteinlösungen als Blutersatzmittel an Ratten. Klin. Med. 21, 620 (1966).

1473. WALCOTT, W. W.: Blood volume in experimental hemorrhagic shock. Amer. J. Physiol. 143, 247 (1945).

1474. — Standardization of experimental hemorrhagic shock. Amer. J. Physiol. 143, 254 (1945).

1475. WALKER, J. B.: Osmolar and electrolyte changes in haemorrhagic shock. Lancet I, 662 (1963).

1476. WALKER, W. F.: Blood substitutes for transfusion. Practitioner 195, 187 (1965).

1477. WALLACE, J.: Cross-matching of blood in the presence of dextran. Lancet II, 761 (1954).

1478. WALLENIUS, G.: The relief of nephrotic oedema by dextran infusion. Scand. J. clin. lab. Invest. 2, 228 (1950).

1479. — Renal clearance of dextran as a measure of glomerular permeability. Acta Soc. Med. upsalien. suppl. 4 (1954).

1480. — Det nefrotiska syndromet. Experimentella studier av glomerulusmembranens permeabilitet. Nord. Med. 57, 283 (1957).

1481. WALTERS, G., and G. K. McGOWAN: Significance of oligaemia in hypotensive surgical patients. Lancet I, 1236 (1965).

1482. WALTON, K. W., and C. R. RICKETTS: Anaphylactoid response in Guinea pigs to the parenteral administration of sulphate esters of high molecular weight dextran. Nature (Lond.) 173, 31 (1954).

1483. WALTON, R. P.: Report on further studies on a hydroxyethyl starch solution. In: Second Conference on Artificial Colloidal Agents, p. 118. Washington, D. C.: Nat. Acad. Sci. 1963.

1483a. WANGENSTEEN, S. L., H. B. HECHTMANN, L. R. ROSE, and C. F. VOR DER BRUEGGE: The army in surgical research. J. surg. Res. 7, 239 (1967).

1484. WARD, R., S. KRUGMAN, J. GILES, and M. A. JACOBS: Endemic viral hepatitis in an institution: Epidemiology and control. In: F. W. HARTMANN, G. A. LO-GRIPPO, J. G. MATHER, and J. BARRON: Hepatitis frontiers, p. 227. Boston: Little, Brown 1957.

1485. WARREN, J. V., E. A. STEAD JR., A. J. MERRILL, and E. S. BRANNON: Chemical, clinical and immunological studies on the products of human plasma fractionation. IX. The treatment of shock with concentrated human serum albumin: a preliminary report. J. clin. Invest. 23, 506 (1944).

1486. WARREN, J., J. C. FEDER, and J. P. KENT: Serological reactions of human sera and rabbit sera with clinical dextrans and Leuconostoc mesenteroides. Bact. Proc. 52, 92 (1952).

1487. WASSERMAN, K., and H. S. MAYERSON: Plasma and dextran infusions following hemorrhage in dogs. Fed. Proc. 11, 168 (1952).

1488. — — Relative importance of dextran molecular size in plasma volume expansion. Amer. J. Physiol. 176, 104 (1954).

1489. — — Plasma volume changes compared with hematocrit and plasma protein changes after infusion. Amer. J. Physiol. 182, 419 (1955).

1490. WATERS, E. T.: Comparison of isinglass and gelatin as blood substitutes. Canad. med. Ass. J. 45, 395 (1941).

1491. WAUD, R. A.: Blood and hemodynamic changes in dogs following hemorrhagic hypotension and its treatment with dextran. J. Pharmacol. exp. Ther. 119, 85 (1957).

1492. WEALE, F. E.: A simplified theory of shock. Lancet I, 973 (1963).

1493. WEATHERLY-WHITE, R. C. A., B. C. PATON, and B. SJÖSTRÖM: Experimental studies in cold injury. III. Observations on the treatment of frostbite. Plast. reconstr. Surg. 36, 10 (1965).

1494. WEESE, H.: Blutersatzprobleme. Med. Z. 1, 19 (1944).

1495. — Blutersatzmittel. Pharmazie 8, 337 (1948).

1496. WEHNER, W., G. FRIEDRICH u. G. KOTZ: Klinische Erfahrungen mit niedermolekularem Dextran („Infukoll M 40" des VEB Serumwerk Bernburg). Dtsch. GesundhWes. 21, 1925 (1966).

1497. WEIKEL, J. H., JR., and L. LUSKY: Pharmacology of the reticulo-endothelial system. I. Blockade by polyvinylpyrrolidone (PVP) as measure with radiochromic phosphate in rabbit. J. Pharmacol. exp. Ther. 118, 148 (1956).

1498. WEIL, M. H.: Current concepts on the management of shock. Circulation 16, 1097 (1957).

1499. — Circulatory shock, a symposium on advances in the understanding of mechanisms and treatment. Calif. Med. 103, 310 (1965).

1500. —, H. SHUBIN, and L. ROSOFF: Fluid repletion in circulatory shock. J. Amer. med. Ass. 192, 668 (1965).

1500a. WEIL, M. H., and H. SHUBIN: Diagnosis and treatment of shock. Baltimore: Williams & Wilkins Co. 1967.

1501. WEIL, P. G., and D. R. WEBSTER: Clinical experience with plasma augmenters, dextran and PVP. Surg. Forum 4, 712 (1954).

1502. —, and R. E. BALDRY: Plasma expanders in surgical shock. Canad. Serv. Med. J. 10, 293 (1954).

1503. WEIL, P., and D. WEBSTER: The relationship of abnormal bleeding in surgical patients to administration of dextran, excesses of citrate and to fibrinolysis. Surg. Forum 6, 88 (1956).

1504. WEISS, H. J.: The effect of clinical dextran on platelet aggregation, adhesion and ADP release in man: in vivo and in vitro studies. J. lab. clin. Med. 69, 37 (1967).

1505. WELLS, R. E.: Rheology of blood in the microvasculature. New Engl. J. Med. 270, 832, 889 (1964).

1506. — Mechanism of action of dextran. J. clin. Invest. 44, 1109 (1965).

1507. — Rheology of blood in low flow states. In: L. C. MILLS, and J. H. MOYER: Shock and hypotension, p. 80. New York: Grune & Stratton 1965.

1507a. WELLS, R.: Rheology of flow stasis. Thrombosis and the dextrans. Int. Surg. 46, 71 (1966).

1508. WESTON, R. E., M. JANOTA, S. O. LEVINSON, and H. NECHELES: Studies on hemoconcentration and shock following severe hemorrhage. Amer. J. Physiol. 138, 450 (1943).

1509. WETTERFORS, J.: Albumin. Investigations into the metabolism, distribution, and transfer of albumin under normal and certain pathological conditions, with special reference to the gastro-intestinal tract. Acta med. scand. suppl. 430 (1965).

1510. WHIPPLE, G. H., and S. C. MADDEN: Hemoglobin, plasma protein and cell protein—their interchange and construction in emergencies. Medicine 23, 215 (1944).

1511. WIEDERSHEIM, M.: An investigation of oxyethylstarch as a new plasma volume expander in animals. Arch. int. Pharmacodyn. 111, 353 (1957).

1512. WIEMERS, K.: Schock. Dtsch. med. Wschr. 84, 1145 (1959).

1513. WIGGERS, C. J.: Physiology of shock. New York: Commonwealth Fund 1950.

1514. WILDEGANS, H.: Kristalloide und kolloidale Blutersatzlösungen. Med. Klin. 47, 1134 (1952).

1515. WILKINSON, A. W.: Clinical trial of dextran in surgical patients. J. int. Chir. 11, 186 (1951).

1516. —, and I. D. STOREY: "Reactions" to dextran. Lancet II, 956 (1953).

1517. — Dextran without reactions. Lancet II, 604 (1956).

1518. WILKINSON, R.: Rheomacrodex nephrosis. In: Symposia on Rheomacrodex, vol. II, p. 21. London: Pharmacia 1964.

1519. WILLENEGGER, H.: Zur Transfusion von konserviertem Plasma. Schweiz. med. Wschr. 74, 899 (1944).

1520. —, u. H. BRÜTSCH: Klinischer Beitrag zur Wirkung des Plasmaersatzes Periston. Helv. chir. Acta 12, 296 (1945).

1521. — Der heutige Stand der Blutersatzfrage. Schweiz. med. Wschr. 77, 614 (1947).

1522. — Das Dextran im Rahmen der Blutersatzfrage. Helv. chir. Acta 17, 307 (1950).

1523. — La valeur du Macrodex et du Periston comme succédanés du plasma. Vortr. int. Tag. Bluttransfusion Blutersatz, Lissabon 1951.

1524. — Transfusionsprobleme vom Standpunkt des Klinikers. Zbl. Bakt. Paras. Infekt. Hyg. 164, 356 (1955).

1525. — Zur Therapie des Schocks. Ther. Umsch. 17, 74, 83 (1960).

1526. WILLIAMS, B. N.: Cerebral injury following cardiac operations. Lancet I, 221 (1964).

1527. WILLIAMS, J. A., and J. FINE: Measurement of blood volume with a new apparatus. New Engl. J. Med. 264, 842 (1961).

1528. —, E. GRABLE, and J. FINE: Semi-automatic instrument for measuring blood volume: further clinical studies and comparison of I^{131} and I^{125} labeled albumin and gamma globulin spaces. J. Amer. med. Ass. 178, 1097 (1961).

1529. — —, H. A. FRANK, and J. FINE: Blood losses and plasma volume shifts during and following major surgical operations. Ann. Surg. 56, 648 (1962).

1530. — Blood volume, comments on methodology. Amer Surg. 30, 375 (1964).

1531. — Peripheral red cell and plasma flows: Observations on the physiologic reality of the whole body to large vessel hematocrit ratio. In: L. C. MILLS, and J. H. MOYER: Shock and hypotension, p. 87. New York: Grune & Stratton 1965.

1532. WILSON, B. J., and K. O. ADWAN: A critical assessment of the use of blood transfusions during major gastric operations. Arch. Surg. 80, 760 (1960).

1533. —, and J. A. STIRMAN: Initial treatment of burns. J. Amer. med. Ass. 173, 509 (1960).

1534. WILSON, J. N., J. B. GROW, C. V. DEMONG, A. E. PREVEDEL, and J. C. OWENS: Central venous pressure in optimal blood volume maintenance. Arch. Surg. 85, 563 (1962).

1535. — The management of acute circulatory failure. Surg. Clin. N. Amer. 43, 469 (1963).

1536. — Rational approach to management of clinical shock. Arch. Surg. 91, 92 (1965).

1537. WILSON, J. S., E. H. ESTES, J. T. DOYLE, and W. L. BLOOM: The use of dextran in the treatment of shock. J. clin. Invest. 30, 682 (1951).

1538. — — — —, and J. V. WARREN: The use of dextran in the treatment of blood loss and shock. Amer. J. med. Sci. 223, 364 (1952).

1539. WILSON, R. F., J. S. BASSETT, and J. A. WALT: Five years of experience with massive blood transfusions. J. Amer. med. Ass. 194, 851 (1965).

1540. WIN, M. S., and J. LISTER: Role of the kidney and adrenal in homeostatic response to hemorrhage. Surg. Forum 17, 21 (1966).

541. WINFREY, E. W., C. B. NABEL, C. G. RHEA, and J. H. FOSTER: Experimental studies of the antithrombogenic properties of low molecular weight dextran. In: Conference on Evaluation of Low Molecular Weight Dextran in Shock, p. 80. Washington, D. C.: Nat. Acad. Sci. 1963.

542. —, and J. H. FOSTER: Low molecular weight dextran in small artery surgery. Arch. Surg. 88, 78 (1964).

543. WINNIE, A. P., and V. J. COLLINS: Pharmacologic adjuncts to the management of shock. In: L. R. ORKIN: Management of the patient in shock. Clin. Anesth. 2, 59, 1965. Oxford: Blackwell.

544. WINTROBE, M. M.: Clinical hematology. Philadelphia: Lea & Febiger 1961.

545. WISE, W., L. R. HEAD, M. MORSE, and J. G. ALLEN: The physiological effects of acute anemia produced by the replacement of serial hemorrhages with dextran, plasma and whole blood. Surg. Forum 8, 18 (1957).

546. WITHAM, A. C., J. W. FLEMMING, and W. L. BLOOM: The effect of the intravenous administration of dextran on cardiac output and other circulatory dynamics. J. clin. Invest. 30, 897 (1951).

547. WIZNITZER, T., and R. ROZIN: The effect of low molecular weight dextran on endotoxin shock. Exp. Med. Surg. 23, 340 (1965).

547a. WOLDOW, A., A. S. GOOCH, and H. GOLDBERG: Dextran effect on lipid metabolism. Circulation 34, suppl. 3, 34 (1966).

548. WOLFMAN, E. F., S. A. NEILL, D. K. HEAPS, and G. D. ZUIDEMA: Donor blood and isotonic salt solution. Arch. Surg. 86, 869 (1963).

549. WOLFSON, L. J.: Blood loss in trauma. Ann. roy. Coll. Surg. Engl. 33, 158 (1963).

550. — The anaesthesist's management of the injured patient. Brit. J. Anaesth. 38, 274 (1966).

551. —, and F. TELLER: Intravenous use of gelatin solution in hemorrhage; experimental study. Amer. J. med. Sci. 178, 562 (1929).

552. WOLLHEIM, E., K. W. SCHNEIDER, J. ZISSLER u. M. EIFERT: Veränderungen der aktiven Plasma- und Blutmenge nach Plasma- und Bluttransfusionen. Cardiologia 21, 321 (1952).

553. — — Untersuchungen zur funktionellen Pathologie und Therapie großer intestinaler Blutungen. Verh. dtsch. Ges. inn. Med. 60, 333 (1954).

1554. WOLLHEIM, E.: Bluttransfusion und Blutmenge. Bibl. haemat. 6, 73 (1957).

1555. —, G. BECKER u. K. W. SCHNEIDER: Die Bestimmung der aktiven Blutmenge mittels Evans Blue, P^{32} und Cr^{51}. Klin. Wschr. 36, 800 (1958).

1556. —, u. K. W. SCHNEIDER: Das Blutvolumen nach Plasma- und Bluttransfusionen. Dtsch. med. Wschr. 83, 1117 (1958).

1557. — — Konservative Behandlung oder Frühoperation bei großen intestinalen Blutungen? Dtsch. med. Wschr. 85, 2169 (1960).

1558. — Use of different dye methods in blood volume determination. In: A. S. CAIN, JR.: World Trends in Cardiology. III: Blood volume and contractile protein in heart muscle, p. 61. New York: Hoeber-Harper 1961.

1559. —, u. K. W. SCHNEIDER: Herz- und Gefäßinsuffizienz. In: P. UHLENBRUCK: Praxis der Herz- und Kreislauferkrankungen, p. 207. München: Lehmanns-Verlag 1964.

1560. WRAGE, K. H.: Untersuchungen über die Unterschiede in der Speicherung von Periston und Periston N. Frankf. Z. Path. 66, 246 (1955).

1561. WÜLFING, D.: Intraoperative Blutungen als Folge von Blutgerinnungsstörungen. Actuelle Chir. 1, 141 (1966).

1561a. YANCHICK, V. A.: Urinary excretion of low molecular weight dextran in endotoxin shock. Bull. parent. Drug Ass. 20, 173 (1966).

1562. YAO, S. T., and W. C. SHOEMAKER: Plasma and whole blood viscosity changes in shock and after dextran infusion. Ann. Surg. 164, 973 (1966).

1563. YASARGIL, E. C.: Schockbegriff im Wandel der Zeiten und heute. Schweiz. med. Wschr. 94, 1112, 1143, 1163 (1965).

1564. YEO, R.: A clinical study of surgical shock. Lancet II, 497 (1966).

1565. ZÄBISCH, K.: Beobachtungen über die Verträglichkeit eines Plasmaexpanders auf Gelatinebasis. Schweiz. med. Wschr. 90, 378 (1960).

1566. ZAHLER, P.: Vergleichende Untersuchungen über den Einfluß der Plasmaersatzlösung Physiogel auf die Blutsenkung und die Viskosität von menschlichem Blut. Helv. chir. Acta 33, 348 (1966).

1567. ZEDERFELDT, B.: Studies on wound healing and trauma with special reference to intravascular aggregation of erythrocytes. Acta chir. scand. suppl. 224 (1957).

1568. — The hemodynamic effects of plasma substitutes. Scand. J. clin. lab. Invest. 17, suppl. 86, 93 (1965).

1569. ZIJLSTRA, W. G., and S. G. HEERES: The influence of plasma substitutes on the suspension stability of human blood. Proc. kon. nederl. Akad. Wet. 68, 412 (1965).

1570. ZIMMERMANN, W. E.: Die Beeinflussung der Nieren- und Hirndurchblutung durch Veränderungen des Säure-Basen-Haushaltes im Schock beim schweren Unfall. Hefte Unfallheilk. 87, 125 (1966).

1571. — Die Puffersysteme. In: O. H. JUST u. H. LUTZ: Genese und Therapie des hämorrhagischen Schocks, p. 147. Stuttgart: Thieme 1966.

1572. — Veränderungen des Säure-Basen-Haushaltes beim traumatischen Schock. In: K. LANG, R. FREY u. M. HALMÁGYI: Infusionstherapie, p. 46. Berlin-Heidelberg-New York: Springer 1966.

1573. — Die Hirn- und Nierendurchblutung bei normo- und hypovolämischem Schock. In: K. HUTSCHENREUTER: Anaesthesie und Notfallmedizin, p. 169. Berlin-Heidelberg-New York: Springer 1966.

1574. ZINGG, W.: Surgery 1963—trauma, shock, burns, hyperbaric oxygen. Manitoba Med. Rev. 44, 95 (1964).

1575. —, and P. LINDSAY: Rheology of blood-dextran mixtures. Surg. Forum 15, 228 (1964).

1576. Zollinger, H. U.: Anurie bei Chromoproteinurie. Stuttgart: Thieme 1952.

1577. Zolotokrylina, E. S., and S. S. Chistyakov: The feasibility of the therapeutic use of dextran in cases of clinical death caused by rapid
exsanguination. Fed. Proc. 25, T645 (1966).

1578. Zozaya, J.: Immunological reactions between dextran polysaccharides and
some antibacterial sera. J. exp. Med. 55, 353 (1932).

1579. — Carbohydrates adsorbed on colloids as antigens. J. exp. Med. 55, 325
(1932).

1580. Zuschneid, K.: Vergleichende tierexperimentelle Untersuchungen bei der
Behandlung schwerster Schockzustände und der Agonie (Wiederbelebung)
mit der intraarteriellen und intravenösen Transfusion (IAT und IVT).
Arch. klin. Chir. 308, 357 (1964).

1581. Zweifach, B. W.: Microcirculatory derangments as a basis for the lethal
manifestations of experimental shock. Brit. J. Anaesth. 30, 466 (1958).

1582. — Annotated Bibliography on Shock 1950—1962. Washington, D. C.: Nat.
Acad. Sci., Nat. Res. Counc. Publ. 1182 (1963).

1583. — Current concepts of microcirculatory behavior. Bibl. anat. 7, 2 (1965).

1584. — Annotated bibliography on shock 1962—1964, vol. II. Washington, D. C.:
Nat. Acad. Sci., Nat. Res. Counc. Publ. 1358 (1966).

Anhang zur Literatur

Die nachstehend aufgeführten Referenzen betreffen Bücher, die einen Überblick über den heutigen Stand der Forschung, Diagnostik und Therapie auf dem Schockgebiet i. a. geben.

Verzeichnis der Bücher über Schock

Autor	Publikationsjahr	Referenz
H. K. Beecher	1952	[115]
K. D. Bock	1962	[182]
J. B. Coates	1955	[284]
A. N. Drury	1940	[364]
H. Dubois-Ferrière	1945	[366]
R. Duesberg	1963	[371]
B. Eiseman	1963	[400]
J. Fine	1954	[438]
P. Fitzgerald	1966	[447 a]
E. F. Gersmeyer	1961	[519]
H. D. Green	1952, 1953, 1954, 1955, 1956, 1957	[556]
U. F. Gruber	1965	[597]
H. Hayasaka	1964	[680]
S. G. Hershey	1964	[704]
J. M. Howard	1955	[730]
O. H. Just	1964	[796]
R. J. Marshall	1966	[954]
D. N. Matthews	1963	[968]
Medical Science Publication	1953	[997]
Medical Science Publication	1954	[998]
L. C. Mills	1965	[1021]
R. W. Miner	1948	[1022]
V. H. Moon	1942	[1037]
F. D. Moore	1959	[1038]
L. R. Orkin	1965	[1105]
J. H. Pollock	1966	[1136]
J. E. Rhoads	1963	[1183]
J. Scudder	1940	[1307]
S. F. Seeley	1961	[1311]
W. C. Shoemaker	1967	[1337 a]
„Sjokk"	1966	[1349]
H. B. Stoner	1960	[1391]
J. G. Strawitz	1965	[1394]
M. H. Weil	1967	[1500 a]
C. J. Wiggers	1950	[1513]

Verzeichnis der Bücher über Schock (Fortsetzung)

Autor	Publikationsjahr	Referenz
B. W. Zweifach (vermittelt kurze Zusammenfassungen der wichtigsten Arbeiten auf dem Schockgebiet der Jahre 1950—1962 resp. 1962—1964)	1963, 1966	[1582, 1584]

Verzeichnis der Übersichtsartikel über Schock

Autor	Publikationsjahr	Referenz
F. W. Ahnefeld	1962	[12]
R. S. Alexander	1963	[20]
M. Allgöwer	1967, 1967	[40, 41]
C. P. Artz	1966	[81]
R. J. Baker	1967	[96]
C. J. Berne	1962	[148]
J. H. Bloch	1966	[172]
T. G. Blocker	1955	[173]
E. Buchborn	1960, 1962	[227, 228]
E. S. Bücherl	1964	[229]
J. P. Bull	1956, 1964	[233, 235]
J. J. Byrne	1965, 1966	[252, 253]
A. R. Clarke	1957	[281]
H. E. Cohn	1964	[287]
H. A. Davis	1949	[339]
Editorial	1965	[387]
F. L. Engel	1952	[415]
H. Eufinger	1963	[418]
J. Fine	1963, 1963, 1965	[440, 441, 442]
J. Freeman	1963	[446]
M. I. Gregersen	1946	[559]
U. F. Gruber	1964, 1965	[595, 598]
F. N. Gurd	1955	[624]
H. F. Hamit	1965	[637]
H. N. Harkins	1941	[653]
H. P. Harrfeldt	1965	[655]
J. M. Howard	1960	[704]
E. Kirchner	1963	[822]
R. C. Lillehei	1964	[889]
T. O. Lindenschmidt	1965	[893]
L. D. MacLean	1966	[941]
A. R. Mansberger	1965	[950]
V. C. Marshall	1965	[955]
G. K. McGowan	1966	[991]

Verzeichnis der Übersichtsartikel über Schock (Fortsetzung)

Autor	Publikationsjahr	Referenz
R. C. Millican	1954	[1020]
F. D. Moore	1965, 1965	[1042, 1043]
D. P. Morse	1963	[1050]
H. G. Pauli	1963	[1121]
H. A. Ravin	1963	[1162]
J. Rehn	1962, 1965	[1171, 1172]
J. Rhoads	1966	[1184]
D. W. Richards jr.	1944	[1185]
S. M. Rosenthal	1954	[1214]
M. Saegesser	1965	[1237]
K. W. Schneider	1963, 1966	[1273, 1279]
M. Schneider	1963	[1280]
T. Shires	1966	[1322]
W. C. Shoemaker	1962, 1965	[1333, 1336]
F. A. Simeone	1948, 1959, 1963	[1342, 1343, 1344]
L. L. Smith	1961, 1965	[1357, 1361]
W. W. Spink	1965	[1373]
A. P. Thal	1966	[1425]
L. Thorén	1962	[1437]
F. E. Weale	1963	[1492]
M. H. Weil	1957, 1965	[1498, 1499]
K. Wiemers	1959	[1512]
J. N. Wilson	1963, 1965	[1535, 1536]
L. J. Wolfson	1963	[1549]
E. C. Yasargil	1965	[1563]
W. Zingg	1964	[1574]
B. W. Zweifach	1958, 1965	[1581, 1583]

Verzeichnis der Bücher, Monographien und Übersichtsartikel über Bluttransfusion und Blutersatzstoffe

Autor	Publikationsjahr	Referenz
M. Allgöwer	1964	[37]
C. P. Artz	1962	[80]
Bibl. haemat., fasc. 2	1955	
Bibl. haemat., fasc. 5	1956	
Bibl. haemat., fasc. 6	1957	
Bibl. haemat., fasc. 7	1958	
Bibl. haemat., fasc. 9	1959	
Bibl. haemat., fasc. 10	1959	
Bibl. haemat., fasc. 11	1960	
Bibl. haemat., fasc. 12	1961	
Bibl. haemat., fasc. 13	1962	
Bibl. haemat., fasc. 16	1963	

Verzeichnis der Bücher, Monographien und Übersichtsartikel über Bluttransfusion und Blutersatzstoffe (Fortsetzung)

Autor	Publikationsjahr	Referenz
Bibl. haemat., fasc. 19	1964	
Bibl. haemat., fasc. 20	1964	
Bibl. haemat., fasc. 23	1966	
Bibl. haemat., fasc. 27	1967	
W. L. Bloom	1951	[285]
J. P. Bull	1963	[176]
J. B. Coates	1964	[234]
Committee on Plasma and Plasma Substitutes	1965	[294]
Division of Med. Sciences	1962	[355]
Division of Med. Sciences	1963	[356]
Division of Med. Sciences	1965	[357]
B. Eiseman	1963	[401]
R. A. Ewald	1963	[427]
A. Grönwall	1957	[575]
A. L. Gropper	1952	[579]
U. F. Gruber	1964, 1964, 1966, 1966	[592, 594, 607, 611]
F. Hahn	1961	[632]
F. W. Hartman	1952	[660]
G. Heberer	1967	[683 a]
K. Horatz	1964	[726]
A. Jeanes	1952	[783]
K. Lang	1943, 1966	[851, 852]
Low Molecular Weight Dextran	1963	[922]
P. L. Mollison	1967	[1031]
F. D. Moore	1963	[1039]
S. Mudd	1942	[1055]
E. J. Pulaski	1952	[1148]
H. Reissigl	1961	[1175]
H. R. Robertson	1954	[1201]
S. I. Schwartz	1964	[1297]
A. Segal	1964	[1312]
W. Spielmann	1967	[1372]
J. R. Squire	1955	[1376]
M. M. Strumia	1963	[1396]
Symposia on Rheomacrodex vol. I und II	1964	[1411]
W. L. Thompson	1960	[1430]
H. Willenegger	1947, 1951	[1521, 1523]
M. M. Wintrobe	1961	[1544]
B. Zederfeldt	1965	[1568]

*Verzeichnis der Bücher und Monographien über Blutvolumen-
bestimmung*

Autor	Publikationsjahr	Referenz
S. N. Albert	1963, 1964	[16, 17]
F. J. Dagher	1965	[328]
H. A. Davis	1962	[341]
W. Falholt	1958	[432]
M. I. Gregersen	1959	[560]
F. D. Moore	1959, 1963	[1038, 1041]
E. B. Reeve	1960	[1166]
K. D. Serkes	1965	[1319]
T. Sjöstrand	1953, 1962	[1350, 1351]
J. Wetterfors	1965	[1509]

*Verzeichnis der Arbeiten über Bedeutung und methodische Probleme
der Blutvolumenbestimmung*

Autor	Publikationsjahr	Referenz
F. W. Ahnefeld	1964	[13]
M. Allgöwer	1962	[36]
S. B. Andersen	1964	[55]
D. J. Armstrong	1967	[66]
C. H. Baker	1963	[92]
S.-E. Bergentz	1965	[133]
R. L. Berger	1964	[141]
S. A. Berson	1965	[150]
G. Birke	1966	[160]
S. Birkeland	1966	[162]
J. A. Buckwalter	1963	[231]
O. Carrier	1964	[263]
T. B. Cartmill	1965	[264]
H. Chaplin jr.	1952, 1953	[272, 273]
R. Clarke	1961	[282]
J. A. Crook	1964	[317]
J. W. L. Davies	1959, 1966	[336, 338]
S. Deavers	1963	[343]
J. C. Donovan	1964	[360]
L. G. Ekelund	1965	[403]
D. C. Finlayson	1964	[444]
J. P. Flanagan	1964	[448]
P. Fuchsig	1964	[482]
O. Giebel	1966	[523]
D. J. Gillet	1966, 1966	[525, 526]
E. Grable	1963, 1963, 1964	[544, 545, 546]
J. M. Greep	1963	[558]

Verzeichnis der Arbeiten über Bedeutung und methodische Probleme der Blutvolumenbestimmung (Fortsetzung)

Autor	Publikationsjahr	Referenz
U. F. Gruber	1963, 1964, 1965, 1965	[590, 593, 602, 603]
M. Halmágyi	1966	[635]
G. C. Henegar	1964	[702]
R. C. Hoye	1966	[744]
K. E. Karlson	1963	[810]
E. Kirchner	1963	[823]
O. A. Larsen	1965	[866]
A. C. K. Lawrence	1959	[871]
V. C. Marshall	1965	[956]
J. D. McMurrey	1962	[992]
R. S. Moons	1962	[1036]
R. C. Moore	1965	[1045]
F. P. Muldowney	1964	[1058]
E. Myhre	1963	[1070]
M. D. Pareira	1959	[1112]
B. A. Planque	1965	[1135]
E. B. Reeve	1957	[1165]
H. Rustad	1966, 1966	[1234, 1235]
H. Scholer	1963, 1963, 1964	[1284, 1285, 1286]
L. Y. Senn	1958	[1316]
E. Sneddon	1964	[1365]
W. E. Spoerel	1962	[1375]
J. L. Steinfeld	1958	[1383]
H. Swan	1960	[1402]
J. P. Thomas	1961	[1428]
E. Topley	1959	[1444]
G. Walters	1965	[1481]
K. Wassermann	1955	[1489]
J. A. Williams	1961, 1961, 1962, 1964, 1965	[1527, 1528, 1529, 1530, 1531]
L. J. Wolfson	1963	[1549]
E. Wollheim	1958, 1961	[1555, 1558]

Sachverzeichnis

ACD-Lösung 28
Acidose 4, 14, 15, 28
Adrenalin 5
Aggregation 5, 10, 14, 32, 79, 116
Albumin 47
Albuminpool 8
Aldosteron 5, 8
Alginon 146
Alkalose 29
Allergische Reaktionen 78, 116
Anämie 10, 17, 18
Angiotensin 5, 7, 8
Antithrombotischer Effekt 88
Applikationsweg 158
Atelektasen 10
Atemphase 160
Atmung 10

Blut, Nebenwirkungen 49
—, tiefgefrorenes 19, 26
Blutgerinnung 5, 84, 88, 118, 143, 144
Blutgruppenbestimmung 82, 118
Blutlipide 91
Blutphase 160
Blutsyndrom, homologes 34
Bluttransfusion, unnötige 20
Blutvolumenbestimmung 2, 33, 166, 264
Blutvolumenwiederauffüllung 7
—, transcapillär 169
Blutzucker 5
Blutungsindex 125, 128
Blutungszeit 84, 86, 143, 144

Cancerogenität 83, 139
Capillarpermeabilität 4, 7, 71, 113, 166
Catecholamine 4, 5, 7
centipoise 57
Cerebralinfarkt 91
Chirurgie, blutlose 174
Cholesterin 91
coating 88
Compensan 138
Cyanose 11, 163

Cyanoseschwelle 164
Cytopemsis 168

Darm 15
DEAE-Sephadex 66
Dextran 57 ff.
—, Definition 57
—, Herstellung 57
—, Laboruntersuchungen 91
—, Nebenwirkungen 173
—, Strukturformel 58
—, Verzweigungsgrad 58
—, Volumeneffekt 93
Dextranantikörper 79
Dextranbestimmung 93
Dextranchemie 57
Dextranfraktionen 66
Dextranpräparate 60, 95, 96
Dextransulfat 66
Dextran 40, Blutgerinnung 85
—, strömungsverbessernde Eigenschaften 91, 97
—, therapeutische Resultate 100
—, Volumeneffekt 95, 96
Dextran 70 60, 84
—, Blutgerinnung 84
—, therapeutische Resultate 98
—, Volumeneffekt 94, 95, 96
Dextran BP 65
Dextran S-50 100
Dextraven 63, 65
Diurese, osmotische 176
Disaggregierende Wirkung 79, 81, 116, 175
Druck, hydrostatisch 7
—, interstitieller 167, 179
—, kolloidosmotischer 7, 67, 109, 167, 170
—, onkotischer 67, 167
Durchblutungsstörung 91

Eisenbindungskapazität 5
Elektrolytlösungen 147
—, balancierte 168, 179

Elektrolytlösungen, therapeutische
   Resultate 150
Elo Compen 138
Endotoxin 6
Ersatzflüssigkeit, erythrocytenfreie 17
Erythrocytenaggregationskapazität,
   relative 80
Erythrocytenaggregationstendenz 81
Erythrocytenkonzentrat 18, 34
Erythrocytenregeneration 18
Erythrocytenzirkulation 98
Erythropoëtin 5
Expander 50

Fibrinolyse 5
Fibrinolysin 101
Fibrinolytische Aktivität 87
Filtration 167, 168
Filtrationsdruck 4
Fischleim 54
Flockenbildung 93

Gammaglobulin 25, 26
Gefäßchirurgie 91
Gelatine 105
—, Definition 105
—, Kompatibilität 108
—, modifizierte flüssige 106, 109
—, Präparate 106, 110, 120
—, Stoffwechsel 111
—, therapeutische Resultate 125
—, Volumeneffekt 119, 120
Gelierungspunkt 173, 178
Gelifundol 106
Gentran, 61
Gerinnungsmechanismus 14
Gesamtventilation 10
Gewebephase 161
Glutathion 99
Graplasmoid 54
Gummi arabicum 54

Haemaccel 108
—, Halbwertszeit 112
—, Nachteile 177
Hämodilution 16, 154, 174
Hämodilutionsmethode 17
Hämodilutionsversuche 145
Hämodyn 136
Hämodynamik, Dextran 97
—, Gelatine 123
Hämoglobin 160
—; Normalwerte 161

Hämoglobin, reduziertes 163
Hämolyse 15, 27, 28
Heparin 164
Hepatitis, 21, 24, 39, 40
—, anikterische 22, 26, 40
—, Häufigkeit 22
—, ikterische 23
—, Letalität 25
—, Verhütung 25
Herzindex 9
Herzinfarkt 91
Herzminutenvolumen 10, 19, 97
Herzzeitvolumen 9, 12
Histologie, Dextran 77
—, Gelatine 114
—, PVP 139
—, Stärke 143
HO-Äthyl-Stärke 141
Hydrocortison 8
Hydroxyprolinbestimmung 112
Hypertone Lösungen 154
Hypovolämische Personen 96, 121
Hypoxie 11

Immunologie, Blut 27, 28
—, Dextran 78
—, Gelatine 115
—, Stärke 144
Infukoll M 40 64
Infusion, intraarteriell 159
Intradex 63, 65
Intraflodex 62
Irreversibilität 5, 16, 18

Kälteschäden 91
Katastrophenvorräte 178
Keimfreie Tiere 6
Kolloidosmot. Effekt 67, 70, 109, 129
Kollosteril 138
Konzentration, blutisoonkotisch 69
—, kritische 80
Künstliche Kolloide 50
— —, Anforderungen 51
— —, Charakterisierung 54
— —, Nachteile 170
— —, Terminologie 50

Lappenplastikendurchblutung 98
Leber 15
Leuconostoc 57, 59
Levan 147
Lichtstreuung 55

LMWD 65
Lösungen, erythrocytenfreie 15, 19
Lomodex 62
Longasteril 63
Lösungen, Elektrolyt- 147
—, hypertone 154
—, isoonkotische 89
—, isotone 150
—, kolloidfreie 147
LVD 65
Lungenfunktion 5, 18, 97
Lymphsystem 169
Lymphzirkulation 6

Macrodex 60
—, Kompatibilität 66
—, pH-Wert 66
Mannitol 74, 78, 151, 175, 176
Menschliche Produkte 53
Mesenterialinfarkt 91
Metamorphose, viscöse 90
MFG-Präparate, Nachteile 177
Mikrothromben 5
Mikrozirkulation 10, 11, 13, 15, 32
Molekulargewicht 55, 111
—, Bestimmung 56
—, Durchschnittszahl 55
—, Gewichtsmittel 55
—, kritisches 117
—, Verteilung 59, 109
—, Zahlenmittel 55
M_w-Bereich 59

Narkoseart 164
Natriumbicarbonat 30
Neo-Subsidal 63
Nicht-Elektrolytlösungen 155
Niere 5, 13
Nierenfunktion, Dextran 71, 73
—, Gelatine 113
—, Stärke 142
Noradrenalin 5, 7
Normovolämische Personen 95, 120

O_2-Sättigung 12, 163
O_2-Transport 162
Ödembildung 148
Onkotisch aktives Teilchengewicht 111
Onkotische Wirksamkeit 111
Onkovertin 64
Osmolalität 155
Oxypolygelatine (OPG) 106, 109
—, Antigenicität 115

Parenteral D 64
Parenteral P 138
Pathophysiologie, Schock 4, 18
—, bakterielle Faktoren 6
—, Darm 15
—, kardiale Faktoren 5
—, Leber 15
—, nervöse Faktoren 4
pCO_2 12
Pektin 54
Periston 136
Periston N 136
Perorale Therapie 158
Pflanzliche Produkte 54
Pharmakologische Eigenschaften,
    Dextran 87
— —, Gelatine 119
— —, Stärke 144
Physikalisch-chemische Charakteri-
    sierung 54
Physikalisch-chem. Daten, Dextran 61
— —, Gelatine 109
— —, PVP 137
Physiogel 107
—, Lagerung 119
Pinocytose 168
Plasma, Blutbank 41, 42
—, Einzelspender 43
—, Ersatzstoffe 51
—, Frisch- 41, 42
—, gelagert 42
—, gruppenspezifisch 42
—, Human- 43
—, lyophilisiert 43
—, Nebenwirkungen 49
—, Pool- 42
—, Viscosität 14
Plasma, therapeutische Resultate 47
—, Trocken- 43
—, Volumeneffekt 45
Plasmaflex 146
Plasmagel 107
Plasmakonzentration, Dextran 71
—, Gelatine 112
—, Stärke 142
Plättchenadhäsivität 90, 143
Plättchenaggregation 14, 15, 90
pO_2 10, 12
poise 57
POISEUILLE 13
Polycythämie 11, 16
Polyvinylpyrrolidon (PVP) 135

Polyvinylpyrrolidon (PVP), Alkohol 136
—, Definition 135
—, Präparate 137
Porentheorie 168
Posttransfusionsalkalose 29
Pseudoagglutination 82, 118
Pseudoplastizität 13
Pufferkapazität 66
Pufferung 179

random coils 57
Regulationsvorgänge, spontane 6
Renin 5, 7, 8
RES 32
Rheomacrodex 62, 65
—, Kompatibilität 66
—, pH-Wert 66
Rheotran 62
Rinderalbumin 54
Ringerlactat 149
RL-8 151
Rouleauxbildung 82

Säuren-Basen-Haushalt 97
Sauerstoffabgabe 9, 19
Sauerstoffangebot 13, 179
Sauerstoffbedarf 10
Sauerstoffdefizit 16, 18
Sauerstoffdifferenz, arterio-venöse 11
Sauerstoffdissoziationskurve 32
Sauerstoffgehalt 9, 11, 12, 161
Sauerstoffpartialdruck 98, 162
Sauerstoffreserven 11
Sauerstoffsättigung 162
Sauerstofftransport 8, 10, 160, 179
Sauerstoffverbrauch 179
Sauerstoffversorgung 17
Schock, septisch 6
Schockbücher 6
Schockdefinition 1
Schockmodelle 164
Schockterminologie 1
Schockübersichtsartikel 6
Senkungsgeschwindigkeitsbeeinflussung, Dextran 79
—, Gelatine 116
—, Stärke 144
Sephadex 66
Serumeisen 5
Serumtransferrin 5
Siebungsdruck 14

shear rate 14, 57
— stress 57
Sludging 81
Speciesdifferenzen 4, 81
Speciesspezifische Empfindlichkeit, Dextran 82
Stärke (Hydroxyäthylstärke) 140
—, Strukturformel 140
—, therapeutische Resultate 145
Stoffwechsel, Dextran 70
—, Gelatine 111
—, PVP 136
—, Stärke 142
Stimuli, nervale 5
Strömungseigenschaften 13
Stromzeitvolumen 12, 13
Subtosan 138
System, reticuloendotheliales 6, 32
—, tixitrophes 14

Therapeutische Resultate, Dextran 98
— —, Gelatine 125
— —, isotone Lösungen 150
— —, Stärke 145
Thrombocyten, Aggregationstendenz 80
Thrombocytenadhärenz 14
Thrombusbildungstendenz 15
Tiefatmungsreflex 10
Tierische Produkte 53
Tierseren 53
Tixotrophie 14
Totraum 10
Tourniquetschock 172
Toxine 4
Trägerlösung 99

Urinausscheidung, Dextran 71
—, Gelatine 112
—, Stärke 143

van't Hoffsches Gesetz 68
Vasokonstriktion 4
Vasopressin 5
Venendruckmessung, zentrale 2
Ventilation, alveoläre 10
Verbrauchscoagulopathie 174
Verbrennungsexperimente 172
Verbrennungsschock 100
Vinylpyrrolidon 135
Viscosität 5, 13, 30, 32, 56, 57, 81, 117
—, intrinsic 56
—, limiting 56

Viscosität, Plusfaktor 14
—, reduziert spezifisch 56
—, relative 56
—, spezifische 56
—, Steigerung 15, 16
Volemetron 166
Volumeneffekt, Blut 33
—, Dextran 93, 95, 96
—, Elektrolytlösungen 149
—, Gelatine 119 ff.
—, Plasma 45ff.
—, PVP 140
—, Stärke 147

Volumenreceptoren 5
Volumenregulation 5

Wasserbindungsfähigkeit 47
Wasserbindungskapazität 67, 69
—, Dextran 67, 69
—, Gelatine 109, 111
water excluding effect 87
Widerstand, peripherer 4
Wundheilung 15, 17

Zeugen Jehovas 17

Weitere Titel aus unserer Produktion

Infusionsprobleme in der Chirurgie
Herausgegeben von U. F. GRUBER
Unveränderter Nachdruck der 1. Aufl. 1965
14 Abb. VIII, 108 S. 1968. DM 7,20; US $ 1.80
(Reihe: Anaesthesiologie und Wiederbelebung Bd. 5)

Infusionstherapie
Herausgegeben von K. LANG, R. FREY und M. HALMÁGYI
115 Abb. VIII, 246 S. 1966. DM 39.60; US $ 9.90
(Reihe: Anaesthesiologie und Wiederbelebung Bd. 13)

Schock und Plasmaexpander
Herausgegeben von K. HORATZ und R. FREY
60 Abb. VIII, 154 S. 1964. DM 18,—; US $ 4.50
(Reihe: Anaesthesiologie und Wiederbelebung Bd. 3)

Der plötzliche Herzstillstand
Akuter Herz- und Kreislaufstillstand
Von M. KÖRNER
18 Abb. XII, 113 S. 1967. DM 8,80; US $ 2.20
(Reihe: Heidelberger Taschenbücher Bd. 24)

Sekunden entscheiden — Lebensrettende Sofortmaßnahmen
Von F. W. AHNEFELD
63 Abb. VIII, 84 S. 1967. DM 6,80; US $ 1.70
(Reihe: Heidelberger Taschenbücher Bd. 32)

Allgemeine Chirurgie
Von E. KERN
118 Abb. XII, 213 S. 1967. DM 28,—; US $ 7.00

Kreislauffunktion in William Harvey's Schriften
Von W. L. v. BRUNN
10 Abb. X, 161 S. 1967. DM 32,—; US $ 8.00

Der Blutmonocyt
Morphologie — Herkunft — Funktion und prospektive Potenz —
Monocytenleukämie
Von L.-D. LEDER
73 Abb., davon 10 farbig. XII, 293 S. 1967. DM 98,—; US $ 24.50
(Reihe: Experimentelle Medizin, Pathologie und Klinik Bd. 23)

Granulocytopoese unter physiologischen und pathologischen Bedingungen
Von I. BOLL
54 Abb. VIII, 188 S. 1966. DM 48,—; US $ 12.00
(Reihe: Experimentelle Medizin, Pathologie und Klinik Bd. 17)

Thrombocyten und Thrombose im elektronenmikroskopischen Bild
Electron Microscopy of Blood Platelets and Thrombosis
Von H. SCHULZ
64 Abb. in 87 Einzeldarstellungen mit deutschen und englischen Abbildungs-
texten. XII, 125 S. 1968. DM 98,—; US $ 24.50

Normale und anomale menschliche Hämoglobine
Von H. R. MARTI
74 Abb. VIII, 197 S. 1963. DM 48,—; US $ 12.00
(Reihe: Pathologie und Klinik in Einzeldarstellungen Bd. 13)